Métamédecine

des relations affectives

Page couverture :
Michel Bérard (Coutu Communications)

Photo :
Charles Richer

DISTRIBUTEURS :

❖ Pour le Québec :
DIFFUSION RAFFIN
7870, Fleuricourt
Saint-Léonard (Qué) H1R 2L3
Tél. : (514) 325-5555
Télécopieur : (514) 325-7329

❖ Pour la France :
D.G.DIFFUSION Livres
6, rue Jeanbernat
31000 Toulouse
Tél. : 05.61.000.999
Télécopieur : 05.61.00.23.12

❖ Pour la Belgique :
VANDER
321 B, avenue des Volontaires
1150 Bruxelles
Tél. : 32/2.761.12.12
Télécopieur : 32/2.761.12.13

❖ Pour la Suisse :
DIFFUSION TRANSAT S.A.
Route des Jeunes, 4ter, C.P. 125
1211 Genève 26
Tél. : (41.22) 342.77.40
Télécopieur : (41.22) 343.46.46

Claudia Rainville

Métamédecine

des relations affectives

Guérir de son passé

LES ÉDITIONS FRJ

Du même auteur :

- PARTICIPER À L'UNIVERS,
  sain de corps et d'esprit (discontinué)
- VIVRE EN HARMONIE
  avec soi et les autres
- RENDEZ-VOUS DANS LES HIMALAYAS (Tome I)
  Ma quête de vérité
- RENDEZ-VOUS DANS LES HIMALAYAS (Tome II)
  Les enseignements
- MÉTAMÉDECINE
  La guérison à votre portée
- MÉTAMÉDECINE DU COUPLE,
  RÉUSSIR SA VIE AMOUREUSE

Dépôt légal : Bibliothèque nationale du Québec
Dépôt légal : Bibliothèque nationale du Canada
Troisième trimestre 1997
ISBN 2-9801558-7-X

Première édition, 4e impression

Les Éditions F.R.J. Inc.
153 du Sommet
Stoneham (Québec)
Canada
G0A 4P0
Tél. : (418)848-6030 Télécopieur : (418)848-5946

À mon époux bien-aimé,
Richard Pepin, l'homme que j'ai passé
une grande partie de ma vie
à chercher et que j'aurais perdu
si je ne m'étais pas guérie de mon passé.

Table des matières

Prologue

« Connais-toi toi-même
et tu connaîtras le monde »

Socrate

Il y a bien des années que germa en moi le désir d'écrire ce livre, car j'étais persuadée qu'en aidant les couples à être plus heureux, cela aurait une répercussion favorable, tant chez les enfants que pour notre monde. Mais j'ignorais que pour réaliser ce désir, il me faudrait expérimenter tout ce que, par la suite, j'allais devoir enseigner.

Lorsque j'amorçai mon travail de prise en charge, mon intérêt n'était pas axé sur l'amélioration de ma relation de couple, mais davantage sur la connaissance de moi-même et de ce qui m'empêchait d'être heureuse. Cette démarche eut comme conséquence de m'amener à être centrée sur moi-même, ce qui me causa bien des problèmes relationnels. C'est là que je songeai à créer un cours pour aider les partenaires, lorsque l'un d'eux entreprenait un cheminement visant à le conduire vers une plus grande estime de lui-même. Je le proposai à la responsable du centre de croissance auquel j'appartenais. Son refus fut l'une des raisons majeures qui m'incita à voler de mes propres ailes.

C'est ainsi que j'ouvris mon propre centre d'harmonisation intérieure et que je créai ce cours qui s'intitulait « Couple en évolution ». Au moment où je rédigeais ce cours, je pris conscience que ce que j'écrivais était en contradiction avec ce que je vivais. Je décidai donc de mettre fin à la relation conflictuelle dans laquelle j'étais engagée. Peu de temps après, je fis la connaissance de celui avec lequel je croyais pouvoir enfin vivre la relation de couple à laquelle j'aspirais tant.

Bien que j'enseignais de beaux principes ayant trait à l'harmonie dans les relations de couple, ce que je vivais dans cette nouvelle relation amoureuse était loin de correspondre à ce que j'avais rêvé.

Puis, cette union dans laquelle j'avais placé tant d'espoirs s'effondra. Je mis donc ce cours de côté, laissant plutôt la vie m'enseigner ce qu'il me fallait apprendre sur le sujet. Elle me conduisit à travers bien des tribulations affectives.

Je demandai alors à mes Guides de placer sur ma route « ***le compagnon*** » qu'il me fallait sur la voie de mon évolution. Ma requête fut entendue, je fis sa connaissance et m'engagai avec lui. La partie n'était pas gagnée pour autant... Mon véritable travail sur la relation de couple ne faisait que commencer, car, par le passé, lorsque la personne qui partageait ma vie ne répondait plus à mes attentes, je m'en désintéressais pour poursuivre ma recherche du compagnon idéal.

Avec ce nouveau partenaire, je me fis la promesse que je ne quitterais pas le navire tant que nous n'aurions pas atteint ensemble l'île du bonheur. Notre navire rencontra bien des tempêtes... Heureusement qu'il y eut des périodes d'accalmie pour nous permettre de refaire nos forces ! Nous avions parfois l'impression de naviguer d'une tempête à une autre. Nous nous sentions parfois découragés, épuisés par tous les efforts que cela nous demandait. Plus d'une fois, mon compagnon eut envie de quitter définitivement le bateau. Il ne voyait pas que nous progressions à travers nos orages. Il me semblait être la seule à mesurer nos progrès ; lui, avait plutôt le sentiment que nous tournions en rond.

Je dois reconnaître qu'à certains moments, je doutais moi-même que les hommes et les femmes puissent être faits pour vivre ensemble... Je me demandais parfois s'il ne valait pas mieux renoncer à cette odyssée plutôt que de m'acharner à vouloir atteindre cette île, qui n'était peut-être qu'une utopie.

Je n'arrivais pas à comprendre comment on pouvait à la fois tant s'aimer et tant se blesser.

Il m'aura fallu m'isoler à maintes reprises, durant plusieurs semaines, pour méditer sur les expériences douloureuses que nous traversions. C'est dans ces périodes de solitude que j'arrivais à voir plus clair en moi et dans la situation que nous vivions.

C'est ainsi que j'ai découvert que je portais de profondes douleurs liées à des expériences traumatisantes vécues dans mon enfance. Et c'est là que je décidai de guérir de ce passé qui avait continuellement contaminé mes relations affectives.

Que de doutes m'ont habitée..., que de larmes j'ai versées..., que de colères j'ai éprouvées..., que d'arguments j'ai utilisés..., que de questions je me suis posées..., que de solutions j'ai cherchées... Pour en arriver à découvrir ces vieux scénarios que je rejouais d'une relation à l'autre, ma peur d'être trahie ou abandonnée, la douleur du silence que je portais et qui déclenchait mes explosions de violence donnant lieu, après coup, à la honte et à la culpabilité.

Cette recherche m'a amenée à prendre conscience à quel point je croyais à la nécessité de souffrir pour grandir et combien j'étais handicapée sur le plan affectif. J'attendais de mon compagnon qu'il assume les rôles du père et de la mère, qui m'avaient tellement manqué, ce qui me gardait dans la dépendance affective et les luttes de pouvoir, dans lesquelles nous étions tour à tour blessés.

Ce livre représente la synthèse de mon cheminement des sept dernières années, de tout ce que j'ai lu, entendu (lors de mes séminaires ou consultations), vécu et expérimenté dans ma relation de couple. Je n'ai pas la prétention de croire que les sujets développés soient complets ou fassent le tour de la question : là n'est pas mon but. Mon objectif est bien plus de t'amener à te reconnaître à travers mes expériences et les histoires que je te raconte, afin de t'aider à t'interroger sur tes propres expériences. Je te propose également des moyens qui m'ont aidée à guérir de mon passé et qui font qu'aujourd'hui, je m'en sens complètement libre.

Toutes les histoires sont authentiques ; elles ont toutefois été quelque peu modifiées et les personnages maquillés afin de respecter l'anonymat des personnes concernées. Certains personnages sont purement fictifs puisqu'ils ont été conçus à partir d'expériences vécues par différentes personnes.

De plus, les histoires sont volontairement présentées de manière abrégée et ne révèlent, par conséquent, qu'une facette de la personne décrite, et ce, afin de ne retenir que l'essentiel de mon propos.

Je voudrais spécifier que dans le but de simplifier et de faciliter la compréhension du texte, le masculin singulier a été utilisé dans la rédaction de cet ouvrage, impliquant tout autant le genre féminin que masculin. Ainsi, lorsque j'emploie les pronoms « nous » et « on », c'est uniquement pour que tu puisses te sentir directement concerné et interpellé, à moins, bien entendu, que le sens du texte implique une idée de pluriel.

Je tiens aussi à préciser que même si la plupart des exemples mentionnés dans ce livre décrivent des problèmes concernant les relations affectives des couples hétérosexuels, ces exemples et les solutions apportées peuvent tout aussi bien s'appliquer aux couples homosexuels.

Pourquoi avoir intitulé cet ouvrage « Métamédecine des relations affectives » ?

Le préfixe « méta » signifie aller au delà.

Au delà du conscient, il y a l'inconscient.

Au delà du connu, il y a l'inconnu.

Au delà de la peur, il y a l'amour.

Au delà de la mort, il y a la vie.

Au delà de la souffrance, il y a le bonheur.

Si nous voulons atteindre ce bonheur, il nous faut donc aller au delà de ce passé de souffrance qui contamine notre présent. C'est justement ce que fait la métamédecine en nous permettant de reconstituer l'histoire de nos souffrances pour en connaître les causes et y remédier.

La rédaction de ce livre fut certainement l'une des meilleures thérapies que je pouvais m'offrir. Que de larmes j'ai versées en reconstituant l'histoire de mes relations affectives, en remontant à ce que j'avais vécu avec mes parents. Mais je savais que lorsque j'aurais terminé de l'écrire, je serais libre de mon passé, et c'est ce qui s'est produit.

Nous avons enfin atteint l'île du bonheur !

Je ne pensais jamais qu'un jour je puisse être aussi heureuse dans une relation de couple, moi, l'handicapée affective issue d'un milieu dysfonctionnel. Et pourtant, c'est ce que je vis aujourd'hui. Et c'est ce que tu pourras vivre, toi aussi, si tu es prêt à t'investir dans la démarche que je te propose, en avançant étape par étape, prenant le temps de bien intégrer un chapitre avant de passer au suivant.

Il est possible qu'à certains moments, tu aies besoin de l'aide d'un thérapeute expérimenté, comme moi-même j'y ai eu recours à certaines étapes de ma démarche. N'hésite surtout pas à y requérir, c'est l'investissement le plus profitable que tu puisses réaliser !

Il ne me reste plus qu'à te souhaiter, de tout mon cœur, qu'à la fin de cette démarche thérapeutique, à ton tour, tu sois libéré de ton passé et qu'enfin, tu connaisses le bonheur.

C'est avec tout mon amour et ma foi dans ton potentiel de transformation que je t'y accompagne...

Ton amie, Claudia x x x

Chapitre premier

Reconnaître nos scénarios de souffrance

« Il ne peut y avoir d'intimité que si nous pouvons révéler nos failles, si chacun offre à l'autre un accès à ses manques. Nos amours peuvent ainsi nous tenir lieu de psychanalyse – moins onéreux mais tout aussi coûteux en efforts de compréhension – si nous parvenons à découvrir, à l'aide d'une communication poussée, ce que nous transférons sur les autres et quelles strates enfouies ils réveillent en nous »

Sylvie Galland

Comme la rivière, issue du ruissellement de petits cours d'eau, suit son cours pour rejoindre le fleuve qui, à son tour, se jettera dans la mer, ainsi en est-il de l'énergie de vie animant chaque parcelle de l'univers comme chaque être humain.

À l'image de la rivière, nous sommes la résultante de toutes les expériences que nous avons vécues ; nous poursuivons notre évolution, jusqu'à ce que nous puissions nous fondre dans le vaste océan du **SOI** unifié, duquel nous somme issu.

Ainsi, au cours de notre existence terrestre, aurons-nous à effectuer un parcours qui comportera des difficultés à surmonter, des défis à relever, des qualités à développer, des attitudes à transformer et des leçons de vie à intégrer. C'est ce qu'on peut tout aussi bien appeler « ***un plan de vie*** ».

Ce plan de vie pourra se dérouler sans aucune modification, avec répétition des mêmes scénarios, si nous refusons l'apprentissage nécessaire pour nous en affranchir. À l'inverse, si l'on prend conscience de la répétition de ces scénarios de souffrance et que l'on est prêt à s'en libérer en entreprenant la démarche appropriée, nous intervenons au niveau de notre plan de vie et pouvons ainsi le modifier pour connaître une plus grande sérénité et un sentiment d'accomplissement, plutôt que de vivre une vie de complaintes.

Voilà où se situe la différence entre le destin et le libre arbitre. Nous utilisons notre libre arbitre en éveillant notre conscience afin d'être en mesure d'assumer pleinement la responsabilité de ce que nous vivons.

Bien que ce plan de vie semble débuter dès notre conception, il est en fait une continuité du parcours de l'âme, laquelle vient habiter ce nouveau véhicule qu'est notre corps.

C'est ainsi que chaque être humain possède déjà, à sa naissance, non seulement les gènes transmis par ses parents, mais aussi tout un bagage d'expériences vécues antérieurement, lequel s'exprimera par des dons, des talents, des limites et des tendances à agir ou à réagir de telle ou telle façon.

À ces tendances, s'ajouteront de nouvelles expériences, qui seront parfois en résonance avec ce que nous avons déjà emmagasiné dans notre mémoire.

Nos parents et nos éducateurs seront les premiers maîtres avec lesquels nous apprendrons, tant par leur exemple que par l'influence qu'ils auront sur nous. Ils seront pour nous l'occasion de vivre toute une gamme de sentiments allant de l'amour à la haine, de l'admiration à la révolte.

Cette période correspond à notre apprentissage à l'école de la vie, sans que nous soyons pour autant un apprentisage... Ce qui fera de nous un véritable apprenti-sage, ce sera notre ouverture et notre désir d'apprendre de nos leçons de vie.

Un besoin fondamental viendra renforcer notre apprentissage : celui d'être aimé. Lorsque ce besoin ne sera pas compris, ou, pire encore, s'il est bafoué, il en résultera de la souffrance, celle-ci se manifestant par le biais de la frustration, de la colère, de la tristesse, de la rancune ou du désespoir.

Une grande partie de notre vie sera conditionnée par ce besoin, ce qui amènera les uns à se soumettre, les autres à séduire, à manipuler, à tolérer qu'on leur manque de respect, etc.

Lorsque, devenu adulte, nous quitterons nos premiers maîtres, nous aurons accumulé tout un bagage de croyances, de sentiments souvent blessés, d'émotions refoulées... C'est avec ce bagage qu'il nous faudra composer, dans nos relations affectives, pour répondre à notre besoin primordial d'être aimé et pour apprendre à aimer à notre tour.

C'est alors que nous pourrons choisir de nous comporter en ***fugitif*** ou en ***apprenti-sage***. Au début, nous agissons tous plus ou moins en fugitifs...

De la vie et de nos relations affectives, nous ne voulons que le meilleur, nous donnant ainsi l'illusion qu'en rencontrant la « **bonne personne** », le « **conjoint idéal** », il n'y aura plus de problème, que régnera l'harmonie en permanence.

Lorsque nous croyons avoir enfin rencontré cette personne, nous n'avons alors plus qu'un seul désir : celui de concrétiser ce lien par l'union. Mais lorsque les problèmes surgissent et que l'on ne retrouve plus l'harmonie tant souhaitée, c'est cette même illusion qui nous pousse à vouloir rompre cette relation, à chercher cette harmonie avec quelqu'un d'autre.

Ainsi, on persiste à croire que nous attend quelque part une âme sœur, un compagnon ou une compagne parfaitement assorti(e), avec qui nous connaîtrons un maximum de plaisir et un minimum de difficultés.

Toutefois, la réalité est tout autre. En fait, nous attirerons toujours la personne qui fera ressurgir ce que nous transportons dans notre bagage du passé, et ce, tant que nous ne serons pas libéré de ce même passé qui nous fait agir par telle attitude ou réagir par tel comportement.

Peu importe que nous changions de compagne ou de compagnon. Nous nous retrouverons toujours confronté aux mêmes situations conflictuelles, jusqu'au jour où nous serons prêt à apprendre de nos souffrances, réalisant enfin que l'illusion conduit toujours à la déception.

La relation affective représente le milieu idéal à la réactivation de nos blessures d'enfance.

Quelle est ton histoire ?

Nous avons tous une histoire, un passé contenant une multitude de souvenirs, tant heureux que malheureux. Cette histoire est étroitement liée à celle de nos parents, non seulement par les expériences qu'ils nous ont permis de vivre, mais aussi par leur propre vécu, les attitudes qu'ils ont développées et les leçons de vie qu'ils devaient apprendre. Nous répétons très souvent les comportements que l'on a déplorés chez eux ; nous vivons également des expériences similaires aux leurs, ayant parfois les mêmes leçons de vie à intégrer.

Prenons pour exemple l'histoire d'Antoine

La mère d'Antoine a grandi au sein d'un foyer dysfonctionnel, avec un père alcoolique, violent, et une mère soumise et malheureuse. Elle ne s'est jamais sentie aimée, valorisée ni même protégée. Elle a donc appris à se protéger des coups en se soumettant.

À dix-neuf ans, elle épouse le premier homme qu'elle rencontre afin de quitter son milieu familial. Elle croyait qu'en ayant un enfant, elle aurait enfin quelqu'un à aimer et qui l'aimerait en retour.

Dès l'instant où elle sut qu'elle était enceinte, tout son univers se mit à graviter autour de cet enfant, son besoin d'affection s'en trouvant comblé. Mais plus sa grossesse avançait, plus elle mettait de distance entre elle et son mari. Celui-ci réagissant à cette fermeture par de l'agressivité, elle se replia davantage sur sa grossesse. Tant et si bien que lorsque Antoine vit le jour, il devint sa seule raison de vivre. Sa relation de couple se dégradait de plus en plus, mais que lui importait ? Elle avait son petit garçon... C'est ainsi qu'en se montrant indifférente à son mari, ce dernier se sentant rejeté, rejetait son fils à son tour et redoublait de violence envers elle. Il s'enivrait, la trompait sans se cacher, pour la faire réagir. Rien n'y fit. Puis, il en vint à battre Antoine. Çà, elle ne put le supporter. Elle entreprit donc des procédures de séparation.

Antoine détestait son père. Il le tenait responsable de la souffrance de sa mère. Pour compenser, il faisait tout pour rendre sa mère heureuse.

Lorsque sa mère se retrouva seule avec lui, elle chercha à combler tous ses désirs afin de s'approprier son amour exclusif. Antoine grandit donc avec une mère surprotectrice, sans la présence de son père.

À l'adolescence, il se sentit étouffé par cette mère qui attendait tout de lui et qui cherchait à le contrôler . Il lui arrivait d'exploser dans de violentes colères, au cours desquelles il s'en prenait aux objets placés sur son chemin. Ces explosions exprimaient : « *Laisse-moi vivre ma vie, cesse de me traiter comme si j'étais encore ton petit garçon !* »

Mais cette violence avait un effet des plus destructeurs sur sa mère, replongeant celle-ci dans un passé de violence qui l'avait tant fait souffrir.

Antoine se rendait compte qu'en réagissant ainsi, il faisait du chagrin à sa mère. Il en éprouvait une grande culpabilité, qui l'amenait à se croire méchant, égoïste, ingrat, en considération de tous les sacrifices qu'elle avait faits pour l'élever. Devenu adulte, il se maria, aspirant à fonder une famille unie, celle qui lui avait tellement manqué.

Il fit tout ce qu'il put pour rendre sa femme heureuse, mais attendait, en retour, qu'elle fasse aussi tout ce qui pouvait le rendre heureux. Parfois, sa femme lui disait qu'il était un éternel insatisfait et même, qu'il était égoïste. Antoine ne comprenait pas qu'elle puisse lui dire une chose pareille : « *Après tout ce que je fais pour elle, pensait-il alors. Je passe ma vie à m'occuper des autres.* »

Comme la mère d'Antoine ne lui avait jamais établi de limites lorsqu'il était petit et qu'il n'avait pas eu de père pour lui en imposer, Antoine avait beaucoup de difficultés à respecter celles des autres. Par exemple, s'il voulait faire l'amour et que sa femme le refusait, cela le mettait en colère. Pour l'exprimer, il pouvait aller jusqu'à l'empêcher de dormir. Sans s'en rendre compte, il voulait toujours que les choses se passent au moment où lui le désirait, et à sa manière.

Jenny, sa femme, désirait plus que tout avoir un enfant. Elle croyait qu'un enfant amènerait Antoine à être plus souvent à la maison. Son souhait fut finalement exaucé : elle devint enceinte.

Après la naissance de son fils, elle eut la même attitude que la mère d'Antoine : elle se consacra presque exclusivement à son enfant, délaissant Antoine, lequel joua la carte de l'attirance sur le plan sexuel, ce à quoi elle ne répondit pas de la façon qu'il aurait souhaitée. Cela fit naître en lui de la frustration, celle-ci donnant lieu à des disputes qui, à leur tour, refroidirent tout désir d'intimité que Jenny aurait pu avoir envie de partager avec lui.

Au comble de la frustration, il se laissa facilement séduire et développa une liaison extraconjugale. Jenny le découvrit et en souffrit beaucoup. Cette situation lui en rappelait une autre, très douloureuse, qu'elle avait connue dans son enfance.

Son père avait une maîtresse et ne s'en cachait pas. Jenny souffrait d'entendre ses parents se quereller continuellement et de voir sa mère pleurer. Elle se sentait tellement impuissante et sans protection au sein de cette famille qui risquait d'éclater à tout moment. De plus, elle avait honte des comportements de son père. Un jour, une camarade d'école lui demanda : « *Est-ce que c'est toi, la fille de Louis B. ?* » « Oui... », répondit-elle, déjà sur ses gardes. « *J'ai vu ton père hier, avec sa putain !* » Ces paroles la blessèrent profondément.

Lorsque Jenny apprit qu'Antoine l'avait trompée avec cette femme ayant la réputation d'être une allumeuse, les paroles de sa camarade d'école lui revinrent en mémoire. Elle en eut un tel chagrin qu'elle ferma définitivement son cœur à Antoine. Elle lui dit : « *Je t'aurais peut-être pardonné s'il s'était agi d'une autre femme, mais pas elle!* », et lui demanda de partir.

Antoine prit sur lui toute la responsabilité de leur séparation, se sentant horriblement coupable d'avoir causé tant de souffrance à sa femme. Pour se déculpabiliser, il entreprit d'aider une femme qui se disait très malheureuse avec son mari. Celle-ci s'attacha beaucoup à lui, cherchant à répondre au moindre de ses désirs. Elle quitta donc son mari pour s'installer avec Antoine, lui remettant le pouvoir de la rendre heureuse ou malheureuse.

Tout comme il l'avait fait avec sa mère, il se rendait responsable des états d'âme de sa compagne. S'il la quittait quelques jours pour son travail, elle ne vivait plus que pour le moment où il allait lui téléphoner. Quand il lui téléphonait, elle s'inquiétait de savoir s'il y avait des jolies femmes à l'hôtel où il était descendu. S'il lui parlait des personnes merveilleuses qu'il avait rencontrées, elle lui disait : « *C'est ça ! Moi, je ne suis pas merveilleuse !* » Elle ramenait tout à elle, vérifiant constamment si elle avait toujours la première place dans ses pensées et dans son cœur.

Antoine faisait tout pour la ménager et pour répondre à ses attentes. Il pouvait passer la soirée dans sa chambre d'hôtel pour être sûr d'être là au moment où elle allait lui téléphoner.

Avec le temps, il se sentait de plus en plus étouffé dans cette nouvelle relation. De nouveau, comme durant son adolescence avec sa mère, sa colère explosa et se manifesta par des comportements hostiles, qui l'amenaient à se sentir coupable. Sa conjointe pleurait. Antoine revenait alors vers elle, en s'excusant de son comportement, ou en lui disant : « *Ce n'est pas ce que j'ai voulu dire...* »

Antoine prenait sur lui la responsabilité du bonheur des autres et faisait de même, en remettant la responsabilité de son bonheur à celle qu'il aimait. Par conséquent, il se sentait frustré lorsque l'autre ne répondait pas à ses attentes ou se sentait étouffé lorsque l'autre nourrissait trop d'attentes envers lui.

Ces sentiments de frustration ou d'étouffement l'amenaient à détruire ses relations par des comportements qu'il se reprochait par la suite. Il en résultait de la culpabilité, qui le conduisait à vouloir se racheter, en aidant une personne en difficulté, ou à ne pas se donner le droit d'être heureux. Ce scénario, répété continuellement, le portait à croire qu'il faisait constamment souffrir les êtres qu'il aimait le plus.

Réflexion

Je t'invite ici à t'octroyer un temps d'arrêt afin de t'interroger et de réfléchir sur les questions qui suivent.

- Y a-t-il des éléments dans l'histoire d'Antoine qui te ressemblent ?
- Si oui, lesquels ?
- Il peut s'agir des attitudes d'Antoine, de sa mère, de Jenny ou de sa nouvelle conjointe.

Peut-être t'es-tu reconnu en la mère d'Antoine ?

Beaucoup de femmes, qui ne trouvent pas l'affection, l'accueil ou l'attention dont elles ont besoin auprès d'un conjoint, se tournent vers leur enfant, faisant de celui-ci leur raison de vivre. Elles créent ainsi un lien trop fort avec leur enfant, un lien qui entretiendra la dépendance chez ce dernier. Si elles en viennent à ouvrir leur cœur à quelqu'un d'autre, l'enfant risque de le ressentir comme une trahison. Il peut penser : « *J'étais tout pour elle et, maintenant, je ne suis plus rien depuis que cet autre est là !* »

En grandissant, cet enfant pourra croire qu'il ne peut exister que s'il vit une relation intime, à l'image de celle qu'il a connue avec sa mère. C'est ce type de relation qu'il recherchera continuellement, n'acceptant pas la moindre distance dont l'autre pourrait avoir besoin, ayant peur de perdre de nouveau la personne pour laquelle il a le sentiment d'exister. C'est ce qu'on appelle une dépendance affective.

Il n'y a pas que les femmes qui peuvent se replier sur leurs enfants lorsqu'elles ne trouvent pas l'affection souhaitée auprès d'un conjoint. Beaucoup d'hommes agissent de même. Cependant, chez l'homme, le risque d'inceste est beaucoup plus élevé du fait que, chez lui, l'affectif et le sexuel se confondent, tandis qu'en général, chez la femme, ces deux aspects sont bien délimités.[1]

Il n'en demeure pas moins que l'inceste existe également chez la femme. Mais le plus souvent, il s'exprime par une forme de séduction de la part de la mère vis-à-vis de son fils. Elle pourra chercher à le séduire en lui donnant davantage d'importance, des attentions particulières, etc. C'est ce qui fait que très souvent les autres frères et sœurs éprouvent de la jalousie envers ce garçon, croyant qu'il est le préféré. En fait, c'est son besoin d'être aimé d'un homme que la mère va chercher chez son fils.

Nous avons ici un bel exemple de scénario familial.

La mère d'Antoine s'est sentie réprimée et blessée par son père. Autant elle avait besoin d'être aimée de lui, autant elle le haïssait pour la souffrance qu'il lui faisait vivre. Lorsqu'elle rencontre son futur époux, ce n'est pas l'amour qui l'incite au mariage, mais le désir de quitter son milieu familial. Son cœur blessé est fermé, ce qui fait souffrir son époux, qui la blesse à son tour. Comme elle a grand besoin d'être aimée, c'est chez son fils qu'elle va chercher à combler ce besoin, mais sans s'en rendre compte, elle lui fera vivre ce qu'elle a elle-même vécu.

1. Pour en savoir plus long sur le sujet, je t'invite à lire « Comprendre la sexualité masculine et féminine », dans mon livre « Vivre en harmonie avec soi et les autres ».

À l'adolescence, Antoine se sentit étouffé, contrôlé et manipulé par sa mère. Car autant elle l'aime, autant elle cherche à le soumettre à ses volontés. C'est pourquoi Antoine explose. Sa mère se met alors à pleurer, lui faisant sentir à quel point il lui fait du chagrin. Antoine en est quitte pour croire qu'il est méchant et ingrat, après tout ce qu'elle fait pour lui, et, à son tour, il aime et déteste sa mère.

Devenu adulte, il se trouve de nouveau partagé entre l'amour et la haine vis-à-vis des femmes. Autant il a besoin d'être aimé d'une femme en faisant tout pour lui plaire, autant il la déteste pour le contrôle et la manipulation qu'elle exerce sur lui. C'est ce qui explique les comportements blessants qu'il peut avoir à son égard.

Quant à Jenny, tout comme la mère d'Antoine, c'est auprès de son enfant qu'elle cherche à combler son besoin d'affection. Elle a aussi été blessée par son père, à qui elle n'a jamais pardonné la souffrance qu'il leur a causée, à sa mère et elle. C'est ce qui explique qu'à son tour, elle fait souffrir l'homme qu'elle aime en se fermant à lui et se retrouve confrontée à une situation d'adultère et, de nouveau, blessée. Elle aussi vit cette ambivalence d'amour et de haine vis-à-vis de la gent masculine.

Il y a de fortes chances que le fils d'Antoine revive le même scénario que son père, ballotté entre l'amour et la haine vis-à-vis de sa mère et, plus tard, vis-à-vis des femmes.

Tous les personnages de cette histoire sont donc aux prises avec ce paradoxe du sentiment d'amour-haine.

Il est fréquent qu'une femme blessée par les hommes qui avaient de l'importance dans sa vie redonne cette souffrance à son fils en ayant des propos dénigrants vis-à-vis du père de ce dernier ou des hommes en général. Elle pourra aussi lui dire, sans méchanceté apparente: «*Tu es con, tu es un bon à rien, qu'est-ce qu'on peut attendre de toi?*» C'est ainsi qu'elle exprime sa douleur des hommes.

Par cette attitude, elle peut également transmettre à sa fille la haine des hommes.

Son fils, qui s'est senti dénigré dans son appartenance masculine, pourra secrètement détester les femmes, autant qu'il pourra en avoir besoin. C'est ainsi qu'à son tour, il cherchera à blesser les femmes, faisant souffrir sa femme ou sa fille.

La femme qui porte la douleur des hommes engendre chez son fils la douleur des femmes qui, à son tour, redonne à sa fille la douleur des hommes. Ce scénario de souffrance peut se transmettre de génération en génération, jusqu'à ce qu'un membre de la chaîne en prenne conscience et s'applique à la rompre.

Une femme blessée par les hommes de sa vie avait un fils qui vivait ce paradoxe d'amour et de haine vis-à-vis d'elle. Je lui expliquai qu'elle avait peut-être pu projeter sur son fils sa propre douleur des hommes. Elle me répondit : *« Mais je ne lui ai jamais parlé en mal de son père... »* Ce n'est pas toujours avec des mots qu'on peut exprimer sa douleur. Parfois, tout se passe au niveau de nos sentiments, mais l'enfant peut les ressentir.

De plus, si nous avons un enfant aux prises avec ce double sentiment d'amour et de haine à notre égard, il peut être le reflet de ce qui nous habite mais dont nous ne sommes pas conscient.

Il y a tellement de personnes qui sont aux prises avec ce double sentiment d'amour et de haine, mais très peu en sont conscientes. Tout ce qu'elles constatent, c'est qu'elles se retrouvent continuellement blessées par ceux qu'elles aiment, ou à les blesser.

Tant et aussi longtemps que l'on n'aura pas reconnu ce double sentiment, issu de nos blessures passées, nous ne pourrons nous en libérer. Celui-ci aura un effet destructeur dans nos relations affectives, qu'il s'agisse de nos parents, nos conjoints ou nos enfants.

La nouvelle conjointe

Cette nouvelle conjointe a une piètre image d'elle-même, c'est pourquoi elle a continuellement besoin d'être rassurée. Mais plus Antoine s'occupe d'elle et répond à ses attentes, plus elle s'enfonce dans sa dépendance affective, et plus elle a peur de le perdre. Elle est prête à tout pour garder Antoine, mais elle attend qu'il en fasse autant pour elle. Tant que l'un et l'autre se nourrissent de cette dépendance, en veillant à rendre l'autre heureux, tout va bien. Les problèmes surgissent lorsque l'oxygène commence à se faire rare dans cette serre chaude. Les deux conjoints auront un égal besoin de respirer, mais l'un l'exprimera plus fortement que l'autre et menacera de partir. Celui ayant très peur de perdre cette relation, s'accrochera de toutes ses forces, ce qui éloignera encore plus celui qui n'en peut plus. La souffrance que ressentira celui qui se sent abandonné pourra l'amener à fermer son cœur, rendant l'autre responsable de sa souffrance.

Ce scénario se répétera invariablement, et ce, jusqu'à ce que le dépendant affectif en ait assez de souffrir et se décide à entreprendre une démarche visant à s'affranchir de cette dépendance.

Réflexion

- Aurais-tu, comme Antoine, pris sur toi la responsabilité du bonheur des êtres qui te sont chers ?
- Aurais-tu recherché, comme la mère d'Antoine, Jenny ou Antoine, une compensation à ton manque d'affection auprès de ton enfant, d'un amant, d'une maîtresse ou même d'un animal ?
- Serais-tu aux prises avec un double sentiment d'amour et de haine ?
- As-tu peur de ne plus exister pour la personne que tu aimes ou d'être abandonné par elle ?

- Aurais-tu, comme la nouvelle conjointe d'Antoine, une piètre opinion de toi-même, qui te conduirait à toujours vouloir être rassuré sur les sentiments que te porte celui que tu aimes ?
- Te reconnais-tu dans la dépendance affective de l'un de ces personnages ?

L'histoire de Philippe

Le grand-père paternel de Philippe était un homme dur et autoritaire. Sous cette carapace, se cachait un être vulnérable qui ne voulait pas montrer sa sensibilité. Il éleva son fils avec dureté, ne lui donnant jamais de chance.

Ce dernier, le père de Philippe, aurait tellement voulu recevoir un peu d'appréciation de son père. Il travaillait très fort pour susciter sa fierté. Jamais il ne s'offrait de vacances, son père lui ayant dit, un jour, qu'il était un « paresseux, un fainéant ». Il voulait ainsi lui démontrer le contraire.

Sa vie n'était que travail. Il était aussi exigeant envers lui-même qu'envers les siens. Philippe était son aîné. Très tôt, il l'initia aux travaux de la ferme. Il le critiquait à la moindre occasion, en plus de lui assener des coups de pied au derrière lorsque celui-ci ne faisait pas les choses à son goût. Philippe apprit ainsi rapidement à ne rien demander et à user d'ingéniosité pour répondre aux attentes de son père.

Sa mère, quant à elle, était fort occupée. C'était une femme peu démonstrative. Le seul moment où elle lui manifestait un peu de tendresse, c'était lorsqu'elle le bordait pour qu'il ne prenne pas froid. Philippe apprit donc à attendre très peu et à se soumettre le plus possible.

Un jour, il fut invité à une fête par ses amis. La veille de celle-ci, voulant préparer son père à cette idée, il lui dit qu'il se lèverait très tôt le lendemain pour effectuer tous ses travaux, sans toutefois lui en préciser la véritable raison, par crainte d'un refus. Tel qu'entendu, il se libéra rapidement de tout ce que son père lui avait demandé de faire et alla se préparer tout joyeux, pour la fête. Quand ses copains vinrent le chercher, son père les rejoignit. S'adressant à Philippe, il lui dit: « *Où vas-tu, comme ça?* » Philippe lui répondit: « *J'ai fait tout ce que j'avais à faire, je t'avais dit que je me lèverais tôt pour ça. Je voulais me libérer pour aller à la fête avec mes amis.* » Son père lui rétorqua, la mine sévère: « *Il y a du travail à faire ici et le temps est trop précieux pour le perdre en folies. Tu restes ici, il n'est pas question que tu ailles avec ta bande d'énervés!* »

Philippe se sentit très humilié devant ses amis. Il éprouva une grande colère envers son père, mais il ne la démontra pas. Même s'il s'en était déjà fait une telle joie, il s'excusa auprès de ses copains de ne pouvoir les accompagner à cette fête.

Il aurait voulu crier sa rage et sa peine, tant il avait mal. Il n'en fit rien, cependant, et retourna travailler dans les champs, rêvant du jour où il pourrait enfin quitter ce qui lui semblait être une prison.

Après cet événement, Philippe s'isola. Il ne se donna plus le droit d'avoir des amis. Bien que souhaitant faire des études, il y renonça à la fin de son cours secondaire, tant il avait hâte de quitter son tyran de père.

Comme il était brillant, il apprit rapidement le fonctionnement des ordinateurs et occupa bientôt un emploi enviable. Il connut un premier amour, mais cette femme le quitta pour en épouser un autre.

Puis, il se maria avec une femme peu démonstrative, tout comme l'était sa propre mère. De plus, son épouse était très peu portée sur les relations sexuelles, marquée par les paroles que sa mère lui avait toujours répétées, à l'effet que « *les hommes sont tous des cochons qui ne pensent qu'au sexe* ».

Il adopta avec sa femme la même attitude soumise qu'il avait eue avec son père, laquelle consistait à demander très peu par rapport à ce qu'il donnait. Dans cet échange, il se sentait perdant, ayant le sentiment que sa conjointe ne tenait jamais compte de ses besoins. Cela le rendait malheureux, mais il n'en soufflait mot.

Puis, un jour, sa femme se lia d'amitié avec un compagnon de travail. Ils se voyaient continuellement, à tel point que Philippe se sentit rapidement de trop. Il lui demanda de faire un choix entre leur couple ou cet ami qui prenait trop de place. Elle l'envoya sur les roses. Philippe sentit qu'il ne comptait pas beaucoup pour elle. Cela lui fit très mal. Il la quitta.

Par la suite, il fit d'autres rencontres, mais la plupart des femmes qu'il fréquenta étaient dépendantes financièrement, et s'appuyaient sur lui. Certaines étaient même du genre à lui faire des crises de colère, comme il en avait connu avec son père. Lorsque cela se produisait, il s'empressait de mettre un terme à la relation.

Puis, il rencontra Sophie, qui le charma dès le début. Sophie était jolie, intelligente, autonome ; elle réussissait bien dans sa carrière. Pour elle, il était prêt à quitter son appartement, son emploi, même à la suivre au bout du monde, car Sophie voyageait beaucoup et devait justement partir pour deux ans, en Afrique, diriger un projet d'envergure. Philippe décida de la suivre, espérant avoir un travail dans ce projet.

Ils s'engagèrent ensemble dans cette aventure. Au début, ce fut le grand bonheur. Jamais Philippe n'avait été si heureux. Sophie, à l'inverse de son ex-femme, était très sensuelle. C'était aussi une femme de décision, aussi exigeante pour elle-même qu'envers ceux qui travaillaient pour elle. Philippe se retrouva dans la situation d'être son employé. Au début, il fit tout pour lui plaire, travaillant de longues heures, mettant de côté ses loisirs ou le temps qu'il aurait voulu avoir pour lui-même. Graduellement, la frustration de ne plus s'appartenir, de ne plus exister pour lui-même, l'amena à se fermer.

Sophie ne comprenait pas ce qui se passait. Elle interpréta ce comportement comme étant de la résistance, de la mauvaise volonté de sa part, et lui fit des reproches. Plus Philippe se sentait critiqué, plus il se fermait.

Cette situation eut pour effet de ramener Sophie dans la souffrance qui avait été la sienne avec son père, un homme fermé, qui se cachait derrière son journal ou la repoussait chaque fois qu'elle tentait d'échanger avec lui.

Cette souffrance, elle l'exprimait par de la colère et de la violence verbale à l'égard de Philippe. Elle le rejetait comme elle-même s'était sentie rejetée. Quand cela allait trop loin, celui-ci faisait ses valises, refoulant sa peine et sa colère. Sophie, dans sa peur de le perdre, se jetait en larmes à ses genoux, lui demandait pardon en le suppliant de rester, lui promettant de ne plus recommencer.

Philippe défaisait alors ses valises, acceptait de rester, mais demeurait sur ses gardes. Puis, comme tout semblait rentrer dans l'ordre, il continuait à faire tout ce qu'il pouvait pour lui faire plaisir, pour répondre à ses attentes. Et le cycle infernal reprenait.

Il en vint à regretter cette aventure en Afrique. Il rêvait de retrouver la situation qu'il avait avant de connaître Sophie. Il était partagé entre son amour pour elle et l'estime de lui-même. Plus le temps passait, plus il se sentait dévalorisé. La moindre remarque attisait sa susceptibilité. Il avait le sentiment que, quoi qu'il dise, elle aurait toujours raison.

Les scènes de colère et de violence de Sophie à son égard se multiplièrent. Après avoir fait ses valises tant de fois pour les défaire, il partit un jour pour de bon. Il revint à Montréal, complètement anéanti, n'ayant plus du tout envie de vivre.

Le scénario qu'avait adopté Philippe était celui de se sentir sans valeur pour la personne par laquelle il se laissait assujettir. Il se soumettait pour répondre aux besoins et aux attentes de celui ou celle qu'il aimait afin d'en être aimé en retour. Ne se donnant que très peu à lui-même et ne demandant que très peu, il avait le sentiment de n'exister que pour les autres.

En outre, il avait le sentiment que l'autre ne tenait jamais compte de lui. Dans sa frustration, il se refermait sur lui-même, ce qui était perçu par l'autre comme de la résistance ou de la mauvaise volonté. C'est ce qui amenait Sophie à le provoquer, espérant qu'il exprime enfin ce qui n'allait pas. Cette provocation et ce harcèlement de la part de Sophie lui faisaient très mal, lui rappelant la violence physique et verbale qu'il avait connue avec son père.

Il prit alors la fuite, puisque c'était la seule porte de sortie qu'il connaissait. Il la quitta, tout comme il aurait tant voulu quitter son père lorsqu'il était enfant. Mais voilà que, loin de Sophie, il réalisa qu'il n'était guère plus heureux. Il se donnait toutefois bonne conscience, en se disant : « *Je n'ai rien fait pour mériter cela. J'ai toujours fait de mon mieux. Je me suis même oublié pour répondre à tous ses caprices...* » C'est également ce qu'il pensait, enfant, et qui nourrissait sa rancune envers son père.

Je demandai à Philippe, en consultation, pourquoi il n'avait pas pris position devant le comportement de Sophie. Il me répondit : « *Ça m'aurait donné quoi, de m'obstiner avec elle ? Je n'aurais jamais gagné... Pour avoir la paix, j'allais dans sa direction.* » C'est exactement ce qu'il aurait pu dire à propos de son père. Autant il l'avait vu comme un dictateur, autant il voyait Sophie comme une dictatrice. Ce qui le faisait souffrir le plus, c'était que même si son père avait été dur avec lui, il ne pouvait s'empêcher de l'aimer. C'était la même situation qu'il revivait avec Sophie.

Philippe ne réalisait pas à quel point son attitude de soumission amenait l'autre à lui manquer de respect, puisqu'il ne se respectait pas lui-même. De plus, son mécanisme de défense, la fermeture, déclenchait la violence chez l'autre, qui se sentait ainsi rejeté. Quant à la fuite, cela ne pouvait que l'amener à être de nouveau, et encore plus durement, confronté à son propre scénario.

Réflexion

- Y a-t-il des éléments dans le scénario de Philippe qui te ressemblent ? Si oui, lesquels ?
- Aurais-tu, toi aussi, déployé autant d'efforts pour être apprécié de l'un de tes parents ?
- Aurais-tu adopté une attitude de soumission pour plaire, pour être aimé ou pour te protéger des coups ?
- T'arrive-t-il de te manquer de respect ou de permettre aux autres de le faire ?

Peut-être te reconnais-tu dans l'attitude de Sophie, cette femme qui a réussi, qui semble en parfaite maîtrise d'elle-même, mais au fond de laquelle se cache une petite fille qui a tellement peur d'être rejetée ou abandonnée ?

Sa colère et sa violence expriment : « *Ne me fais pas revivre ce sentiment de rejet qui m'a fait si mal. Je préfère que tu sois fâché contre moi mais, qu'au moins, tu me parles.* » Lorsque Philippe se fermait, elle craignait ne plus rien valoir pour lui. C'est ce qu'elle ressentait quand son père lui disait : « *Fous-moi la paix, laisse-moi tranquille !* », ou encore lorsqu'elle lui demandait quelque chose et qu'il ne prenait même pas la peine de lui répondre.

La violence est presque toujours déclenchée par un sentiment de rejet.

Philippe et Sophie possèdent en commun le sentiment d'être sans valeur pour la personne qu'ils aiment. Toutefois, chacun a adopté une attitude réactionnelle et un mécanisme de défense différents. L'attitude de Philippe est la soumission et son mécanisme de défense, la fuite. Le contrôle est l'attitude réactionnelle de Sophie et son mécanisme de défense, la confrontation et l'attaque par la colère et la violence.

Philippe vit également de la colère ; à la différence de Sophie, chez qui la colère est extériorisée, chez lui, elle est intériorisée. Philippe se cantonne dans son rôle de gentilhomme car, pour rien au monde, il ne voudrait ressembler à son père, qui l'a tant fait souffrir. C'est ainsi qu'il pense se protéger de tout ce qui pourrait réveiller sa propre colère, en donnant raison à l'autre pour avoir la paix.

Les explosions d'agressivité, qu'il craignait tant chez Sophie, sont celles qu'il ne s'autorise pas. Aussi, lorsque Sophie exprimait sa colère, il avait tellement peur qu'il voulait s'enfuir. Ce n'était pas tant de l'agressivité de Sophie dont il avait peur, mais plutôt de celle qu'elle aurait pu éveiller en lui. Car, même lorsque Sophie n'en exprimait aucune, le simple fait de se faire provoquer suscitait chez lui la même réaction. Il lui disait souvent : « *Moi, cette provocation, ça me tue !* » En vérité, ce qui le tuait, c'était sa propre colère refoulée, qui le minait au point de lui enlever bientôt jusqu'au goût de vivre.

L'autre est très souvent notre miroir.
Ce que l'un intériorise, l'autre l'extériorise.

La colère est une émotion. Si nous freinons l'expression de nos émotions, nous créons des blocages qui peuvent se manifester par des maux de tête, de gorge, de dos, de la constipation, un surplus de poids, etc.

Beaucoup de personnes, craignant d'être rejetées par leur partenaire si elles expriment leur colère, n'osent le faire. C'est très souvent sur leur enfant que cette agressivité refoulée se déversera. En thérapie, je reçois régulièrement cette confidence : « *Je suis parfois trop sévère, ou trop dur, avec mes enfants. C'est malgré moi et après, je m'en veux d'avoir agi ainsi...* »

Réflexion

- Comment exprimes-tu tes frustrations et ta colère ?
- La refoules-tu en nourrissant des idées de vengeance ?
- La déverses-tu sans ménagement sur les êtres que tu aimes ?
- T'interroges-tu sur ce qui l'a déclenchée pour mieux t'en libérer ?

L'histoire de Marie

Marie a eu un père qui l'a toujours dénigrée. Il lui disait qu'elle était une bonne à rien, qu'elle était laide et stupide. Il lui répétait qu'à sa naissance, elle avait l'air d'une vraie petite guenon, avec ses poils noirs et ses longues jambes. Toutes ces remarques la blessaient au plus profond d'elle-même. Quant à sa mère, elle avait opté pour le silence, autant avec son mari qu'avec ses enfants.

Marie aurait souhaité que sa mère intervienne quand son père s'acharnait à la dénigrer, mais celle-ci n'en faisait rien. Marie grandit, fit des études d'infirmière ; elle fit partie de plusieurs organisations humanitaires, relevant des défis de taille, cherchant constamment à se prouver à elle-même qu'elle n'était pas une bonne à rien.

Elle épousa un homme qui n'avait aucune confiance en lui-même, de sorte que c'était elle qui assumait aussi bien l'entretien de la maison que la gestion des finances. Affairée qu'elle était par ses mille et une activités, elle ne réalisa pas qu'un fossé se creusait lentement entre eux. Après plusieurs années de mariage, il lui apprit qu'il avait une autre femme dans sa vie. Marie se sentit soudain dévalorisée. Cela lui fit mal, mais elle s'en remit assez rapidement, grâce à ses nombreuses occupations.

Quelques années après leur séparation, Marie fit la connaissance de Julien, un homme plus jeune qu'elle. De belle apparence et de bonne éducation, Julien était avocat, en plus d'être le fils d'un avocat de renom.

Leur rencontre fut un véritable coup de foudre. Le fait qu'un si bel homme, jeune et brillant de surcroît, s'intéresse à elle, ne pouvait qu'améliorer l'image que Marie avait d'elle-même. Ils vécurent une véritable passion amoureuse. Après quelques mois de fréquentations, ils décidèrent de vivre ensemble. Marie faisait tout pour lui plaire.

Sans méchanceté apparente, Julien émettait souvent des réflexions désobligeantes sur Marie, que ce soit sur sa façon de manger, de parler, ou alors sur les livres qu'elle aimait lire, les films qu'elle visionnait, etc. Toutes ces petites remarques, qu'elle prit au début avec le sourire, la firent à la longue se sentir inférieure, moins bien éduquée que lui, et l'humilièrent.

Elle commença alors à douter d'elle-même, n'osant plus trop parler ni faire quoi que ce soit, par crainte de s'attirer quelque flèche dénigrante de la part de Julien. Elle avait le sentiment que tout ce qu'elle avait fait jusqu'à présent dans sa vie et dont, par le passé, elle était si fière, ne représentait maintenant plus aucune valeur.

N'osant plus s'exprimer, elle prit, comme sa mère, le parti de se taire. Julien se rendait bien compte que quelque chose n'allait pas chez Marie puisqu'elle devenait de plus en plus silencieuse. Il chercha à la comprendre et l'incita gentiment à aller en thérapie.

Humiliée, celle-ci se dit en elle-même : « *On sait bien, Monsieur est parfait ! C'est encore moi la bonne à rien, la moins que rien, qui doit se faire soigner !* »

Elle résista longtemps à l'idée d'aller en consultation. La confusion grandit de plus en plus en elle. Elle ne savait plus si elle aimait encore Julien ou s'il n'avait été qu'une passade. Elle était complètement désemparée.

Plus elle était confuse, plus Julien s'acharnait à lui reprocher de refuser la vie de couple, de ne pas vouloir y mettre du sien et de détruire tout ce que la vie lui offrait.

Plus le temps passait, plus elle se sentait surveillée, contrôlée. Elle commença à souffrir d'angoisse, à être mal partout. Plus elle souffrait, plus Julien voulait l'aider et plus il lui faisait mal. Elle n'avait plus qu'une idée en tête : partir. Mais Julien s'accrochait à elle de toutes ses forces, lui prédisant que si elle n'acceptait pas d'aller voir un psychologue, c'était la psychiatrie qui l'attendait. Marie se sentait comme un ours en cage, ne sachant plus ce qu'elle devait faire. Elle se disait que si elle quittait Julien, ce serait une fuite, mais que si elle persistait à vivre avec lui, elle risquait d'y laisser sa santé physique et mentale.

Le scénario que Marie répétait constamment était celui de la dévalorisation.

Inconsciemment, pour ne pas ressentir cette dévalorisation, Marie recherchait, de préférence, la présence de personnes ayant peu confiance en elles-mêmes. Son ex-mari appartenait à cette dernière catégorie. Aussi, à ses côtés, avait-elle le sentiment d'être quelqu'un, en plus du fait d'occuper le poste d'infirmière en chef de son département et d'avoir eu l'occasion de participer activement à des projets d'importance.

Sa liaison avec Julien lui confirma la valeur qu'elle croyait avoir acquise au fil des années.

Mais son sentiment de dévalorisation, qu'elle avait tout simplement occulté jusque-là, se réveilla avec les petites remarques de Julien, lesquelles eurent pour effet de lui rappeler les injures dont l'abreuvait jadis son père. Plus elle se dévalorisait, plus elle diminuait dans l'estime de Julien. Celui-ci voulait l'aider à retrouver l'estime qu'elle avait d'elle-même au début de leur relation, car il craignait de ne plus pouvoir l'aimer si elle se laissait aller à se sous-estimer davantage. Mais plus il voulait l'aider, plus elle se sentait dévalorisée et, par conséquent, se retrouvait encore plus déstabilisée.

Réflexion

- Y a-t-il des éléments dans le scénario de Marie qui te ressemblent ? Si oui, lesquels ?
- Te serais-tu senti humilié ou rabaissé dans le passé par une personne qui avait de l'importance pour toi ?
- T'aurait-on fait des remarques du genre :
  « T'es un bon à rien »
  « Tu es nul »
  « Tu ne feras jamais rien de bon dans la vie »
  « Tu es un idiot, un imbécile »
  « Tu es stupide, tu ne comprendra jamais rien »
  « Tu as une tête de linotte »
  « Tu es un paresseux »
  « On ne peut jamais te faire confiance »
- Comment réagissais-tu aux insultes ou aux remarques dénigrantes ?
- Te taisais-tu, te sentant blessé dans ton amour-propre ?
- Avais-tu envie de t'en aller, de fuir cette personne qui te dénigrait, cet endroit où tu ne te sentais pas apprécié ?
- Peut-être as-tu cherché, comme Marie, à démontrer le contraire, à vouloir prouver aux autres combien ils se trompaient ?

Il est aussi fort possible que tu te sois dévalorisé toi-même en te comparant aux autres, soit parce que ta famille était plus pauvre que celle de tes amis, parce que tu réussissais moins bien en classe, que ton père buvait, que ta mère était dépressive, ou encore parce qu'un de tes parents fut interné en institution psychiatrique ou emprisonné, ou bien parce que tu avais un problème de poids ou d'acné.

Lorsqu'on a de la difficulté à reconnaître sa propre valeur, il arrive que l'on se retrouve avec une personne qui, comme nous, manque de confiance en elle-même, ou encore que l'on soit attiré par une personne qui rehausse notre estime personnelle mais auprès de laquelle, tôt ou tard, on se sentira dévalorisé.

Ce sentiment d'infériorité peut nous inciter à nous taire (pour ne pas être pris en défaut), à mettre l'accent sur les petits défauts de l'autre (pour nous convaincre nous-même qu'il n'est pas mieux que nous), ou encore à tenter de le rabaisser aux yeux de notre entourage.

Lorsqu'on croit avoir une moindre valeur personnelle pour la personne qu'on aime, c'est en réalité notre propre dévalorisation que celle-ci nous reflète.

Peut-être t'es-tu reconnu en Julien?

Julien a aussi un problème de dévalorisation. Son père n'est-il pas un avocat de renom? Ce qui n'est pas encore son cas...

Julien est fils unique. Sa mère est issue de ce que l'on peut appeler « *la bourgeoisie* ». Très tôt, il doit apprendre les bonnes manières: bien se tenir, manger et parler correctement, etc. Enfant, il compétitionne avec son père pour obtenir l'amour de sa mère et il fera de même, plus tard, en choisissant la profession de droit. Julien tente de briller pour se mesurer à son père, mais il se sent constamment inférieur.

Son père l'a aidé dans ses études et continue de l'aider dans sa pratique du droit, mais il lui laisse souvent entendre qu'il demeure encore le meilleur des deux, ce que Julien ne peut supporter.

Voilà le scénario qu'il reproduit dans ses relations affectives. C'est ainsi qu'il se lie à des femmes qui ont beaucoup de valeur, mais qui l'ignorent. Ses petites remarques, le plus souvent inconscientes, ne visent qu'à lui procurer une certaine supériorité dans le couple.

- Aurais-tu déjà été en relation avec une personne qui se dévalorisait par rapport à toi ?

Il arrive que le conjoint, perçu comme étant le « *parfait* » par rapport à l'autre qui se dévalorise, aille jusqu'à s'abaisser, à négliger ses affaires ou à laisser son succès décliner, pour démontrer à celui qui se déprécie qu'il n'est pas mieux que lui, et ce, pour ne pas le perdre.

- As-tu déjà voulu aider une personne que tu aimais, qui se dévalorisait ou qui ne croyait pas en elle ?

Aussi paradoxal que cela puisse sembler,
plus on veut aider une personne,
plus on peut parfois lui nuire.

J'ai connu, dans mes relations affectives, un homme qui, bien que très brillant, avait complètement perdu l'estime de lui-même. Voulant l'aider à retrouver cette estime, je lui proposai donc d'améliorer sa façon de se vêtir, de se coiffer. Je lui achetai des vêtements susceptibles de le mettre en valeur et l'incitai à quitter son appartement, où régnait un désordre indescriptible. Je croyais que l'amener vivre chez moi, dans un décor harmonieux, l'aiderait à mettre de l'ordre dans sa tête. Comme il n'arrivait pas à se trouver un emploi, je lui proposai de travailler pour moi et lui offris même un salaire.

Je ne réalisais pas qu'en agissant ainsi, j'amplifiais son sentiment d'infériorité et de dévalorisation. Plus je l'aidais, plus il se sentait diminué par rapport à moi.

Avec du recul, je constate à quel point j'ai nui à cet homme, alors que je croyais l'aider. En réalité, j'aurais mieux fait d'apprécier ce qu'il était, de croire en lui, de laisser germer en lui le désir d'améliorer sa situation, et d'éviter d'en avoir pitié.

Celui qui aide est toujours en position de supériorité par rapport à celui qui est aidé.

Lorsque l'aide est souhaitée et demandée, cette position de requérant est bien tolérée, voire appréciée, puisqu'elle permet de recevoir ce dont on a besoin. Mais lorsque ce n'est pas le cas, cela peut devenir humiliant pour celui à qui cette aide est prodiguée.

C'est pourquoi, dans une relation de couple où les conjoints souhaitent être des égaux, lorsque l'un veut aider l'autre sans qu'il l'ait demandé, ce dernier adopte souvent une position de défensive et de résistance.

C'est ce qui explique qu'une communication plus profonde puisse parfois se développer davantage entre amis qu'entre conjoints. Il peut arriver que, du fait que l'autre est notre conjoint, nous croyons avoir le droit de lui dire ce qu'il doit voir ou comprendre, et ce, au détriment du respect que nous lui devons. Ce n'est pourtant que lorsque l'autre se sent respecté qu'il s'ouvre pour accueillir ce que nous avons à lui offrir. S'il se sent dominé ou si l'on s'impose à lui, son premier réflexe sera de se fermer ou de résister.

L'histoire de Natacha

Avant l'arrivée de Natacha, ses parents vivaient une très belle relation de couple. Son père était plein d'attentions pour sa mère, se montrant toujours tendre et bienveillant à son égard. Sa mère faisait également tout pour faire plaisir à son époux. Le souhait le plus cher de son père était d'avoir des enfants. Il fut très heureux le jour où sa femme lui annonça qu'elle était enceinte. Cependant, sa grossesse se compliqua et elle fit une fausse-couche qui mina complètement sa santé. Elle fit alors cette promesse: «*Si je guéris, j'irai adopter un enfant.*» Elle guérit et tint sa promesse.

Son mari et elle entreprirent par la suite des procédures d'adoption. En visitant l'orphelinat, son mari fut charmé à la vue d'une petite fille blonde, aux grands yeux bleus, et qui lui souriait. Son cœur se mit à battre très fort pour cette petite fille. Malheureusement pour lui, quelqu'un avait déjà demandé à l'adopter. Il décréta qu'il n'adopterait que celle-là ou aucune autre. On céda à sa demande. C'est ainsi que Natacha devint la fille de ce couple.

Le père de Natacha ne lui refusait jamais rien. Cette petite fille, c'était son rayon de soleil. Quelques années après sa venue, sa mère proposa d'adopter un garçon. Toute la famille étant d'accord, on procéda à l'adoption d'un petit frère pour Natacha. Puis, ce fut une petite sœur. Lorsque Natacha eut six ans, sa mère proposa de la placer au pensionnat, prétextant qu'elle était débordée de travail, avec sa mère qui était malade, en plus des trois enfants.

Natacha partit donc pour le pensionnat, au grand regret de son père, qui ne s'y était toutefois pas objecté, pour ne pas s'attirer d'histoires avec sa femme. Lors d'une visite de ses parents, au moment du départ, Natacha se mit à pleurer, les suppliant de la ramener avec eux. Sa mère lui dit alors sèchement : « *Tu as toujours gagné, mais cette fois, c'est terminé !* »

Natacha ne comprit pas ce que sa mère avait voulu dire. Elle crut que si on l'avait placée dans ce pensionnat, c'est qu'elle n'avait pas été la gentille petite fille que sa mère voulait.

Lors des visites subséquentes, elle n'eut le droit de voir ses parents que derrière la grille qui ceintrait le couvent. Son père lui passait des tablettes de chocolat et d'autres friandises entre les barreaux. Lorsqu'elle revenait chez elle, aux grandes vacances, si sa mère voulait obtenir quelque chose de son mari, elle passait par l'entremise de Natacha, lui disant : « *Va demander à ton père s'il voudrait bien qu'on aille à tel ou tel endroit.* » Natacha n'avait qu'à dire : « *Papa, fais-moi plaisir...* », et son père succombait à son charme.

Natacha voulait quitter le pensionnat, sa grand-mère étant décédée ; son père était d'accord, mais sa mère s'y refusait obstinément, invoquant la bonne éducation qu'elle avait la chance de recevoir.

Natacha était malheureuse, se sentant mise à l'écart des autres membres de sa famille, les enviant de demeurer tous ensemble. Pour compenser son manque de famille, elle devint une véritable petite mère pour ses compagnes, tantôt consolant l'une, tantôt motivant l'autre.

À dix-huit ans, elle quitta le pensionnat pour entrer dans un nouvel internat afin d'entreprendre des études pour devenir enseignante. Elle en sortit diplômée, à l'âge de vingt et un ans.

C'est alors qu'elle fit la connaissance de Gérard, son aîné de quinze ans. Gérard était professeur d'université. Il avait déjà été marié et avait trois jeunes adolescents à sa charge, deux garçons et une fille. Son épouse était décédée des suites d'un cancer. Il demanda Natacha en mariage. Natacha aimait cet homme ; elle retrouvait en lui le père qu'elle avait tant aimé et qui lui avait tellement manqué.

Gérard était brillant et très instruit. Natacha ne se lassait pas de l'écouter parler de tous ces sujets qu'il avait approfondis. Elle eut un fils de lui. Après sa naissance, les problèmes commencèrent avec les enfants de Gérard, lesquels se sentaient un peu mis à l'écart, bien que Natacha s'occupât d'eux comme s'ils avaient été ses propres enfants. Les problèmes étaient davantage marqués chez la fille de Gérard, laquelle ne l'avait jamais acceptée. À son avis, Natacha lui avait volé son père.

Gérard décéda subitement d'une crise cardiaque, au moment où les enfants de son premier mariage étaient de jeunes adultes. Ceux-ci firent tout ce qu'ils purent pour que Natacha et son fils n'héritent que du minimum. Natacha se sentit complètement exclue du clan familial, pour lequel elle s'était pourtant dévouée pendant des années. Cela lui fit très mal, mais l'amour pour son fils lui donna le courage de continuer.

Elle retourna aux études et se spécialisa en enfance inadaptée. Le temps passa. Un jour, elle fit la connaissance de William. William était un homme d'affaires du genre bon vivant. Il avait également été marié. Il était séparé et avait la garde de deux adolescents, un garçon et une fille.

William était l'aîné de sa famille. Son père étant alcoolique, c'est lui qui avait assumé le plus souvent les responsabilités concernant sa mère, ses frères et sœurs. C'est ainsi qu'il prit la relève de l'entreprise familiale.

À vingt-deux ans, il fit la connaissance de Laurie, qui devint enceinte de lui. William n'était pas certain de l'aimer suffisamment pour l'épouser mais, se sentant obligé d'assumer sa responsabilité de père, il la prit donc pour épouse.

Par la suite, William se consacra totalement à son travail. Il ne rentrait, le plus souvent, que pour dormir. Laurie s'en plaignait. Il pensait compenser en la comblant sur le plan matériel, faisant la sourde oreille à ses récriminations. Laurie ne se sentait pas aimée, ni valorisée. Elle passait de longues journées seule avec ses enfants, à attendre William. Elle prit alors l'habitude de s'enivrer. C'était sa façon de dire à William : « *J'existe, moi aussi ! Ne vois-tu pas qu'il y a un problème important dans notre couple ?* »

William ne savait trop que faire. Il était partagé entre sa femme et l'entreprise familiale, qui lui tenait à cœur. Laurie devint alcoolique, violente, menaça de se suicider. William eut peur pour ses enfants : il demanda le divorce et en obtint la garde. Pour se déculpabiliser, il continua néanmoins d'assumer entièrement les besoins financiers de son ex-femme.

Lorsqu'il fit la connaissance de Natacha, il était divorcé depuis déjà quelques années. Il souhaitait une présence féminine pour ses enfants, mais n'aurait pas pris pour autant n'importe quelle femme.

Natacha était en tous points son genre de femme. Après une certaine période de fréquentation, elle accepta de quitter son emploi et sa maison pour s'installer avec son fils chez William. De nouveau, elle assuma l'éducation de jeunes adolescents.

Une fois de plus, elle fut confrontée à la jalousie de la fille de William qui, elle aussi, sentait que Natacha lui enlevait son père. William ne l'épousa pas. Il s'y était déjà senti obligé, par la grossesse de sa première femme. Pour rien au monde, il ne voulait répéter l'expérience. Il craignait qu'en épousant Natacha, advenant qu'elle le quitte, il soit obligé de lui céder une bonne part de ce qu'il avait mis des années à bâtir.

Pour se protéger, il conservait tous ses droits sur la maison qu'ils occupaient ainsi que sur toutes les entreprises dans lesquelles il avait des parts. Il lui disait : « *Cette maison, tu l'as entièrement transformée à ton goût. Quelle importance que ton nom figure sur un papier ?* »

Elle pouvait profiter de tout ce qu'il possédait tant qu'elle demeurait avec lui mais, en cas de séparation, elle n'avait droit à rien. Natacha était très anxieuse en raison de cette situation, car elle se disait : « *J'ai mis mon travail de côté pour m'occuper de lui et des enfants. S'il fallait qu'il me quitte ou que notre couple éclate, je me retrouverais devant rien...* »

Natacha se protégeait à sa manière : elle n'ouvrait pas totalement son cœur à William. Elle demeurait sur sa réserve, en songeant que si elle rencontrait quelqu'un qui pourrait lui offrir davantage, elle y réfléchirait sérieusement.

Tous les deux étaient sur la défensive. William craignait de se faire exploiter et enlever une bonne partie de ce qu'il avait mis des années à gagner, tandis qu'elle se retenait de l'aimer totalement pour demeurer ouverte à d'autres possibilités. Chacun exerçait un contrôle sur l'autre, l'un détenant le pouvoir par l'aspect financier et l'autre, par l'aspect affectif.

Comme Natacha n'avait pas de parts dans l'entreprise familiale, chaque fois que le clan se réunissait pour discuter affaires, elle s'en trouvait exclue, et ce, même si la réunion se déroulait chez elle. De nouveau, elle revivait l'exclusion de sa famille, situation qu'elle avait connue jadis lorsqu'elle fut placée au pensionnat.

William, de son côté, se sentait pris entre l'arbre et l'écorce, entre Natacha et sa fille qui la rejetait. Exactement comme il s'était senti entre son père et sa mère, entre son ex-femme et l'entreprise familiale.

Cette fois-ci, cependant, ce sentiment d'être partagé était d'autant plus aigu qu'il touchait davantage son affectivité. Il aimait autant sa fille que Natacha.

Natacha, de son côté, attendait que William prenne sa part face à l'agressivité de sa fille. De plus, elle aurait tant voulu qu'il lui fasse une place dans le clan familial. C'était ce qu'elle avait vécu avec ce père qu'elle aimait, qui, lui aussi, s'était trouvé partagé entre sa femme et sa fille, et dont elle avait également attendu qu'il prenne position pour lui permettre de revenir vivre au sein de la famille.

Natacha ne pouvait plus supporter de revivre continuellement ce sentiment d'exclusion. Lorsqu'elle communiqua avec moi, c'était dans le but d'amener son conjoint en thérapie. Elle était persuadée d'avoir fait tous les efforts requis dans cette relation de couple ; sa décision était claire : s'il n'y avait pas de changement de la part de William, elle le quitterait.

Elle fut choquée d'apprendre que ce n'était pas William qui devait changer, mais plutôt un aspect d'elle-même, qui faisait qu'elle se retrouvait dans ces situations qui la blessaient. Elle réagit en se disant : « *Voilà des années que je fais du travail sur moi-même pour améliorer notre relation, alors que lui n'a jamais consacré ne serait-ce une heure pour comprendre nos difficultés, et tu me dis que c'est moi qui ai le problème ? Là, c'est trop !* » Elle accepta toutefois d'entreprendre la démarche de guérison de son passé, comme je le lui proposai.

Il serait bon de se rappeler que l'autre est notre miroir et que de vouloir effacer les vilains boutons que l'on voit dans le miroir ne les guérit pas pour autant sur notre visage.

Natacha possédait un scénario d'exclusion.

Il y a de fortes probabilités que sa mère ne voulait pas vraiment d'enfants, par crainte de perdre l'amour de celui qu'elle aimait, ce qui pourrait expliquer sa fausse-couche et le fait qu'elle n'eut jamais d'autre grossesse.

J'ai rencontré tant de femmes, en thérapie, qui vivaient un lien de dépendance envers leur époux et qui n'arrivaient pas à devenir enceintes. Dans la majorité des cas, ces femmes avaient peur, inconsciemment, que la venue d'un enfant leur fasse perdre la place privilégiée qu'elles occupaient dans le cœur de leur homme.

Lorsque la mère de Natacha crut mourir, elle fit la promesse d'adopter un enfant davantage pour recouvrer la santé que par désir véritable d'avoir un enfant. D'ailleurs, point à souligner, ce n'est pas elle qui choisit l'enfant.

Dès le départ, elle se sentit en compétition avec cette petite fille que son mari aimait tant. L'idée d'adopter un garçon était peut-être une stratégie inconsciente pour détourner l'attention de son mari de cette petite fille. Cette tactique ayant échoué, l'adoption d'une autre petite fille pouvait peut-être représenter la solution. Ce ne fut pas le cas.

À bout de ressources, il ne lui restait que l'éloignement, en dernier ressort. En envoyant Natacha au pensionnat jusqu'à ce qu'elle soit en âge de se marier, sa mère pouvait récupérer toute l'attention qu'elle pensait avoir perdue avec la venue de celle-ci.

Il arrive très souvent que mère et fille, ou père et fils, soient en compétition. Autant ces parents peuvent aimer leur enfant, autant ils peuvent aussi le percevoir comme un rival. Ils pourront, à ce moment-là, tenter d'éloigner ce rival, comme l'a fait la mère de Natacha, ou encore essayer de le dénigrer.

Combien de femmes, jalouses de l'affection que leur mari témoignait à leur fille, ont cherché à dénigrer cette dernière afin de démolir la confiance qu'elle aurait pu avoir dans ce qui faisait sa force ? Combien de pères, jaloux des réalisations de leur fils, ne lui ont jamais offert le moindre encouragement ni le moindre compliment ?

Parfois, ce peut être l'enfant qui est en compétition avec son parent. Prenons l'exemple d'une fille qui trouve que sa mère est plus jolie qu'elle ou qu'on lui accorde plus d'attention qu'à elle. Chaque fois qu'elle se retrouvera entourée d'amis qui estiment sa mère, elle aura la tentation de dénigrer celle-ci.

Dans son scénario, Natacha se retrouve, bien malgré elle, la rivale de sa mère. La phrase : « *Tu as toujours gagné, mais cette fois, c'est terminé !* », exprimait sans doute : « *C'est toi qui gagnais toujours sur moi, avec ton père ; maintenant, tu ne seras plus là !* »

Elle revécut ce scénario dans sa première union, en se retrouvant de nouveau en compétition avec la fille de Gérard. Dans sa seconde relation de couple, non seulement était-elle en compétition avec la fille de William, mais également avec l'ex-femme de ce dernier, à qui il continuait de verser une pension alimentaire.

Réflexion

- Y a-t-il des éléments dans l'histoire de ces personnages qui te ressemblent ?
- Si oui, lesquels ?
- Aurais-tu déjà été en compétition avec un parent, un enfant, un frère ou une sœur, à moins que ce ne soit un cousin, une cousine ou un ami ?

- Te serais-tu, comme Natacha, déjà senti exclu par des membres de ta famille?
- Peut-être ton scénario ressemble-t-il à celui de William, soit par la crainte d'être exploité ou par le sentiment d'être pris entre l'arbre et l'écorce?
- Ton scénario ressemble-t-il plus à celui de Laurie, qui se sent abandonnée, qui a l'impression de ne pas exister pour la personne qu'elle aime et qui tente de la punir en s'autodétruisant?
- Te serais-tu déjà retrouvé dans la même situation dérangeante que Natacha, avec un conjoint qui entretient son ex-partenaire ou dans celle de William, contraint de faire vivre son ex-conjointe?

La pension alimentaire devient très souvent le terrain de luttes de pouvoir entre ex-conjoints pour exprimer leurs frustrations. Par exemple, la femme que le mari a quittée peut assouvir son désir de vengeance en pensant: « *Il a voulu partir, il m'a quittée pour cette autre, eh bien, il va le payer...* »

Après le départ de William, Laurie ne se chercha jamais d'emploi. La pension alimentaire était sa façon de lui faire payer son sentiment de frustration, dont elle le tenait responsable, sans parler des problèmes que cela pouvait lui occasionner dans une nouvelle relation de couple.

Combien de conflits jaillissent au sein des couples en rapport avec cette pension alimentaire? L'un des partenaires peut trouver frustrant que son compagnon n'ait jamais d'argent pour des sorties ou des voyages parce que les charges qu'il doit encore assumer envers son ex-famille ne lui laissent guère de surplus.

Que de personnes, frustrées d'avoir à payer une pension alimentaire à leur ex-conjoint, peuvent s'empêcher de réussir ou d'atteindre une certaine aisance financière.

Un homme, choqué par la décision de sa femme de mettre fin à leur relation de couple, lui lança: «*J'irai sur l'assistance sociale plutôt que de te verser une pension alimentaire !* », pensant en lui-même : « *Elle part avec un autre et, en plus, il faudrait que je paie pendant X années ? C'est trop fort !* »

L'un de mes participants ne comprenait pas pourquoi il se retrouvait continuellement confronté à des situations de limitation. Bien qu'il souhaitait vivre dans une plus grande aisance, chaque fois qu'il s'en approchait, des circonstances l'empêchaient d'en jouir. Il prit conscience de la cause de ses difficultés financières lorsqu'il fit le lien avec une situation qu'il n'avait jamais acceptée.

Sa femme était devenue enceinte sans son accord. Après leur divorce, non seulement ne lui avait-il pas pardonné cette duperie, mais il était d'autant plus en colère qu'il se voyait obligé d'assumer les conséquences d'une décision qui n'avait jamais été la sienne.

Aussi, pensa-t-il : « *Je vais te donner le minimum, jamais plus.* » C'est ce qui le gardait dans cette limitation, s'assurant ainsi qu'il n'aurait pas à lui verser davantage.

Il n'y a pas que sur le plan financier qu'un partenaire peut tenter d'exprimer sa frustration et chercher à avoir du pouvoir sur son ex-conjoint. Ce peut être en négligeant les enfants, ou en les habillant très mal lorsqu'ils vont rendre visite à celui qui n'en a pas la garde. La lutte peut s'exercer sur les droits de visite, les heures de départ et de retour des enfants, etc.

L'histoire d'Anne

Le père d'Anne décède alors qu'elle n'a que onze ans. Sa mère en a beaucoup de chagrin. C'est avec Anne, sa seule fille, qu'elle se console en faisant d'elle sa confidente, sa « dame de compagnie », son aide-ménagère, etc. Plus les années passent, plus Anne étouffe dans sa relation avec sa mère. À dix-sept ans, elle s'inscrit à un cours en publicité. Ce cours ne se donne qu'à quelques endroits, tous fort éloignés de chez sa mère, ce qui, sans doute, motive son choix. Lorsqu'elle part, sa mère en a un tel chagrin qu'Anne se sent responsable de ce que vit celle-ci.

Pour se déculpabiliser, elle revient à chacune de ses périodes de congé. Puis, elle rencontre Denis, qu'elle épouse. Après la naissance de leur premier enfant, né par césarienne, elle a de graves problèmes de santé. Sa mère accoure pour prendre soin d'elle et du bébé et pour s'occuper de sa maison.

Elle la traite aux petits soins. Anne est très heureuse que les rôles soient inversés. Elle laisse sa mère la dorloter, lui préparer de bons petits plats. Celle-ci n'est pas pressée de repartir, mais Denis commence à montrer des signes d'impatience vis-à-vis de sa belle-mère, laquelle consent enfin à quitter les lieux.

Denis est aussi possessif avec Anne que l'était sa mère. Pour respirer, Anne se jette à corps perdu dans son travail et ses activités. Denis tente d'assouvir son besoin d'affection dans les relations sexuelles. Plus elle le refuse, plus il la harcèle, à tel point qu'Anne n'a plus aucun désir d'intimité avec lui, ce qui fait naître de la frustration chez Denis et, par ricochet, des scènes de ménage. Anne n'en peut plus, elle le quitte.

Après leur séparation, sa mère eut des problèmes de santé. Elle voulut absolument qu'Anne revienne chez elle. Comme elle vit dans une grande maison, cela ne pose pas de problèmes pour loger sa fille et son petit-fils.

Mais Anne, craignant de se sentir de nouveau étouffée, résiste à cette proposition. Sa mère tente alors de la convaincre, en lui disant : « *Après tout ce que j'ai fait pour vous élever, c'est toute la reconnaissance que tu as pour moi. Quand tu as eu besoin de moi, j'ai toujours accouru pour t'aider, mais à présent que c'est à mon tour d'avoir besoin de toi, tu n'as pas assez de cœur pour aider ta vieille mère !* », et elle se met à pleurer.

La mère d'Anne est du genre «***je t'ai tout donné, donc tu me dois tout***».

Anne se croit obligée vis-à-vis de sa mère. Lorsqu'elle n'est pas en mesure de répondre à ses attentes, elle se sent coupable. S'il lui arrive de se fâcher devant l'insistance ou le harcèlement de celle-ci, ou si elle la voit pleurer, elle se sent tellement méchante que cela amplifie son sentiment de culpabilité. C'est ainsi qu'elle ne se donne pas le droit d'être heureuse.

Puis, Anne fait la connaissance de Luc, son cadet de neuf ans. Il est célibataire, du genre introverti, réservé, voire même craintif pour tout ce qui concerne les relations intimes. Il préfère nettement les échanges de douceur et de tendresse aux relations sexuelles, ce qui est tout à l'opposé de Denis, son ex-mari. C'est même Anne qui l'aide à s'ouvrir davantage sur le plan sexuel.

Voilà que les rôles sont inversés : c'est elle qui, maintenant, cherche à accaparer Luc, et plus elle agit ainsi, plus il s'éloigne d'elle. Elle lui reproche sa crainte de s'engager. En fait, il est à son image : il a peur d'être étouffé, de perdre sa liberté ; c'est pourquoi il évite de se laisser aller à l'aimer et hésite à vivre avec elle.

Cela lui fait mal de sentir ces résistances, elle ne sait plus si elle doit continuer d'investir dans sa relation avec lui ou s'il vaut mieux y renoncer.

Le scénario d'Anne est celui de la possession. Très tôt, à l'adolescence, elle se crut obligée envers sa mère, c'est pourquoi elle répondait à toutes ses attentes. Mais plus elle le faisait, plus sa mère avait d'attentes envers elle. C'est ainsi qu'elle finit par étouffer et voulut fuir cette situation en partant de la maison.

Dans sa première union, avec Denis, elle se croit son obligée du fait qu'elle est sa femme. Mais lorsqu'elle recommence à étouffer, elle fuit dans les activités et le travail. Par contre, elle ne peut plus fuir lorsque vient le moment d'aller dormir... Les désirs de possession de Denis l'attendent dans le lit conjugal. La seule solution qu'elle entrevoit pour s'en sortir, c'est la séparation. Mais voilà que sa mère réapparaît dans le décor. Elle se croit obligée envers celle-ci et se culpabilise lorsqu'elle n'a pas le goût de répondre à ses attentes ou, encore, lorsqu'elle doit se fâcher pour faire lâcher prise à cette dernière.

Dans sa seconde relation, elle n'a rien à craindre : Luc n'est pas menaçant puisqu'il a lui-même peur d'être étouffé et qu'il se protège contre toute forme d'attachement. C'est elle, cependant, qui s'attache fortement à lui et, sans en être consciente, devient peu à peu, à son tour, possessive et étouffante, ce qui fait fuir Luc.

Réflexion

- Y a-t-il des éléments dans ce scénario qui te ressemblent ?
- Si oui, lesquels ?
- Te serais-tu senti ou te sens-tu encore obligé envers ta mère pour tout ce qu'elle a fait pour toi ?

Voici un beau piège : « Je t'ai donné, donc tu me dois. »

C'est le piège dans lequel beaucoup de personnes se sont laissé enfermer par leurs parents, et le plus souvent par leur mère.

Nous ne devons rien à nos parents, même si notre éducation nous a fait croire le contraire. Dans le Petit catéchisme, le troisième commandement de Dieu, « ***Père et mère tu honoreras afin de vivre longuement*** », nous recommande d'avoir du respect pour nos parents. Cela ne veut pas dire de s'oublier pour eux ou de tenter de faire pour eux ce qu'ils ont fait pour nous.

Le don est un acte gratuit, sinon ce n'est plus un don, mais du marchandage. C'est ainsi que lorsqu'il y a don véritable, le bien que nous faisons à une personne nous revient par l'entremise d'une autre. N'a-t-il pas déjà été dit : « *Donnez, et vous recevrez* » ?

Ce que nos parents nous ont donné en prenant soin de nous jusqu'à ce que nous soyons en mesure de nous assumer, ils l'avaient eux-mêmes reçu de leurs parents et nous, nous l'avons donné ou le donnerons à nos enfants ou à d'autres enfants. Ainsi va la vie ! Nous ne devons rien à nos parents et ils ne nous doivent rien non plus, ce qui n'exclut pas d'avoir du respect, de l'amour et de la reconnaissance pour eux.

En délaissant la croyance d'être obligé envers nos parents, on se dégage par le fait même du sentiment d'être égoïste, sans-cœur, méchant ou ingrat, retrouvant ainsi notre liberté de les voir ou non, de répondre ou non à leurs demandes.

Aurais-tu eu ou as-tu encore peur de perdre ta liberté ou d'être étouffé, comme Anne ou Luc, dans une relation affective ?

Cette crainte est là parce que nous ne savons pas comment fixer nos limites.

Et pourquoi n'établissons-nous pas nos limites ? C'est que nous craignons de perdre l'amour de la personne dont nous dépendons, de briser la relation en cours ou d'être abandonné. Cette peur de l'abandon peut amener l'un à vouloir posséder l'autre en cherchant à lui être indispensable, à le conquérir par le biais des relations sexuelles, ou bien encore, en étant celui qui détient les cordons de la bourse, de sorte que l'autre dépend de lui sur le plan financier.

Cette crainte de l'abandon peut se manifester, chez un autre, par de la réticence à ouvrir son cœur, à vouloir s'engager totalement dans la relation affective. Il peut penser : « *Si je ne l'aime pas trop et qu'elle me quitte, cela me fera bien moins mal que si je me laisse aller à l'aimer vraiment et qu'elle m'abandonne...* »

Ainsi, nous pouvons constater qu'Anne, sa mère, Denis, ainsi que Luc, portent tous en eux la peur d'être abandonné, chacun l'exprimant toutefois à sa manière.

L'histoire de Stéphanie

Stéphanie a des parents très à l'aise, son père étant chirurgien et sa mère, médecin. Ils sont très attentifs au bien-être de leurs deux enfants. Dès que l'un d'eux émet un désir, l'un des parents s'empresse de le réaliser. Stéphanie, n'ayant pas envie d'aller à l'université, opte plutôt pour des cours de dessin de mode. Ses parents lui offrent donc des cours à Paris : il n'y a rien de trop beau pour leur fille ! Lorsqu'elle revient au Québec, elle n'arrive pas à trouver un emploi. Elle loue alors un petit appartement, modeste, car elle en a assez de se sentir redevable à ses parents ; mais, dès qu'elle a une difficulté, ils accourent pour l'aider.

Cette attitude de leur part a pour effet d'empêcher la confiance de se développer chez Stéphanie. Plus ses parents agissent ainsi, moins elle croit en elle-même.

Entre-temps, elle rencontre Patrick, qui se montre très attentif envers elle, tout comme l'ont été ses parents. Elle en devient amoureuse et ils décident d'avoir un enfant.

Patrick est le miroir de Stéphanie. Lui aussi, a appris à compter sur les autres chaque fois qu'il a des difficultés. Quand naît leur premier enfant, il est déjà criblé de dettes. Comme il est le soutien de sa petite famille et qu'il gagne peu, les fins de mois arrivent rapidement et, chaque fois, il manque d'argent pour boucler le budget. Il fait alors appel à ses beaux-parents, ce qui amplifie le sentiment d'inconfort de Stéphanie vis-à-vis de ceux-ci.

Un jour, Patrick se voit offrir un emploi dans un projet d'échange commercial entre les Philippines et le Québec. Pour ce faire, il doit se rendre aux Philippines pour y établir une base. Le voyage coûte cher, sans compter tous les frais inhérents à ce projet. Une fois encore, ce sont les parents de Stéphanie qui lui prêtent l'argent nécessaire. À la suite de cette aventure, d'où il revint complètement bredouille, il développa un profond sentiment d'échec.

Sa consolation, il la trouve dans les bras de Stéphanie. Celle-ci, qui avait connu la vie facile jusque-là, commence à en avoir plus qu'assez de cette situation, devant continuellement faire attention à la moindre dépense, pendant que son homme passe son temps à être à la recherche d'un emploi (car il n'arrive jamais à garder longtemps le même).

Comme ils n'ont pas d'argent, ils ne s'offrent jamais de sorties au restaurant, ni au cinéma. Cette situation frustre Stéphanie, lui enlevant même le désir d'avoir des relations sexuelles, ce qui provoque également de la frustration chez Patrick. Les scènes de ménage se multiplient. Leur couple est sur le point d'éclater lorsque Stéphanie, à bout de ressources, décide d'aller en thérapie.

Le scénario de Stéphanie, né de la surprotection de ses parents, fait qu'elle n'a aucune confiance en son propre potentiel, même si elle sort des meilleures écoles de dessin de mode de Paris. Elle a toujours appris à s'en remettre aux autres, en l'occurrence, à ses parents. À l'âge où elle aurait dû s'assumer, elle cherche encore quelqu'un pour prendre soin d'elle. Mais voilà qu'elle se retrouve avec un partenaire qui, tout comme elle, n'a aucune confiance en lui-même. Tous les deux s'accrochent aux autres mais, ce faisant, ils s'enfoncent de plus en plus, n'ayant pas appris à compter sur eux-mêmes.

Réflexion

- Y a-t-il des éléments dans l'histoire de Stéphanie, de ses parents ou de Patrick qui te ressemblent ?
- Si oui, lesquels ?
- Aurais-tu, toi aussi, été surprotégé ou surprotégeais-tu une personne qui t'était chère ?

On ne prend parfois pas conscience comme on peut tuer la confiance chez l'autre en assumant ses responsabilités à sa place.

Mon premier conjoint était tout à fait du genre protecteur. Très rapidement, il fit de moi sa petite protégée. Au début, je trouvais merveilleux d'avoir un homme qui agissait en papa avec moi, cela venant combler la carence paternelle dont j'avais tellement souffert.

Avec le temps, en raison de cette surprotection, je fus envahie par le sentiment d'être moins que rien. Je voyais mon mari si fort, si responsable, si invulnérable. Je prenais cela pour de l'équilibre psychologique. À côté de lui, je me sentais si faible, si fragile émotionnellement, si irresponsable. Il encourageait cette dépendance en assumant tous les frais du ménage. Bien que je gagnais un bon salaire, il n'acceptait aucune contribution de ma part. Je dépensais donc sans compter.

Psychologiquement, je me croyais déséquilibrée. Avec tout ce que je possédais, pourquoi alors n'arrivais-je pas à être heureuse? Parfois, je lui disais, après l'une de mes crises: « *Toi... tu as eu la chance d'avoir des parents équilibrés, ce qui n'est pas mon cas. Moi, j'ai eu un père qui était un malade mental!* » (C'est du moins ce que ma mère m'avait toujours affirmé au sujet de mon père).

Dans mes crises de larmes, qui exprimaient, en fait, un profond mal de vivre dont, à l'époque, je n'étais pas consciente, je craignais de devenir folle, de perdre la carte.

Aux yeux de mon entourage, j'avais le meilleur mari du monde tant il est vrai que je ne pouvais rien lui reprocher, si ce n'est son côté taciturne et le fait qu'il travaillait beaucoup et que, trop souvent, j'avais à l'attendre.

Mais comment pouvais-je me plaindre, alors que cet homme m'offrait manteaux de fourrure, bijoux, voyages (et j'en passe...)? La triste réalité était que je vivais dans une cage dorée et qu'une cage, même en or, reste une cage. J'ai mis des années à comprendre que, sous le couvert de sa grande générosité et de sa surprotection, il exerçait un contrôle pour mieux me dominer, et ce, afin de s'assurer que je ne le quitterais pas. Il le faisait probablement de façon très inconsciente car, agissant ainsi, il cherchait à se convaincre qu'il était quelqu'un de très bon et de très généreux. Cette croyance était d'ailleurs renforcée par notre entourage.

En surprotégeant une personne, on peut ainsi en arriver à lui faire croire qu'elle est faible. De surcroît, en assumant de plus en plus les responsabilités à sa place, on lui enlève graduellement la confiance qu'elle pourrait avoir en elle, lui faisant ainsi croire, indirectement, qu'elle ne peut se passer de nous. C'est de cette manière qu'on peut acquérir un pouvoir croissant sur la personne que l'on veut posséder et ce, par crainte de la perdre.

Mais l'oiseau à qui l'on a rogné les ailes, même s'il ne lui reste que des moignons, cherchera à s'envoler de sa cage le jour où il ne pourra plus respirer. Si j'étais restée avec cet homme, je crois que j'aurais sombré dans une profonde psychose, car plus le temps passait, plus j'étais persuadée d'être une femme faible et déséquilibrée.

Les paranoïaques et les schizophrènes ont très souvent vécu ce type de relation affective, dans laquelle ils se sentaient complètement dominés et écrasés par l'autorité parentale, sous le couvert de leur protection ou d'une bonne éducation.

Qu'est-ce qui pousse les protecteurs à agir ainsi?

La mère de Stéphanie avait déjà vécu un profond sentiment d'abandon et, en agissant comme elle l'a fait, elle voulait s'assurer que ses enfants l'aimeraient toujours, qu'ils ne l'abandonneraient jamais. Quant à son père, il compensait par l'argent ce qu'il ne pouvait offrir en disponibilité à ses enfants.

D'autres agissent en surprotecteurs pour camoufler le sentiment d'infériorité qu'ils portent en eux. En maintenant l'autre dans un état de dépendance, de vulnérabilité et de besoin à leur égard, ils en viennent à se croire supérieurs, ce qui leur évite d'être confrontés au sentiment d'infériorité qui se terre au fond d'eux-mêmes.

Par ailleurs, la surprotection ou le paternalisme, chez certains hommes, peut masquer leur désir d'exercer un pouvoir sur la femme pour la garder dans une position inférieure et, ainsi, confirmer leur supériorité mâle, ou alors pour se venger de la mère qui les a dominés.

Pourquoi nous retrouvons-nous dans ce type de relation, protecteur-protégé ?

En ce qui concerne Stéphanie, c'était la peur de grandir, d'avoir à s'assumer. Un côté en elle le souhaitait : c'était l'aspect qui en avait assez de se sentir redevable ; mais, de l'autre côté, elle aimait qu'on la prenne en charge. C'est d'ailleurs ce qui l'avait séduite chez Patrick.

En ce qui me concerne, j'ai appris très tôt à m'assumer, mettant de côté mon besoin d'être protégée. Lorsque cet homme, qui était plus âgé que moi, m'offrit toute cette protection, c'était comme si, dès lors, je n'avais plus à me battre pour m'assumer. Il prenait la relève et je pouvais ainsi laisser vivre la petite fille en moi, celle qui ne demandait pas mieux que d'être prise en charge.

L'histoire de Sandrine

Sandrine se sent bien différente des autres femmes du fait qu'à trente-huit ans, elle est toujours célibataire et sans enfants.

Ce n'est pas qu'elle n'aie pas désiré se marier et avoir des enfants, mais toutes ses relations affectives furent, pour la plupart, de courte durée.

Elle vint me voir pour des douleurs au dos. Elle avait consulté plusieurs médecins et thérapeutes qui lui avaient proposé des traitements, qui ne lui apportèrent qu'un soulagement bien temporaire.

Sandrine n'a qu'un frère. Lorsqu'elle était enfant, ses parents se querellaient continuellement, utilisant leurs enfants comme sujet de disputes.

Sandrine pensait en son for intérieur que s'ils n'étaient plus là, son frère et elle, ses parents pourraient vivre en harmonie. Aussi n'avait-elle qu'une hâte, quitter la maison familiale.

Entre-temps, elle essaya tant bien que mal d'aider ses parents à se réconcilier. Sa mère se plaignait continuellement de ce que son père lui faisait vivre. Sandrine apprit à détester son père et à plaindre sa mère de sa situation de femme malheureuse.

Parfois, elle tentait d'encourager sa mère à partir. Mais cette dernière lui rétorquait : « *Où pourrais-je aller ? Je n'ai pas d'argent, pas d'instruction... Et puis, il y a vous, les enfants...* »

Lorsque Sandrine eut terminé ses études, elle proposa d'amener sa mère avec elle, mais cette dernière refusa. Sandrine partit, croyant qu'en quittant son milieu familial, avec ses scènes de violences, elle débuterait une nouvelle vie.

Ce fut une nouvelle vie, en effet, mais ce ne fut pas le bonheur escompté. Elle avait cru que son départ aurait amené ses parents à se réconcilier, ce qui ne fut pas le cas. Chaque fois qu'elle retournait les voir, elle se retrouvait témoin de leurs scènes de ménage.

Sandrine n'était pas consciente qu'elle ne se donnait pas le droit d'être heureuse et de vivre une relation de couple harmonieuse. Elle s'était cru la cause des difficultés relationnelles de ses parents du fait, qu'enfant, elle était souvent au cœur de leurs disputes.

Ses maux de dos exprimaient l'ennui, la solitude et le manque de soutien qu'elle éprouvait. Elle ignorait que ce vide affectif dans sa vie était relié au sentiment de culpabilité qui l'habitait.

Sandrine, comme bien d'autres enfants, s'était laissé prendre au piège des rôles de bourreau-victime, que jouaient ses parents.

Sa mère était une petite fille qui n'avait pas vraiment grandi sur le plan affectif. Elle s'était fabriqué une image idéalisée du mariage. Elle aurait tellement voulu que son mari soit plus attentif envers elle, qu'il délaisse tout ce qui pouvait l'intéresser pour se consacrer exclusivement à elle et à leur famille.

Plus elle se montrait étouffante envers son mari, plus il la fuyait dans son travail et ses activités à l'extérieur du foyer, ce qu'elle lui reprochait continuellement. Ses attentes déçues et ses frustrations de femme délaissée, elle les lui faisait payer en se fermant à lui sexuellement, ce qui avait pour effet de le frustrer à son tour.

Leurs argumentations au sujet des enfants ne servaient qu'à masquer leurs frustrations sur le plan affectif. Sa mère accusait son père de brutalité, d'égoïsme, passant aux yeux de ses enfants pour la pauvre mère dévouée qui subit les foudres non méritées de son mari.

J'ai moi-même haï mon père pendant des années, en raison de ce que ma mère m'avait raconté à son sujet, de toutes les souffrances qu'il lui avait fait endurer ; mais en fait, je ne l'ai jamais connu. Pour moi, ma mère était une « *sainte* ». C'est d'ailleurs ce qu'elle voulait nous laisser croire lorsqu'elle nous racontait que le curé de la paroisse où elle habitait lui disait : « *Vous êtes une sainte madame Rainville* ».

Mon père, lui, c'était « *la bête, le méchant* ». Il me fallut des années pour comprendre que, dans cette histoire, « *la sainte* » n'était peut-être pas aussi sainte que je le croyais, et « *la bête* », pas aussi bête qu'on avait voulu me le faire croire.

Qui est la bête, que l'on peut aussi appeler le bourreau?

Le bourreau, c'est celui qui exprime dans la violence le sentiment de rejet, d'abandon, d'indifférence ou de trahison qui le fait souffrir.

La sainte, ou la victime, c'est celle qui va chercher la bienveillance de son entourage, qui la prend en pitié à cause de ce qu'elle subit de son bourreau. C'est ainsi que, sans même s'en rendre compte, elle forme une coalition avec ses proches contre son bourreau. Ce dernier, se sentant encore plus rejeté, redouble de violence à son égard, en plus, parfois, d'étendre celle-ci à son entourage, duquel il se sent rejeté.

C'était l'histoire de mes parents. Ma mère n'aimait pas vraiment mon père lorsqu'elle l'a épousé. Plusieurs raisons, dont le désir de répondre aux attentes de sa mère, l'avait poussée vers ce mariage. Elle croyait qu'avec le temps, elle arriverait à l'aimer.

Mon père le ressentit sans doute, ce qui réveilla probablement chez lui de vieilles blessures de rejet et d'abandon. Ces douleurs, dont il ne savait comment se libérer, se manifestaient par de la violence envers cette femme, dont il souhaitait tant être aimé. Malheureusement, ces agissements amenaient ma mère à lui fermer davantage son cœur et, avec le temps, à combler son besoin d'affection avec ses enfants, ce qui amenait mon père à se sentir encore plus rejeté et à intensifier sa violence.

Remettre à chacun ce qui lui revenait m'a permis de mieux m'accepter, car très souvent ma mère me disait: « *Tu es pareille comme ton père!* », et j'entendais: « *Tu es méchante comme lui!* » Je me suis effectivement crue méchante et, tout comme lui, j'ai eu des explosions de violence vis-à-vis des hommes que j'ai aimés et par lesquels je me sentais rejetée.

J'ai pu ainsi faire la paix avec mon père, lui ouvrir à nouveau mon cœur, même s'il était décédé, en plus de trouver la paix intérieure en cessant de croire que j'étais méchante et, par conséquent, indigne d'être aimée.

Sandrine a pu, tout comme moi, pardonner à son père. Elle fut tentée d'en vouloir à sa mère de lui avoir joué le jeu de « la pauvre victime » pendant toutes ces années et de l'avoir incitée à détester son père. Elle comprit, cependant, que sa mère était un être humain comme elle, avec ses forces et ses faiblesses, ses carences et ses mécanismes de survie.

Elle remit à ses parents la responsabilité de leurs difficultés comme de leur bonheur, se libérant ainsi de son sentiment de culpabilité pour enfin se donner pleinement le droit d'être heureuse.

Son scénario de culpabilisation faisait que chaque fois qu'elle amorçait une relation affective qui aurait pu évoluer vers une relation saine, un vieux mécanisme de privation s'enclenchait. Inconsciemment, elle croyait qu'elle n'avait pas le droit de connaître une relation affective harmonieuse parce qu'elle croyait que c'était à cause d'elle et de son frère que sa mère avait beaucoup souffert. Sans s'en apercevoir, elle faisait alors tout pour que cette relation se brise.

Il est important de préciser que si, dans l'histoire de Sandrine et la mienne, les bourreaux étaient des hommes, ces derniers peuvent aussi bien endosser le rôle de victime et les femmes, celui de bourreau.

Réflexion

- Y a-t-il des éléments dans l'histoire de Sandrine qui te ressemblent ? Si oui, lesquels ?
- Tes parents vivaient-ils une relation harmonieuse ou conflictuelle ?
- Te serais-tu, comme Sandrine, cru responsable des difficultés vécues par tes parents ou de la souffrance de l'un d'eux ?

- T'aurait-on comparé à une personne que l'on qualifiait de mauvaise ou de malade mentale, au point que tu en arrives à croire que tu es méchant ou déséquilibré ?
- Aurais-tu, toi aussi, eu des parents qui auraient endossé un rôle de bourreau ou de victime ?

L'histoire de Laurette

Laurette est l'aînée de sa famille. C'est elle qui doit s'occuper de ses jeunes frères et sœurs pendant que son père et sa mère exploitent l'entreprise familiale.

Chaque fois qu'elle tente de parler à ses parents, ils lui répondent qu'ils n'en ont pas le temps et la renvoient à ses occupations, lui recommandant d'être raisonnable.

À l'âge de treize ans, elle obtient un emploi comme gardienne d'enfants, en soirée. L'homme de la maison tente continuellement de la retenir pour lui caresser les seins. Elle a peur de lui et ne veut plus aller garder à cet endroit. Elle en parle à sa mère, qui lui recommande simplement de ne pas se laisser faire, mais l'oblige quand même à y retourner.

À dix-huit ans, elle quitte la maison familiale pour occuper un emploi de bonne chez un médecin. Ce dernier s'éprend d'elle. Elle se laisse charmer par l'attention qu'il lui manifeste et devient sa maîtresse. Cette relation intime, vécue en cachette, dure quelques années.

Comme il est marié et n'a aucune intention de divorcer, il encourage Laurette à s'intéresser aux garçons de son âge afin qu'elle puisse se marier.

Bien que Laurette aime toujours ce médecin, elle met un terme à sa liaison avec lui, avant son mariage, souhaitant s'investir totalement dans sa relation avec Georges, son futur époux.

Georges est très gentil et fait tout ce qu'il peut pour la rendre heureuse. Il travaille beaucoup et, tout comme les parents de Laurette, il est souvent fort occupé. Pour retenir son attention, elle cherche inconsciemment à l'inquiéter avec certains malaises qu'elle dit éprouver.

Georges fait alors de son mieux pour l'aider. Il l'écoute, l'accompagne chez le médecin, la conseille. De nouveau, Laurette tombe malade. Georges ne sait plus s'il est préférable de s'en occuper ou de ne pas lui accorder trop d'attention, afin qu'elle s'en sorte par elle-même.

Il choisit donc de la laisser régler ses problèmes, voulant éviter qu'elle se serve de son état maladif pour le manipuler affectivement. Laurette, toutefois, vit cela comme étant de la fermeture et de l'indifférence à son égard. Commencent alors les crises de larmes, les reproches, ceci faisant en sorte que Georges a de moins en moins envie d'être chez lui. Pour ne pas subir ses crises ou la voir malade, il s'arrange pour être le plus souvent à l'extérieur.

Se sentant complètement délaissée, Laurette renoue alors avec le médecin qu'elle avait connu autrefois. De nouveau, ils ont des rendez-vous illicites. Elle va chercher chez lui l'affection qu'elle ne trouve plus chez Georges.

Toutefois, dans cette double vie, elle en vient à se sentir très coupable vis-à-vis de son mari. Elle sait très bien que ce médecin ne divorcera jamais pour elle. Il l'avait prévenue dès le début, et sa position n'a pas changé. De plus, elle a des enfants et n'a pas les moyens financiers de quitter son mari.

Elle est dans une telle impasse qu'elle ne voit plus de porte de sortie. Elle décide de jouer le tout pour le tout en avouant son aventure à Georges, espérant ainsi le faire réagir et l'amener à se rapprocher d'elle.

Cette révélation fit très mal à Georges mais, comme il aime sa femme et ses enfants, il a voulu quand même tenter de sauver leur couple. C'est ainsi qu'ils s'engagèrent tous les deux dans une thérapie de couple.

Lorsque Georges était enfant, sa mère était continuellement malade ou dépressive. Elle pouvait être alitée des jours entiers, sans pouvoir lui prodiguer la moindre attention. Georges se sentait tellement impuissant devant la souffrance de sa mère que, pour ne pas la voir souffrir, il préférait jouer dans sa chambre ou s'arrangeait pour être le plus souvent chez ses amis.

Lorsque Laurette devint de plus en plus souvent malade et lui fit des crises, Georges se sentit de nouveau absolument impuissant devant ces problèmes et, une fois encore, préféra s'éclipser plutôt que de voir quelqu'un souffrir, ce que Laurette interpréta comme étant de la fermeture et de l'indifférence à son égard.

Pour combler ce manque d'intérêt, elle alla former un nouveau couple avec ce médecin. Elle découvrit, en thérapie, qu'elle avait confondu amour et besoin d'affection. Elle n'aimait pas réellement ce médecin, c'était plutôt l'affection qu'elle obtenait dans leurs relations sexuelles qui lui plaisait.

Avec Georges, si elle ne lui faisait pas savoir qu'elle désirait faire l'amour, il ne le lui demandait pas. C'est ainsi qu'ils pouvaient passer de très longues périodes sans avoir de rapports sexuels.

Laurette vivait comme un manque d'intérêt le fait que Georges ne se manifestait pas sur le plan sexuel, alors que celui-ci agissait ainsi à la fois pour la respecter, mais surtout par crainte d'essuyer un refus.

Lorsque Georges et Laurette ont pu comprendre leurs mécanismes de fonctionnement, ils ont pu mieux se comprendre, et ainsi, se rapprocher.

Le scénario de Laurette était un scénario d'indifférence et d'abandon, sentiments ressentis avec ses parents lorsqu'elle était enfant.

Avec ce médecin, qui lui donnait de l'attention pour mieux la conquérir, elle avait le sentiment d'exister pour quelqu'un. C'est ce qu'elle attendait de Georges, mais lui n'éprouvait nullement le besoin de la conquérir, Laurette étant déjà sa femme. Elle utilisait alors la manipulation pour le rejoindre, ce qui éveillait chez Georges non pas l'intérêt désiré, mais la peur de sa propre impuissance. Ainsi, au lieu de les rapprocher, comme elle le souhaitait, son comportement le faisait fuir, la replongeant encore dans un sentiment d'indifférence et d'abandon.

Réflexion

- Y a-t-il des éléments dans l'histoire de Laurette qui te ressemblent ?
- Aurais-tu vécu un sentiment de rejet, d'indifférence ou d'abandon lorsque tu étais enfant ?
- As-tu déjà utilisé la maladie ou les crises de larmes pour retenir l'attention de celui ou celle que tu aimais ?
- As-tu déjà cherché à former un nouveau couple avec une autre personne parce que tu n'obtenais pas ce que tu désirais avec ton conjoint ?

Ce nouveau couple, pris au sens large du terme, peut être formé avec son enfant, sa mère, un ou une amie, un amant, une maîtresse, ou encore avec un thérapeute. Le couple parallèle n'est pas une solution, tout au plus un apaisement provisoire du véritable besoin. Tant que l'on se borne à consoler sa peine, on n'investit pas d'énergie pour changer une situation douloureuse.

L'histoire de Chantal

Chantal a trois ans lorsque ses parents se séparent. Sa mère est le seul soutien de la famille et travaille de longues heures à l'extérieur. Chantal passe une grande partie de sa jeunesse à attendre sa mère, qui est soit au travail, soit en voyage d'affaires.

Quant à son père, elle le voit très rarement, celui-ci vivant à l'étranger. Chantal apprend très vite à ne compter que sur elle-même. Comme elle est très studieuse, tout son temps est consacré à ses études.

À dix-huit ans, elle devient amoureuse de Peter, un Anglais de passage à Québec pour la période estivale. Leur idylle est de courte durée, mais suffisamment intense pour que Chantal s'attache profondément à Peter. Commence alors pour elle une longue période d'attente. Elle attend ses lettres, un éventuel appel téléphonique ou le moment de le revoir. Finalement, il lui fait savoir qu'il reviendra la voir l'été suivant.

Un peu avant ce retour tant espéré, il lui écrit pour lui annoncer qu'il est sur le point de se fiancer et qu'il ne reviendra pas. C'est tout un choc pour Chantal, qui en éprouve un grand chagrin. Pour l'oublier, elle se jette à corps perdu dans une multitude d'activités.

Quelques années plus tard, elle fait la connaissance de Simon. De nouveau, c'est le grand amour. Simon est soldat dans les Forces armées canadiennes. Après huit mois de fréquentation, il est envoyé en mission à l'étranger. De nouveau, Chantal se met à attendre. Cette attente dure plus de deux années, marquée par des retours sporadiques. À la fin de cette mission, ils se marient.

Cette relation de couple, tant attendue, ne correspond pas à ce qu'elle avait espéré. Leur liaison se dégradant de plus en plus, Chantal prend la décision de quitter Simon.

Elle vit quelques années seule. Puis, lasse de sa vie de célibataire, elle se met à souhaiter ardemment vivre avec un homme stable, tant sur le plan affectif que professionnel. C'est alors qu'elle rencontre Daniel, lequel répond en tous points à ses attentes.

Elle s'engage avec lui et donne bientôt naissance à un fils. Pendant des années, elle essaie de se faire croire qu'elle aime Daniel. Elle finit par réaliser que c'était surtout la crainte de la solitude qui l'avait conduite à se mettre en ménage avec lui.

Or, au cours d'un voyage en République dominicaine avec une amie, Chantal fait la connaissance d'Alfredo, un insulaire. Alfredo est jeune, beau, charmant et plein d'attentions à son égard. Elle se laisse séduire et abandonne toute retenue pour partager avec lui une très forte passion. Rentrée chez elle, elle n'a plus qu'une idée en tête, celle d'aller vivre en République dominicaine ou de faire venir Alfredo au Québec.

Dès son retour, les rapports avec Daniel sont très conflictuels ; elle le quitte donc en vue de retrouver Alfredo en République dominicaine. Malheureusement, elle réalise bientôt qu'elle n'a été qu'une aventure pour ce dernier. Pour se consoler, elle se jette à corps perdu dans son travail, faisant vivre à son fils les mêmes absences qu'elle avait connues avec ses parents.

À trente-cinq ans, elle rencontre Guy, lequel est séparé depuis quelques années. Il lui propose le bonheur familial auquel elle aspire tant : une maison, un jardin, des chiens, en plus de sa grande disponibilité envers elle. C'est le grand bonheur pour Chantal. « *Enfin heureuse !* », pense-t-elle.

Quelques mois après s'être installée avec Guy, elle se lie d'amitié avec Jean-Pierre, un collègue de travail. Elle et lui ont beaucoup d'affinités, elle aime bien sa compagnie, partager leur repas du midi ensemble, se faire des confidences. Ils sont étonnés de voir le nombre de points qu'ils ont en commun : ils aiment la même musique, le même genre de films et sont tous les deux des fervents du ski et de la natation.

Avec Jean-Pierre, elle peut tout partager : ses joies, ses doutes, ses craintes, ses rêves. Il l'accueille toujours si gentiment...

Jean-Pierre est marié mais il n'est pas heureux en ménage. S'il persiste dans cette relation, c'est par amour pour ses enfants, dont il ne veut pas être séparé. Un jour, il se retrouve devant l'éventualité d'un changement de travail qui l'amène à vivre à l'extérieur. Évitant les téléphones, pour ne pas créer d'histoires dans leurs relations respectives, Chantal et lui maintiennent le contact par correspondance. Dans des lettres pleines de tendresse et de sollicitude, il lui confie à quel point elle est la femme dont il a toujours rêvé. Leur amour grandit, trouvant à s'exprimer librement à travers leurs lettres.

Pendant plus de quatre années, Chantal vit aux côtés de Guy en ayant Jean-Pierre dans son cœur. N'en pouvant plus, elle se décide à lui révéler son secret. Guy le prend très mal. Il se sent trahi, trompé, utilisé. Il ne croit pas que Chantal l'aie jamais vraiment aimé et se prononce immédiatement pour la séparation.

Chantal se retrouve donc libre lorsque Jean-Pierre, de son côté, entreprend une demande de séparation. Ce dernier veut s'installer tout de suite avec elle. Elle le sent très amoureux et cela la comble de joie d'être ainsi aimée de l'homme qu'elle chérit. Mais, en même temps, elle a peur d'un nouvel engagement. Elle repousse l'échéance d'une vie commune mais accepte bien volontiers de passer le plus de temps possible avec lui.

Leur relation passe tour à tour de la passion à la tension, de ruptures en retrouvailles. Chantal ne comprend plus ce qui se passe en elle. Autant elle avait rêvé de cet homme, autant certains traits de sa personnalité lui sont maintenant insupportables.

Elle repense alors à Guy qui, pour sa part, ne veut plus rien savoir d'elle. Elle a le sentiment qu'elle a fait une erreur, qu'elle n'aurait jamais dû lui révéler cet amour pour un autre, lequel, en définitive, appartenait plus au domaine de la fantaisie qu'à celui de la réalité. Bien que cela lui fasse très mal, elle met un terme à ce beau rêve en rompant avec Jean-Pierre.

En thérapie, Chantal reconnut qu'elle était une rêveuse invétérée et qu'elle avait toujours aimé davantage les hommes de sa vie lorsqu'ils lui manquaient. Chantal avait appris à aimer dans le manque, dans la privation affective.

Son scénario était celui de la solitude. En l'absence de son père, elle avait tendance à idéaliser ce que serait sa relation avec lui. Elle l'attendait pendant des mois, imaginant tout le plaisir qu'ils auraient ensemble, les moments de partage qu'ils s'accorderaient, la tendresse et l'accueil qu'il lui témoignerait, etc.

Lorsque, après une longue attente, il venait enfin la chercher pour passer quelques jours avec lui, ils ne savaient pas comment se parler, comment se rejoindre. Elle était déçue et n'avait plus qu'une envie, celle de rentrer à la maison. Elle vivait la même chose avec sa mère : autant elle avait hâte de la revoir, autant elle ne savait pas communiquer avec elle le moment venu.

Lorsque sa mère rentrait du travail, Chantal s'occupait dans sa chambre ou s'en allait. C'est ce comportement qu'elle répétait dans ses relations affectives. Elle attendait l'homme qu'elle aimait, imaginant ce qu'ils partageraient à son retour. Lorsqu'il était là, elle ne savait plus comment se comporter et cela lui faisait peur.

Aimer à distance était plus sécurisant pour elle mais, en même temps, cette solitude la faisait souffrir. C'est ainsi qu'elle la fuyait, enfant, dans ses études et ses activités et, devenue adulte, dans le travail.

Réflexion

- Y a-t-il des éléments dans l'histoire de Chantal qui te ressemblent ?
- Si oui, lesquels ?
- As-tu, comme Chantal, appris à aimer dans le manque ?

- Aurais-tu, toi aussi, attendu une bonne partie de ton enfance la personne que tu aimais ?
- Aurais-tu, toi aussi, choisi un partenaire que tu n'aimais pas vraiment par crainte de la solitude ou de l'abandon ?

C'est en étant en relation que l'enfant apprend à développer ses rapports avec les autres.

Lorsque l'enfant n'a pas de modèle d'une relation saine parce qu'un ou les deux parents sont manquants, ou parce que les relations sont marquées par les conflits, il peut se créer une image idéalisée de ce que pourrait être une relation harmonieuse entre ce parent manquant et lui-même, ou encore de ce que devrait être une véritable relation de couple.

Un homme me confiait que lorsqu'il était enfant et qu'il voyait ses parents se quereller et se faire tant de mal, il pensait en lui-même : « *C'est pas ça, un vrai couple !* »

Devenu adulte, il recherchait le modèle qu'il avait idéalisé. Parfois, lorsqu'il parlait à ses amis de l'image qu'il avait d'un vrai couple, ces derniers lui disaient : « *Montre-nous en donc, un couple comme ça !* », et lui, renchérissait en disant : « *Je ne peux, hélas, vous en montrer un, mais je sais que ça existe !* »

Cet homme avait été déçu de son premier mariage, tout comme Jean-Pierre, le dernier amour de Chantal. Il vécut plusieurs années seul, ayant à l'occasion des partenaires qui, forcément, ne correspondaient pas à son idéal.

Il rencontra finalement une femme qui lui sembla être celle avec laquelle il pourrait former ce « vrai couple ». Il l'épousa, s'investissant au maximum dans cette relation. Il ne voyait pas à quel point il lui demandait la perfection. Plus elle sentait cette attente de sa part, plus elle cherchait inconsciemment à l'en détourner en se réfugiant dans son travail, cette fuite lui permettant de maintenir vivante leur relation.

Mais lorsque cette solution s'avérait impossible ou qu'ils étaient trop longtemps ensemble, des tensions finissaient par éclater. Ces tensions provenaient de ce que chacun en avait assez de se retenir pour plaire à l'autre, et qu'ils voulaient être aimés non seulement pour leurs qualités, mais aussi avec leurs faiblesses et leurs limites.

Cet homme sortit profondément déçu de cette nouvelle relation de couple, décidé à ne plus avoir de femme dans sa vie.

- Aurais-tu, toi aussi, idéalisé une relation affective pour n'y trouver, en fin de compte, que déception?

En te relatant ces histoires, mon but premier était de t'amener à te poser des questions sur ta propre histoire et sur les scénarios que tu rejoues continuellement, d'une situation à l'autre, d'une relation à l'autre.

Il est possible que tu ne te sois reconnu dans aucun de ces scénarios, comme il est possible que tu te sois reconnu dans plus d'un.

Ce qui importe, c'est de faire le point afin de retracer le lien de continuité qui existe entre ce que tu as vécu enfant et les situations que tu rencontres dans ta vie actuelle. C'est ainsi que tu pourras être en mesure de reconnaître les attitudes connexes à ton scénario et qui ne te sont pas favorables (comme la soumission, l'attente, le contrôle, l'idéalisation, etc.), ainsi que les mécanismes de défense qui t'évitent d'être confronté à ton propre scénario, tels que la fuite, l'accusation, la manipulation, etc.

Pour ce faire, je t'invite à écrire l'histoire de tes relations affectives, en débutant par l'histoire de tes parents.

- Qu'avaient-ils vécu avant de se connaître, quelles étaient les douleurs qu'ils pouvaient transporter de leur passé ?
- Auraient-ils vécu un chagrin d'amour qui les aurait amenés à vouloir se consoler dans cette union, alors que leur cœur demeurait prisonnier de cet amour brisé ?
- Écris les sentiments qui t'habitaient vis-à-vis de tes parents. En préférais-tu un par rapport à l'autre, et pourquoi ? Leur aurais-tu fermé ton cœur à un certain moment, et pourquoi ?
- Écris également ce qui, de leur part, te faisait souffrir.
- Poursuit l'inventaire de tes relations affectives en ce qui concerne également tes relations avec les autres membres de ta famille, soit tes frères, tes sœurs, un cousin ou une cousine, tes grands-parents, etc.
- Puis décris la personnalité de l'objet de tes premières idylles, de ton ou tes conjoints. Réalise ce qui t'a attiré chez ces personnes.

Voici quelques exemples sommaires.

En ce qui me concerne, mon père étant inexistant, je me suis sentie rejetée par lui déjà à l'état fœtal. Je me suis alors imaginé ce qu'aurait été le père idéal en prenant un voisin pour modèle. Cet homme était beau, grand, de style athlétique. Il avait les cheveux foncés et la peau mate. Il me semblait très gentil et très attentif à sa femme et à ses enfants. Il sera longtemps le type d'homme que je rechercherai.

À l'âge de neuf ans, je connus celui qui allait devenir le second époux de ma mère. Nous avons vécu ensemble seulement lorsque j'eus quinze ans. Jos, de son surnom, ne correspondait aucunement à l'image du père idéal que je m'étais faite. Toutefois, j'appris à l'aimer pour ce qu'il était : ingénieux, avec ses moments d'humour et de sagesse, parfois grincheux. J'avais beaucoup de respect et d'admiration pour cet homme. Il a eu une très grande influence dans ma vie.

Mon bilan m'amena à constater, rétrospectivement, que pendant une grande partie de ma vie, je fus attirée par des hommes correspondant à l'image du père idéal que je m'étais jadis fabriquée, et qu'avec chacun d'eux, j'avais revécu le sentiment de rejet éprouvé, en début de vie, avec mon père. Lorsque j'ai rencontré Richard, mon époux actuel, c'était Jos, en quelque sorte, que je retrouvais en lui, par son grand sens de l'humour, son ingéniosité, sa sagesse et, parfois, par ses côtés perfectionniste et critique. Mais il y avait également toutes nos douleurs passées que nous ravivions et dont il fallait nous émanciper.

Dorothée, pour sa part, avait l'art de ne s'attirer que des hommes souffrants et qui la faisaient souffrir. En dressant son bilan, elle réalisa que, jusqu'à l'âge de trois ans, elle avait été l'enfant chérie de son père. Puis, il partit à la guerre. Lorsqu'il en revint, il n'était plus le même homme. Il était affecté d'un état dépressif très sérieux dont il mit des années à se remettre. Chaque effort que Dorothée faisait pour se rapprocher de lui était anéanti par la souffrance qui l'habitait et qui l'amenait à la repousser et à la blesser.

Dorothée aurait tellement voulu revivre les moments merveilleux qu'elle avait connus avec son père, avant son départ pour la guerre. Aussi croyait-elle que s'il guérissait, cela serait encore possible. C'est ce qu'elle reproduisait dans ses relations avec les hommes par lesquels elle se sentait attirée. Tous étaient de grands souffrants, qu'elle s'acharnait à vouloir aider malgré les blessures et les peines qu'elle en récoltait. Elle persistait à croire que si l'homme qu'elle aimait se libérait de sa souffrance, elle pourrait enfin vivre avec lui la relation à laquelle elle aspirait tant.

Il se peut que tu n'aies presque pas de souvenirs de ton enfance. Si cela t'est possible, interroge ta mère ou ton père pour savoir comment a été leur enfance, la relation qu'ils entretenaient avec leurs parents, quel genre de bébé et d'enfant tu étais.

- Fais-toi raconter comment vous fêtiez Noël, ou ton anniversaire. Regarder de vieilles photos peut être un excellent moyen d'induire ce type de confidences. Attention de ne pas toucher d'emblée à des aspects dont ce parent ne voudrait pas parler ou dont il pourrait se sentir coupable : il pourrait volontairement cesser de répondre à tes questions.
- Choisis également un moment où tu es seul avec l'un de tes parents et où tu le sens réceptif. Si cela ne t'est pas possible, interroge tes frères et sœurs, des amis d'enfance ou d'autres personnes pouvant t'éclairer.

Il va sans dire que ce travail te demandera une grande honnêteté envers toi-même. Peut-être auras-tu besoin d'une aide professionnelle pour te soutenir dans cette démarche, parfois difficile, de reconnaître tes scénarios de souffrance. Et si, en cours de route, l'ampleur des changements à effectuer te décourage, rappelle-toi que tu le fais d'abord et avant tout pour toi-même et que la récompense au bout de ces efforts sera peut-être de vivre enfin la relation affective que tu as toujours souhaitée.

Mon second objectif était de te faire prendre conscience qu'en fonction des scénarios que tu joues, tu te retrouves toujours avec les acteurs correspondants, prêts à te donner la réplique dans ton jeu de rôle. Changer les acteurs n'est pas toujours la solution la plus appropriée. Tant que tu demeureras dans le même scénario, les nouveaux acteurs te redonneront, inévitablement, les mêmes reparties.

De plus, si tu décides de quitter la scène pendant un certain temps, dès que tu y remettras les pieds, tu reprendras ton scénario là où tu l'avais laissé.

Mon dernier objectif, enfin, est de t'amener à endosser un autre rôle, soit celui de metteur en scène, afin de pouvoir être en mesure de modifier les scénarios qui te sont sources de souffrance et pour que l'acteur, auquel tu t'es identifié, prenne grand plaisir à jouer des rôles plus agréables.

C'est ce que nous ferons ensemble au cours des prochains chapitres, alors que te seront présentés bien d'autres modèles de scénarios.

Deuxième chapitre

S'affranchir de la souffrance

« Vous êtes conscients que la paix vient de votre monde intérieur et que le monde extérieur n'est qu'une représentation symbolique de ce qui se passe en vous. »

Sanaya Roman

L'origine de la croyance au sacrifice et à la nécessité de souffrir

Notre éducation religieuse, pour la grande majorité d'entre nous, tire ses origines à la fois du judaïsme et du christianisme. Dans la culture judéo-chrétienne, la souffrance est présentée comme étant un préalable à l'amour et à l'élévation spirituelle.

Avant que n'apparaissent les premières formes de pensées philosophiques qui donneront naissance à la croyance en un seul Dieu, les êtres humains, confrontés pour leur survie aux forces de la nature, vivaient continuellement avec la croyance d'un au-delà menaçant. Dans leur désir d'amadouer les divinités, auxquelles ils attribuent une bonne part de leurs comportements (astuce, colère, vengeance ou bonté), ils procèdent à des sacrifices et offrandes. C'est ainsi que par ce moyen, ils demandent l'aide des dieux pour la chasse, les récoltes, les combats, la fécondité, etc. Les idoles apparaissent, de même que les amulettes et les fétiches. On grave, on peint et on sculpte les symboles de ces dieux. Sorciers, guérisseurs, féticheurs se multiplient. Ils deviennent omniprésents dans la société car ils codifient le mode de vie de ceux qui les entourent. Ce sont eux qui fixent les règles, qui déterminent ce qui doit être fait et ce qui ne doit pas l'être.

Lorsque apparaît le judaïsme, qui s'établira entre les années 1850 à 1250 av. J.C. sous la conduite d'un chef de clan, du nom d'Abraham, qui eut la révélation d'un Dieu unique avec lequel lui et ses descendants ont fait alliance, cette pratique du sacrifice pour amadouer les dieux ou implorer leur aide est encore bien présente. C'est ce qui déclenche la colère de Moïse, descendant de la famille d'Abraham, lorsque, de retour du mont Sinaï, il découvre ses semblables en train d'adorer le Veau d'or.

Désormais, les sacrifices ne doivent plus être offerts aux divinités mais pour rendre hommage à Yahvé, unique Dieu capable de dispenser la grâce. De même que dans les religions primitives ou animistes, on cherche des moyens de représenter le Dieu unique. Aux sorciers et guérisseurs succéderont les représentants de la loi de Dieu qui réglementent la conduite à suivre pour leurs membres. Ce fut la naissance du pouvoir religieux.

Puis vint Jésus de Nazareth qui, avec son charisme et ses enseignements basés sur l'amour, invite les êtres à s'affranchir des croyances aveugles aux textes religieux qui les rend esclaves du pouvoir ecclésiastique. Perçu comme une menace pour l'autorité religieuse en place, les grands-prêtres font pression sur l'occupant romain pour le faire taire. C'est ainsi qu'il fut condamné à mort et exécuté.

Après sa mort, ses disciples éprouvent le besoin de resserrer les rangs, de se remémorer ses actes et ses paroles. Ils seront persécutés par les Romains. Mais poussés par leur foi en leur Maître et leur dynamisme, les fougueux disciples de Jésus vont propager son message sous la conduite de Paul de Tarse qui, bien que citoyen romain et pharisien, fut converti par la vision de Jésus sur la route de Damas. Paul se retrouve confronté au parti judaïsant de Jérusalem conduit par Jacques, le frère de Jésus, et l'apôtre Pierre, qui conçoivent le christianisme comme une branche du judaïsme.

C'est de cette branche qu'est issue la tradition judéo-chrétienne qui a imprégné une grande partie des fondements de notre société. Le Christ y est présenté comme étant l'agneau de Dieu offert en sacrifice pour le rachat des péchés de l'homme. Ainsi, quiconque veut le suivre doit être prêt à porter sa croix. Aimera le plus, enseignait-on, celui qui donnera le plus, celui qui, pour aimer jusqu'au bout, sera prêt à donner sa vie, c'est-à-dire, à mourir à lui-même pour se donner aux autres. C'est ainsi que sont nés les postulats du genre[1] :

> *« Il n'y a pas plus grand amour que celui qui donne sa vie pour ceux qu'il aime »*
>
> *« Un bon père ou une bonne mère se sacrifie pour ses enfants »*
>
> *« Un bon patriote est celui qui est prêt à donner sa vie pour sa patrie »*
>
> *« Il faut porter sa croix pour gagner son ciel »*
>
> *« Il faut souffrir pour grandir »*

---

1. Si l'auteure parle d'une majorité, cela fait référence au fait que du judaïsme ancien, sont nés le christianisme, l'Islam et plusieurs Églises juives. Si nous prenons uniquement la branche du christianisme, elle est la mère des Églises catholique, orthodoxe, protestante, anglicane et de bien d'autres plus récentes, dont les Mormons, les Adventistes, les Témoins de Jéhovah, pour ne parler que de celles-là. Pour en savoir davantage, lire « Les religions dans le monde » dans « Rendez-vous dans les Himalayas, Tome 2 Les enseignements », du même auteure.

« Dieu éprouve ceux qu'il aime »

« Le bonheur n'est pas de ce monde »

Notre éducation religieuse nous a tellement convaincu de la nécessité de souffrir qu'être heureux était perçu comme l'apanage des égoïstes et des jouisseurs.

Souffrir était quelque chose de grand, de noble. Pour mériter son ciel, il fallait être à l'image du Christ, qui avait souffert la trahison, l'abandon, la dérision, l'humiliation, les coups et la crucifixion. Dans plusieurs pays, à Pâques, il y a encore des gens qui se font crucifier pour être dignes de l'amour de Dieu.

Essayez de comprendre ce paradoxe apparent, disait Gurdjeff : ***« Rien ne pourra être acquis sans la souffrance et en même temps il vous faudra sacrifier votre souffrance. Et c'est ce que les gens sont le moins disposés à sacrifier. »***[2]

Nous, nous ne voulons pas sacrifier notre souffrance ! On nous a trop bien convaincu qu'elle était nécessaire à notre élévation spirituelle...

Lorsque tout va bien, nous sommes porté à nous inquiéter : quelque chose n'est pas normal... On s'attend à ce qu'une tuile nous tombe sur la tête d'un moment à l'autre, et on fait tout pour la recevoir ! J'ai entendu tant de fois, dans mes séminaires, des participants me dire : *« J'ai tout pour être heureux, mais je passe mon temps à saboter mon bonheur. »*

Pourquoi sabotons-nous tout ce qui pourrait nous rendre heureux ?

Parce qu'être heureux est contraire aux principes qu'on nous a inculqués. Alors, nous nous sentons coupable. Coupable d'avoir du plaisir, d'être bien alors que les autres vont

2. Extrait de : « Fragment d'un enseignement inconnu ».

mal. Coupable de nager dans la joie alors que l'autre se noie dans la peine.

Une mère disait un jour à sa fille : « *Comment peux-tu oser chanter alors que ton père est si malade ?* »

Par conséquent, la seule façon dont nous pouvions nous donner le droit au bonheur consistait à rendre les autres heureux autour de nous. Ainsi, si notre entourage était heureux, nous nous sentions moins coupable. Je dis moins coupable, parce qu'en fonction de ce que nous avons assimilé, être heureux équivaut à laisser tomber le Christ, qui lui, a souffert pour nous.

Voyons maintenant la philosophie bouddhique. Son messager, Siddharta Gautama, connu plus tard sous le nom du Bouddha Shakyamouni, vécut au VIe siècle avant Jésus-Christ. Il était le fils du roi Suddhodhana. Jusqu'à l'âge de vingt-neuf ans, il vécut dans le luxe, profitant abondamment des charmes et des plaisirs qui régnaient dans son palais, qui le protégeait des embûches du monde. Lorsque Siddharta prit contact avec le monde existant au-delà des enceintes royales, il découvrit la nature éphémère de l'existence et les souffrances s'y rattachant.

Prenant soudain conscience qu'il n'était pas à l'abri de ces souffrances, même à l'intérieur de son palais, cette découverte le plongea dans un profond état de tristesse et de morosité.

Un peu plus tard, il rencontra un moine dont le visage irradiait la sérénité et le bonheur. Il voulut alors connaître ce qui pouvait procurer une telle plénitude de l'être. Il troqua sa condition de prince pour celle de mendiant et partit à la quête de la Vérité.

Il suivit les enseignements des grands Maîtres de son époque, puis pratiqua durant six ans l'ascèse la plus sévère. Il croyait que plus il disciplinerait son corps, plus son esprit deviendrait clair. Un jour, affaibli par les privations, il perdit conscience et on le crut mort. Aspergé d'un peu d'eau, il revint finalement à lui. C'est alors qu'il déclara que, malgré ses efforts, la voie de la mortification avait complètement échoué.

Il recommença à s'alimenter convenablement, puis, s'assoyant au pied d'un arbre, il médita sur ses expériences passées. Il en conclut qu'après avoir connu les deux extrêmes, ni l'un ni l'autre ne lui avait apporté le vrai bonheur.

Il comprit alors que le bonheur était en lui, alors qu'il l'avait tant cherché à l'extérieur de lui-même. Il avait retrouvé la source où réside la vraie plénitude. Il connut l'illumination, le voile de l'illusion s'étant enfin déchiré.

Il passa le reste de sa vie à prôner la Voie du juste milieu et à enseigner les quatre nobles Vérités, découvertes en méditant sous son arbre.

La première de ces vérités soutient que tant que nous serons prisonniers de l'illusion, nous connaîtrons la souffrance de l'incertitude, de la frustration, de la solitude, de la séparation et de la mort.

La seconde nous révèle que toutes nos souffrances ont une cause.

La troisième affirme qu'en comprenant la cause de nos souffrances, nous pouvons les faire cesser.

Et la quatrième nous exhorte à nous libérer de l'illusion.

Donc, d'après la philosophie bouddhiste, la souffrance n'est pas un préalable au bonheur. Elle serait plutôt ce dont nous devons nous affranchir pour le connaître.

Par ses enseignements et son amour, le Christ, tout comme le Bouddha, sont venus nous révéler la voie de la libération de la souffrance.

Un être libre et heureux est difficilement affranchissable, alors qu'une personne qui souffre s'en remet bien plus facilement à celui qui prétend l'en libérer ou lui propose les moyens. Il y a longtemps que ceux qui détiennent le pouvoir l'ont compris.

Ainsi, en entretenant les hommes dans un sentiment de culpabilité et la nécessité de souffrir pour être dignes de l'amour de Dieu, les représentants de l'Église s'assuraient la fidélité de leurs adeptes en leur promettant que leur vie de souffrance et l'obéissance à leurs préceptes leur vaudraient la félicité éternelle après leur mort. Malheureusement, des générations entières ont fait les frais de cet endoctrinement.

Nos systèmes éducatifs et sociaux en ont été fortement imprégnés, donnant lieu à des excès de tout genre. Par exemple, la règle qui prônait : « *Qui aime bien, châtie bien* », a amené beaucoup de personnes, par le passé, à croire que pour être un bon parent, il fallait punir et « dompter » ses enfants, c'est à dire les battre.

Dans certaines communautés religieuses, on recommandait cette prière : « *Seigneur, apprends-moi à me mépriser et à me mortifier moi-même* ». Dans certains couvents, on fabriquait même des objets spécialement destinés à la mortification.

Cette mentalité s'est étendue aux écoles où ces mêmes religieux battaient les enfants ou incitaient les professeurs laïcs à le faire.

Tous les religieux n'agissaient pas ainsi avec les enfants ; beaucoup étaient remplis de gentillesse et d'amour. Je parle plutôt ici d'un phénomène social.

Aujourd'hui, on ne bat plus les enfants dans les écoles, mais la violence persiste.

Cette croyance en la nécessité de souffrir est maintenant si bien enracinée que chacun s'occupe de se faire souffrir lui-même. On se sert de la souffrance pour attirer l'attention de ceux qu'on aime, pour nourrir sa rancune, pour se déculpabiliser, pour se dire ou se faire dire qu'on est bien courageux, ou encore qu'on a bon cœur de partager la souffrance de ceux qu'on aime. Certains y trouvent même une jouissance, dans la pratique du sadomasochisme, par exemple.

Tant de motifs inconscients, abondamment étudiés en psychologie, nous poussent à souffrir. Cela expliquerait sans doute pourquoi la société de consommation s'est tellement développée en Occident. Il est facile d'en faire le constat. Plus on souffre, plus on recherche un objet de consolation. Est-on triste, déçu ? On se console en mangeant du chocolat, des chips ou des gâteaux ; on va magasiner, au cinéma ou au théâtre, on regarde la télévision, etc.

Les Orientaux ont peut-être moins besoin du matériel du fait qu'ils ont su davantage trouver la joie en eux.

Quand je suis allée en Inde la première fois, j'ai eu un choc culturel en voyant toute la pauvreté qui y règne. Quand je suis revenue chez moi, après ce voyage, j'ai eu un autre choc, psychologique celui-là, comme si je voyais pour la première fois la souffrance sur les visages des gens d'ici, lesquels, pourtant, vivent dans l'abondance.

Nous avons le choix d'entretenir la croyance que la souffrance fait partie de la vie, qu'on a besoin de souffrir pour grandir et évoluer. Par contre, nous pouvons choisir de croire que la vie comporte sûrement des occasions de souffrir, mais que toute souffrance a une cause et qu'en l'éliminant, nous pouvons atteindre la plénitude de l'âme et du cœur.

Quelle est donc la différence entre le premier énoncé et le second ?

Dans le premier cas, notre énergie est continuellement sollicitée pour nous déculpabiliser (d'être bien, de vivre dans l'abondance ou d'être heureux) en nous créant nous-même des souffrances, lesquelles nous croyons indispensables pour grandir.

Dans le second, nous utilisons notre énergie pour comprendre les causes de nos souffrances et pour s'en affranchir afin de connaître le bonheur et la sérénité.

Cette croyance en la souffrance est aussi tenace qu'inconsciente. Lorsque je soulève la question dans mes conférences, la majorité des gens sont fermement convaincus qu'ils n'ont pas cette croyance, mais leur vie n'en est pas moins un éternel combat.

Il suffit parfois de légers indices pour en prendre pleinement conscience. Je contemplais un jour les fleurs, assise à ma table de travail, en République dominicaine, et je songeais que pour être si belles, ces fleurs avaient besoin de soleil et de pluie. Je réalisai soudain que j'associais la pluie à la souffrance, et le soleil à la joie.

Je faisais la même réflexion concernant l'arc-en-ciel, me disant qu'il était formé de soleil et de pluie. L'arc-en-ciel symbolisait pour moi l'harmonie, le bonheur. La pluie, le côté sombre de la vie et le soleil, le côté agréable.

C'est alors que j'ai été surprise de constater à quel point cette croyance en la souffrance était encore bien présente en moi, comme si elle était indispensable au bonheur. J'ai alors pris conscience que la pluie, autant que le soleil, est une nourriture agréable pour les fleurs, qu'elles n'ont pas besoin de souffrir pour être belles, mais simplement d'accueillir le meilleur pour elles. Et l'arc-en-ciel, n'est-il pas l'union de la lumière et de l'eau cristalline ?

En nous rendant tout simplement transparent par l'élimination de nos peurs, de nos doutes et de nos appréhensions, ne pourrions-nous pas, nous aussi, accueillir les rayons de la lumière pour que notre vie soit un arc-en-ciel ? Nul besoin de souffrir pour y parvenir, mais seulement d'éliminer ce qui nous empêche de rayonner le bonheur.

Comment se libérer de cette croyance ?

Je te suggère de te remémorer les moments où, par le passé, toutes les conditions étaient pourtant réunies pour que tu sois heureux, mais qu'un événement inattendu a gâché ton bonheur.

Par exemple, ton conjoint et toi partez en vacances. Vous êtes tellement heureux ! Mais voilà que survient une situation qui assombrit votre bonheur :

- votre avion accuse huit heures de retard ;
- on perd vos valises ;
- votre horaire est modifié à la dernière minute ;
- une maladie soudaine affecte ton conjoint ou toi-même ;
- un coup de soleil t'oblige à demeurer dans ta chambre d'hôtel ;
- une querelle survient entre ton conjoint et toi ;
- etc.

Il peut s'agir, également, d'un moment particulier dans l'année, par exemple Noël ou le Nouvel An, ta fête ou ton anniversaire de mariage ou encore à l'occasion de l'achat de ta maison, d'une voiture neuve, où sont survenus des événements qui ont pu te décevoir, te rendre triste ou gâcher ta joie.

Sois attentif, la prochaine fois où surviendront de telles situations. C'est ainsi que tu pourras reconnaître la façon dont tu sabotes toi-même ton bonheur.

Attention de ne pas en rejeter la faute sur les autres ! Car même s'ils en sont peut-être l'élément déclencheur, le résultat demeure le même pour toi. Il serait donc plus sage de te demander : « *Pourquoi me suis-je retrouvé dans cette situation ?* » Une fois que tu en auras pris conscience, tu pourras invalider cette vieille croyance en affirmant : « ***Je rejette cette croyance qu'il faut souffrir pour grandir. Je fais désormais mienne la croyance que la vie veut continuellement me donner le meilleur et que j'ai tout ce dont j'ai besoin pour accueillir ce qu'elle m'offre de merveilleux***. »

L'une de mes participantes m'interrogeait au sujet de la perte de sa faculté de goûter les aliments. Elle réalisa que ce phénomène survint suite à une démarche qui l'amena à être beaucoup plus heureuse dans sa vie. Le fait de se retrouver en agréable compagnie à un dîner et de ne pouvoir goûter ses aliments lui gâchait son plaisir. Et c'est ce qu'elle voulait, inconsciemment, car elle pensait que ce qu'elle vivait était trop merveilleux en comparaison au sort réservé à son entourage. Lorsqu'elle en prit conscience, elle s'autorisa à accueillir pleinement les joies et les bonnes choses que la vie lui offrait, et retrouva rapidement le sens du goûter.

Que de personnes j'ai eu en thérapie, qui me confiaient que leur cancer avait débuté à une période de leur vie où elles étaient tellement heureuses. On pourrait se demander jusqu'où peut aller cette interdiction au bonheur, issue des influences que nous avons reçues...

Nous sommes libres des croyances que nous faisons nôtres. Qui peut véritablement affirmer détenir la Vérité? En réalité, personne, ni une philosophie plus qu'une autre. Chacun accepte la vérité qui lui convient, et c'est très bien ainsi.

Notre vérité peut s'appuyer sur ce que nous avons vérifié nous-même par l'expérience ou dans une foi aveugle. En cela, nous avons le choix.

J'ai eu, dans mes séminaires, des personnes appartenant à différentes confessions ou philosophies. Lorsqu'ils m'interrogeaient pour connaître mon opinion concernant leur philosophie, je leur répondais: « *Si vos croyances contribuent à vous apporter un plus grand bien-être, des relations plus harmonieuses avec votre entourage et à vous rendre plus heureux, elles vous sont favorables: conservez-les, quelles qu'elles soient. Mais si, à l'inverse, elles devaient vous conduire sur la voie de la souffrance ou à créer un conflit avec vos proches, il serait alors sage de les réviser.* »

Le Bouddha lui-même disait: « *Ne me croyez pas, vérifiez, expérimentez et lorsque vous saurez par vous-même que quelque chose vous est favorable, alors suivez-le, et quand vous saurez par vous-même que quelque chose ne vous est pas favorable, alors, renoncez-y.* »

Suite à cette prise de conscience relative à la souffrance, j'ai adopté de nouvelles croyances dont celle-ci :

---

c'est ***l'AMOUR***
qui fait grandir et non le fait de souffrir.

La souffrance physique ou psychologique est une alarme cherchant à nous réveiller parce que nous sommes endormi. Être un Bouddha veut dire être éveillé. C'est le cri de notre inconscient qui veut alerter notre conscience.

La douleur est l'équivalent de la sonnerie d'un réveille-matin : une fois réveillé, il n'est pas nécessaire de le laisser sonner toute la journée. Une fois que l'on a compris le message, on peut se consacrer à une multitude d'activités qui nous procureront joies et satisfactions.

Une fois que tu seras libéré de ta croyance en la nécessité de souffrir pour grandir ou évoluer, deviens attentif lorsque tu te sentiras très heureux et, dans ces moments-là, répète-toi : « **C'est ça la vie : j'ai le droit d'être heureux, je mérite tout ce bonheur. Plus je serai heureux, plus je pourrai apporter du bonheur autour de moi. La vie est faite pour être célébrée** », ou des phrases du même ordre.

Pour t'affranchir complètement de cette vieille croyance, il faudra te donner le temps de t'habituer à être heureux afin de remplacer les anciennes habitudes que tu avais adoptées de saboter ton bonheur.

Ce qui est paradoxal, c'est que nous acceptons que la souffrance soit nécessaire mais, d'autre part, ce dont nous avons le plus peur, c'est de souffrir, d'où l'utilisation de nombreux mécanismes pour l'éviter.

Parmi ces principaux mécanismes, nous retrouvons la **consolation**, la **négation** et la **fuite**.

Comment se console-t-on ?

On peut se consoler :

- avec la nourriture (chocolat, croustilles, gâteaux, friandises, repas gastronomiques, etc.) ;
- avec la cigarette. Vit-on une émotion, un malaise, une déception ? Allez, hop ! On grille une cigarette. La cigarette nous ramène inconsciemment à notre première source de satisfactions orales, alors que nous tétions le sein maternel ou le biberon ;
- avec le sexe. Ce qui pourrait expliquer la hausse de la pornographie mais, également, pourquoi certains hommes, ayant de la difficulté à exprimer leurs émotions, possèdent une très forte libido.
- on peut fort bien se consoler dans le jeu ou les divertissements. Pendant qu'on joue, on ne pense pas autant à ce qui nous fait souffrir.
- une autre façon de se consoler consiste à s'offrir plein de choses pour se faire plaisir : une nouvelle voiture, un manteau de fourrure, une chaîne stéréo, un bijou, des vêtements, et quoi encore ! On peut aussi se faire donner un massage, aller chez l'esthéticien, chez le coiffeur, etc.

Bien entendu, on peut s'acheter une chaîne stéréo ou se faire donner un massage sans que cela constitue un mécanisme de consolation. Ce qui fait la différence, c'est la raison qui a commandé l'action. Vivions-nous, à ce moment-là, du chagrin parce que l'être aimé nous a quitté ? Ressentions-nous une émotion, de l'ennui, de la solitude, etc. Ou était-ce tout simplement par réel besoin ou pour la joie de s'offrir ce plaisir ?

Il est courant de se consoler avec une ou des personnes (conjoint, enfant, mère, père, ami, thérapeute, regroupement, etc.). Vit-on des problèmes au travail ? On rentre à la maison chercher une certaine consolation auprès de son conjoint. Ou alors, vit-on des difficultés avec son conjoint ? Vite, on va voir sa mère ou on appelle une amie. Il n'y a pas de mal à agir ainsi mais si tout ce que nous y gagnons, c'est une coalition contre la personne avec laquelle nous avons un différend, ce sera loin de nous aider.

On peut également se consoler en minimisant sa souffrance. Par exemple, en se disant que « *ce n'est pas si terrible que ça* », qu'« *après tout, on n'est pas si malheureux que ça* », qu'« *il y en a des bien pires que nous* », qu'« *on n'a pas raison de se plaindre* ».

Je me souviens d'un certain Noël, où je savais d'avance que je le passerais seule. Ayant déjà vécu cette expérience, la crainte de revivre un autre Noël triste et solitaire me fit rechercher une échappatoire.

Je travaillais, à cette époque, dans un hôpital où il y avait un étage réservé aux malades chroniques. J'allai voir les infirmières pour m'informer s'il y avait, parmi leurs patients, des personnes qui n'avaient jamais de visiteurs. Elles me donnèrent leurs noms ainsi que leurs numéros de chambre.

Je passai donc la journée de Noël avec eux. Quand je quittai ces malades, il me sembla que toute ma tristesse s'était dissipée. Je croyais leur avoir apporté un peu de bonheur mais, en réalité, c'était plutôt à moi que j'en avais apporté !

J'étais heureuse d'éprouver que, moi, je pouvais quitter cet hôpital, respirer l'air frais du dehors, marcher dans la neige. De quoi pouvais-je me plaindre, après avoir vu ces malheureux patients ?

Tant que l'on se console,
on ne guérit pas la souffrance que l'on porte.

Comment nie-t-on sa souffrance?

Soit par la dénégation

La dénégation est le refus d'accepter ce qui est, d'admettre la réalité. La dénégation est très souvent une réaction instinctive et naturelle devant une situation inattendue qui nous laisse sous le choc.

Par exemple, nous apprenons le décès subit de notre conjoint ou de notre enfant. Notre première réaction sera de nous dire : « *Ça ne se peut pas !* », « *Ce n'est pas possible !* », « *Non, je ne peux pas le croire !* ».

La dénégation peut également constituer le refus de reconnaître notre responsabilité dans les situations de souffrance rencontrées ou vécues, en rejetant la faute sur les autres, la vie, ou Dieu, plutôt que de nous demander ce que nous avons à apprendre de cette situation.

Les propos qui suivent illustrent bien ce refus :

- *« Je n'ai pas demandé à venir au monde »*
- *« Je n'ai rien fait pour mériter une telle violence de sa part »*
- *« Je n'ai jamais eu de chance, mon père m'a mis à la porte à l'âge de quinze ans »*
- *« C'est cette femme qui m'a volé mon mari »*
- *« C'est sa famille qui l'a éloigné de moi »*
- *« Il a détruit ma vie »*
- *« Cette vie de merde »*
- *« Qu'est-ce que j'ai donc fait au bon Dieu pour mériter ça ? »*
- *« Il n'y a qu'une justice sur la terre, c'est la mort ! »*
- *« Si Dieu était juste et bon, il n'y aurait pas tant de souffrance dans ce monde »*
- *etc.*

Soit par le mensonge

Se mentir à soi-même

On se fait croire que l'on aime quelqu'un pour ne pas faire face à la souffrance de la solitude. On se fait croire que l'on aime son travail pour ne pas affronter l'insécurité reliée au chômage. On se fait croire qu'après tout, on n'est pas si mal dans notre situation : cela nous évite de mettre en œuvre les actions qui pourraient nous amener à être confronté aux peurs qui nous hantent. Se faire croire qu'on est bien mieux seul nous dispense d'être confronté à nos difficultés relationnelles. On s'étourdit dans une foule d'activités pour ne pas ressentir le vide qui nous habite.

Mentir aux autres

Très souvent, on essaie de convaincre les autres pour mieux tenter de se convaincre soi-même. Lorsqu'une personne cherche à nous convaincre de l'amour qu'elle a pour une autre personne, de ce qu'elle vaut, ou encore de ce qu'elle n'est pas, c'est qu'elle n'y croit pas elle-même.

Un participant insistait, lors d'une thérapie, sur le fait qu'il n'était pas méchant. Cela me mit la puce à l'oreille sur le fait que cet homme s'était certainement cru méchant par le passé, ce qui était le cas. Cela expliquait la maladie dégénérative qui l'affectait.

On peut aussi mentir aux autres pour maintenir son image ou pour cacher sa honte.

On peut mentir aux autres par crainte des jugements ou des représailles.

Le mensonge à soi-même ou aux autres ne nous protège que momentanément. Nous finissons toujours par être confronté à la vérité et cela risque d'en être que plus douloureux.

Comment fuit-on sa souffrance?

Il y a une multitude de façons de fuir la souffrance. On peut fuir dans le sommeil, le silence, les activités, le travail, le bénévolat, les voyages, etc.

On peut fuir en prenant des médicaments, qui ont pour effet de neutraliser temporairement nos angoisses, en nous engourdissant le cerveau avec l'alcool, en nous réfugiant dans un monde de rêves par l'usage abusif de romans d'amour ou de science-fiction, en nous évadant dans un état second à l'aide de drogues hallucinogènes. À l'extrême, on peut se replier dans son monde intérieur par l'autisme ou la schizophrénie.

On peut se laisser entièrement captiver par la télévision ou le cinéma, ou se retirer du monde en entrant dans un monastère; en vivant cloîtré, en ermite, ou en s'enrôlant dans un groupe fermé. On peut aussi éliminer toute situation ou personne qui nous fait souffrir en s'enfuyant, en claquant la porte derrière soi.

Une des stratégies de fuite, que j'ai moi-même utilisée pendant des années, fut celle de me couper de ce que je ressentais pour me réfugier dans ma tête. Je rationalisais tout, refoulant aussi bien mes émotions que mes sentiments, à tel point que je ne savais plus qui j'étais, ce que je voulais vraiment, si j'aimais ou non une personne. J'étais complètement éloignée de ma vérité profonde, ne sachant plus si j'avais envie de vivre ou de mourir.

Et enfin, l'ultime fuite: le suicide. La personne qui met fin à ses jours le fait pour faire cesser la souffrance. Malheureusement, tout ce qu'elle réussit à faire, c'est de détruire le véhicule qui pourrait lui permettre de s'en libérer.

En cherchant à fuir une situation qui nous fait mal,
nous fuyons également
ce qui nous permettrait de nous en libérer.

Tous ces mécanismes de consolation, de négation ou de fuite, ne réussissent qu'à mieux refouler la souffrance que l'on porte en soi. C'est ainsi qu'elle perdure et que nous y sommes de plus en plus confronté, jusqu'à ce que nous soyons prêt à y faire face pour nous en libérer pour de bon.

Réflexion et application

- Quels sont les mécanismes que tu as utilisés, ou que tu utilises encore, pour ne pas faire face à la souffrance ? Prends le temps de t'arrêter pour les reconnaître afin de pouvoir mieux les désamorcer.
- Complète ce tableau :

Sentiment et émotion que j'éprouve	**Le ou les mécanismes d'évitement que j'utilise**
Lorsque j'ai de la peine	______________
Lorsque je suis déçu	______________
Lorsque je suis en colère	______________
Lorsque j'ai honte	______________
Lorsque je me sens inférieur	______________
Lorsque j'ai peur	______________
Lorsque je me sens coupable	______________
Lorsque je me sens rejeté	______________
Lorsque je ne me sens pas à la hauteur, etc.	______________

- Sois maintenant attentif lorsque tu utiliseras l'un de ces mécanismes et demande-toi ce qui te serait le plus profitable pour éliminer ce qui te fait souffrir. Par exemple, chaque fois que tu es déçu, contrarié ou triste, tu ressens le besoin de fumer ou de manger. Fume ou mange, mais pendant que tu grilles ta cigarette ou que tu avales ton chocolat, cherche l'émotion qui t'habite et ce que tu pourrais faire pour la gérer plutôt que de la nier ou de la fuir.

Comment s'affranchir de la souffrance?

- En y faisant face.
- En écoutant ce que la souffrance veut nous dire ou cherche à nous faire comprendre.
- En demandant de l'aide, si nécessaire.
- En prenant l'action appropriée ou en entreprenant le processus de libération adéquat.

Comment faire face à sa souffrance?

Faire face à sa souffrance, c'est d'abord cesser de la nier, de la fuir ou de la refouler, mais c'est aussi arrêter de la supporter, de s'y adapter ou d'attendre qu'un miracle modifie notre situation. Il faut parfois y mettre un frein, s'affirmer et passer à l'action pour finalement y mettre un terme.

Voici une histoire, tirée du livre « Vaincre la codépendance », de Mélody Beattie, qui la tient d'un ami, qui la tient lui-même de quelqu'un d'autre.

Il était une fois une femme qui s'installa dans une grotte pour recevoir l'enseignement d'un gourou. Elle voulait apprendre tout ce qu'il y avait à savoir. Le gourou lui apporta des piles de livres et la laissa étudier seule. Tous les matins, il revenait à la grotte pour s'enquérir de ses progrès. Tous les matins, il lui posait la même question: « *As-tu appris tout ce qu'il y a à savoir?* » Et tous les matins, la femme lui donnait la même réponse: « *Non, pas encore.* » Là-dessus, le gourou lui assenait, avec sa canne en bois, un coup sur la tête.

Ce scénario se poursuivit pendant plusieurs mois. Un jour, le gourou posa la question habituelle, reçut la même réponse et leva sa canne pour frapper la femme. Mais, cette fois, elle arrêta la canne avant d'être frappée.

Soulagée d'avoir mis fin à son châtiment quotidien, mais craignant les représailles, elle regarda son gourou. Elle fut étonnée de le voir sourire. « *Félicitations ! lui dit-il. Tu viens de réussir l'examen. Maintenant, tu sais ce que tu as besoin de savoir. Tu as appris que tu ne sauras jamais tout ce qu'il y a à savoir et tu as également appris à faire cesser la souffrance.* »

Tant que l'on supporte
une situation de souffrance ou que l'on s'y adapte,
cette situation perdure.

Jacques Salomé, écrivain bien connu, lors d'une conférence, donnait l'exemple suivant :

Un homme puait des pieds. Chaque fois qu'il entrait dans le lit conjugal, sa femme se trouvait très indisposée par l'odeur désagréable qu'il répandait sous les couvertures.

Cette dernière se préoccupait des pieds de son mari, lui achetant des poudres, des huiles essentielles pour bain de pieds. Elle se documentait sur les causes possibles de la transpiration excessive des pieds.

Pendant que cette femme s'occupait ainsi des pieds de son mari, lui ne s'en souciait guère et elle continuait de suffoquer, retenant son souffle chaque fois qu'il entrait dans le lit.

Un jour, tout comme dans l'histoire de la femme avec son gourou, elle décida de mettre un terme à cette situation. Elle informa son mari qu'elle s'était installé un lit dans une autre pièce et que tant qu'il serait affecté par cette odeur nauséabonde venant de ses pieds, elle ne dormirait pas avec lui.

À partir de ce moment, son mari, n'aimant pas se retrouver seul dans son lit, fut beaucoup plus motivé à régler son problème que lorsque sa femme s'en occupait.

Que faire, face à une personne qui nous blesse par ses propres souffrances?

Dans un premier temps, il faut identifier clairement le comportement ou l'attitude qui nous blesse.

Pour y arriver, il faut prendre du recul car, lorsque nous nous retrouvons dans une situation déstabilisante, il arrive que nous vivions tellement d'émotions que nous ne savons plus très bien ce qui nous fait souffrir. Il est alors plus difficile de voir quelle est notre part de responsabilité et celle de l'autre.

On peut prendre du recul en pratiquant la méditation ou par le biais de l'écriture, se libérant ainsi des émotions que nous a fait vivre la situation; on peut également requérir l'écoute attentive d'un thérapeute, ou encore prendre une certaine distance, ce qui peut vouloir dire s'éloigner temporairement de la personne concernée.

Lorsqu'on a le nez collé sur un arbre,
il est bien difficile de savoir à quelle espèce il appartient.

Prenons un exemple. Un homme arrive occasionnellement ivre à la maison. Il rentre tard, puant l'alcool, se glisse dans le lit conjugal et veut faire l'amour avec sa femme. Cette dernière en ressent beaucoup de colère, d'abord pour l'inquiétude qu'elle a vécue en ne sachant pas où il était, craignant qu'il ait eu un accident, et aussi parce qu'il est ivre et que, malgré son odeur repoussante, il ose vouloir faire l'amour avec elle.

Elle le prévient, une fois à jeun, que s'il ne cesse pas de boire, ce sera terminé entre eux et qu'elle partira. Voilà que notre homme arrête de boire mais, bien qu'il ne s'enivre plus, elle éprouve toujours un certain malaise face à lui.

Pourquoi cela? Parce qu'elle n'a pas vraiment identifié ce qui créait son malaise ou son mal-être. En prenant du recul, elle réalisa que ce n'était pas le fait qu'il s'enivrait qui la dérangeait, cela ne se produisant que cinq à six fois dans une année, mais plutôt une foule d'agissements qu'il avait envers elle, qui faisaient qu'elle ne se sentait pas respectée. Par exemple, cette habitude qu'il avait de lui toucher les seins à tout moment, comme si elle était une poupée gonflable constamment à sa disposition.

Lorsqu'on a bien identifié ce qui nous blesse dans le comportement ou l'attitude de l'autre, c'est cela qu'il nous faut refuser, non pas la personne qui en est l'auteur.

Trop souvent, on rejette la personne en même temps que son comportement. Il serait sage de se rappeler que le comportement désagréable ou blessant de l'autre est souvent l'expression de sa souffrance.

Ce n'est toutefois pas une raison pour se laisser maltraiter. Parfois, sachant que c'est sa souffrance qui la fait réagir ainsi, nous voulons aider cette personne afin qu'elle ne nous blesse plus.

Cela nous ramène à l'histoire de la femme qui prenait soin du problème de pieds de son mari. Plus elle s'en occupait, moins lui s'en préoccupait.

Il y a un autre facteur qui pourrait rendre cette aide inutile, voire même nuisible. Lorsqu'on veut aider quelqu'un, nous nous plaçons en position de supériorité par rapport à lui. Si cette aide n'est pas désirée, cette personne aura probablement comme réflexe de se fermer, de résister ou de se rebeller.

Réflexion et application

Ce n'est pas du problème de l'autre dont il faut s'occuper, mais bien du nôtre. Pour cela, il faut revenir à soi, à ce que l'on ressent, et se demander :

- Qu'est-ce que ce comportement éveille en moi ?
- Pourquoi est-ce que ça m'affecte autant ?

- Quel est le mot qui définirait le mieux le sentiment que j'éprouve ?
- Y aurait-il eu, dans mon enfance, quelqu'un qui m'était proche et qui aurait eu ce comportement ? Quelqu'un que j'aurais jugé ou qui m'aurait blessé ?
- Qu'est-ce que j'aurais pu faire ou que je n'ai pas fait devant ce comportement ?

En second lieu, il faut cesser de supporter sans mot dire une situation qui nous fait souffrir ou d'accepter le ou les comportement(s) blessant(s).

Cela peut signifier prendre le risque de rompre la relation en cours. Ce risque n'est pas si grand, si l'on considère que lorsque nous tolérons une situation dans laquelle nous nous sentons perdant, tôt ou tard, la relation finit par éclater.

Comment refuser une situation de souffrance sans rejeter la personne qui nous blesse ?

Voici une situation que j'ai vécue avec Ginette qui, à l'époque, était mon employée.

J'étais l'indiscipline même, étant continuellement en retard ou à la dernière minute, et Ginette, à l'inverse, était très disciplinée. J'avais nettement l'impression de marcher sur des œufs avec elle et celle-ci, de son côté, vivait beaucoup de frustration et d'impatience vis-à-vis de moi. Elle ne me disait rien, verbalement. Tout était dans les regards qu'elle me jetait, par exemple, lorsque je lui apportais un texte à 11 h et que j'en avais besoin au début de l'après-midi.

Ces réactions, de sa part, me dérangeaient énormément. Elle s'en tenait à ces attitudes non verbales, de crainte de perdre son emploi, ce qui me donnait un certain pouvoir sur elle.

Parfois, quand j'en avais assez d'avoir le sentiment de marcher sur des œufs, je me disais, excédée : « *Après tout, elle est à mon service, je la paie pour faire ce que je lui demande. C'est à elle de s'ajuster !* », et lui parlais alors sans ménagement.

Un jour, où la même situation se reproduisit, elle me dit fermement, mais sans aucune agressivité : « *Quand tu voudras me parler gentiment, tu me le diras. Pour le moment, j'ai du travail à faire* », et elle retourna calmement à son bureau.

Je suis restée interloquée ! Elle ne m'avait pas lancé sa démission au visage ! Elle ne m'avait pas rejetée ! Elle avait simplement dit « **NON** » à cette façon que j'avais de lui parler, laquelle provenait de ma propre souffrance. Pour ce faire, elle avait pris le risque que je la renvoie.

Ce qui s'est passé, par la suite, fut très positif pour toutes deux. J'ai pris conscience de ma manière cavalière de m'adresser à elle. J'ai donc changé ma façon de l'aborder, je me suis disciplinée et elle est devenue beaucoup plus flexible. Nous vivons, encore aujourd'hui, une amitié authentique basée sur le respect mutuel.

Il est donc impératif de mettre un « **STOP** » ou un frein à des attitudes blessantes, qu'elles proviennent d'un collègue de travail, d'un ami ou d'un conjoint. Il peut s'agir de crises de jalousie, d'excès de violence verbale ou physique, de manipulation, de manque de respect, d'excès de susceptibilité, d'inconstance, d'intransigeance, de domination, de fermeture, etc.

Voici un autre exemple. Germain était marié depuis quelques années à Linda. Chaque fois qu'il rentrait tard, après une journée d'activités à l'extérieur, elle lui faisait la tête. Elle lui en voulait de l'avoir délaissée, et ce, jusqu'à ce qu'il lui manifeste suffisamment d'attentions, pour qu'elle cesse de le bouder.

Parfois, il lui arrivait de prendre un peu de distance vis-à-vis d'elle. Elle se mettait alors dans une telle colère qu'il en sortait profondément blessé. Mais il savait que Linda avait déjà vécu un sentiment d'abandon qui l'avait énormément blessée, aussi tentait-il de la rassurer et de la calmer.

Sauf que ces crises d'agressivité revenaient chaque fois que, pour une raison ou une autre, elle avait le sentiment de ne plus exister pour lui. Finalement, Germain en eut assez. Sa façon d'y mettre fin fut la suivante. Il lui dit : « *Voilà des années que je mets du baume sur ta blessure, mais je me rends compte que cela ne fait que l'entretenir. Tes comportements me blessent profondément et je m'aime maintenant suffisamment pour ne plus me les laisser imposer. Ce que tu vas en faire t'appartient, mais, pour ma part, c'est terminé ! Ou tu vas chercher de l'aide pour en guérir, ou tu les vivras avec un autre que moi.* »

Cette position ferme de la part de Germain força Linda à faire un choix. Ou bien elle cherchait la cause de ses comportements pour s'en libérer, ou elle perdait sa relation avec Germain. Celui-ci avait déjà pris ce risque en prenant position face aux crises de Linda. Cela n'excluait en rien sa responsabilité de chercher, de son côté, pourquoi il s'était retrouvé avec une conjointe qui lui exprimait tant de colère et d'agressivité.

Car ce n'est pas tout de dire « **STOP** » à l'autre, il faut aussi rechercher son propre déclencheur intérieur.

Supposons, un instant, que Germain quitte sa femme, lui attribuant tous les torts en se persuadant que c'était elle, après tout, qui avait des problèmes, lui s'étant toujours montré très patient, très compréhensif. Il y aurait alors de fortes probabilités qu'il se retrouve de nouveau confronté à la colère et à la violence dans une prochaine relation affective, dans son milieu de travail, ou encore dans certaines situations de son quotidien.

C'est en bougeant que les chose bougent.
Tant que l'on se plaint de sa situation
et que l'on ne fait rien pour la changer,
cette situation perdure.

Qu'est-ce qui nous empêche de bouger, de mettre un terme à notre souffrance ?

Ce sont nos peurs :

- peur de perdre la relation en cours ;
- peur de la colère de l'autre ;
- peur de faire de la peine ;
- peur de décevoir ;
- peur de se sentir coupable ;
- peur de l'inconnu ;
- peur des qu'en dira-t-on ;
- peur de la solitude ;
- peur de manquer d'argent ;
- peur de ne pas y arriver ;
- peur de se tromper, de faire une erreur, etc.

Comment faire face à nos peurs ?

Soit en apprivoisant notre peur, soit en nous donnant des moyens pour nous aider à y faire face, ou en prenant des risques.

Apprivoiser sa peur

Lorsque j'étais plus jeune, j'avais énormément peur de me noyer. Cela provenait sans doute du fait qu'enfant, j'avais été témoin d'une noyade qui s'était produite au lac où je me baignais. J'avais été très impressionnée à la vue du cadavre qu'on avait sorti de l'eau. J'ai sans doute enregistré dans ma mémoire émotionnelle l'équation : **eau = danger** de se noyer.

Lorsque je ne sentais plus le fond sous mes pieds, je paniquais. J'ai vécu des années avec cette peur, tentant de la surmonter en suivant des cours de natation et de yoga aquatique : rien n'y fit. J'ai fini par accepter cette peur. Toutefois, pour l'apprivoiser, j'ai commencé par m'amuser sous l'eau en allant respirer à la surface lorsque j'en avais besoin et en me maintenant dans une zone où je me sentais en sécurité. Puis, graduellement, j'ai pris le risque d'aller un peu plus loin, là où je ne touchais plus le fond. Je nageais toutefois en bordure de la piscine, pour me sécuriser. J'ai alors réalisé que même si je voulais toucher le fond avec mes pieds, l'eau me remontait à la surface.

À partir de ce moment, ma peur, que j'avais cru insurmontable, s'envola. Je n'étais pas devenue une nageuse experte pour autant, mais j'avais perdu cette peur panique face à la profondeur de l'eau.

Il est très important de procéder par étapes, le temps de se sentir en confiance et, par la suite, d'oser s'aventurer un peu plus loin dans nos actions.

Se donner des moyens

Ces moyens peuvent être de se renseigner, de prendre l'avis de gens compétents ou de personnes sorties victorieuses d'une situation similaire. On peut également utiliser des affirmations positives du genre :

- « J'ai tout en moi pour réussir et je réussis en tout. »
- « J'ai confiance en ma situation présente car Dieu, l'esprit même de la sagesse et de l'amour, est avec moi pour me guider et me soutenir dans mon action. »
- « Je sais que la vie me conduit vers ce qu'il y a de

meilleur pour moi. »

On peut utiliser son énergie à visualiser la situation désirée plutôt que d'envisager le pire. On peut également se visualiser entouré d'un beau dôme de protection, de même que les êtres qui nous sont chers, ou imaginer d'autres moyens pouvant nous aider.

Prendre des risques

Il y a un proverbe qui dit : « *Qui risque rien n'a rien* ».

OSER
est l'un des meilleurs antidotes à la peur.

OSE

OSE t'exprimer plutôt que de refouler.

OSE pleurer plutôt que de te fâcher.

OSE te révéler plutôt que de te cacher.

OSE demander plutôt que d'attendre.

OSE expérimenter plutôt que de te sécuriser.

OSE partir plutôt que de moisir.

OSE rêver plutôt que de te décourager.

OSE donner plutôt que de calculer.

OSE créer plutôt que d'essayer d'imiter.

OSE aimer plutôt que de laisser ton cœur se dessécher.

OSE vivre plutôt que de survivre.

En prenant le risque de souffrir, nous découvrons que la peur de souffrir fait bien plus mal que la souffrance elle-même.

Réflexion et application

- As-tu déjà accepté ou acceptes-tu encore des situations que tu considères inacceptables ?
- As-tu déjà accepté ou acceptes-tu encore des attitudes ou des comportements qui te blessent, de la part d'une ou de personnes qui te sont proches ?
- Quelle est cette situation ou ce comportement qui te blesse ?
- Pourquoi l'acceptes-tu ?
- Qu'est-ce qui te manque pour y mettre un terme ?
- Quels sont les moyens que tu pourrais te donner ?
- Quel est le pire qui pourrait arriver ?
- Et si ce pire arrivait, que ferais-tu ?

Ce que tu ne peux changer,
accepte-le, mais ce que tu peux changer,
pourquoi le supporter ?

N'accepte plus l'inacceptable. Ne supporte plus l'insupportable. Tu as le droit d'être heureux.

Comment entendre ce que la souffrance veut nous dire ou cherche à nous faire comprendre ?

La souffrance, comme je l'ai déjà dit, est un signal d'alarme que nous envoie notre inconscient. Nous ne pouvons rien changer si nous n'en sommes pas d'abord conscient. Nous pouvons cependant nous servir de ce signal de notre inconscient pour comprendre ce qui se passe en nous.

Un jour, ayant vécu de fortes émotions suite à une querelle avec mon mari, j'éprouvai des douleurs aux poumons. Je me sentis faible, sans énergie, n'ayant le goût de rien. J'eus de la fièvre et de la toux. Je crus alors être affectée d'une vilaine grippe.

Par le passé, je me serais empressée d'aller chez un médecin me faire prescrire des cachets pour faire taire mes douleurs. Au lieu de cela, j'ai accepté de me mettre à l'écoute de la souffrance qui m'habitait. Comme j'étais dans un piètre état, j'ai appelé l'une des thérapeutes du Centre de Métamédecine. Tout ce que j'attendais d'elle c'est qu'elle me donne un traitement d'énergie, le temps de refaire mes forces pour continuer à entendre ce qui se passait en moi.

Elle m'accueillit avec beaucoup de tendresse, me demandant, pendant qu'elle procédait à son traitement, de laisser monter les images qui viendraient à moi.

Je me revis soudain, à l'âge de six ans, assise une nuit à mon petit pupitre dans ma classe au pensionnat. La religieuse m'y avait reléguée parce que ma toux l'empêchait de dormir. Je me sentais tellement triste, abandonnée, n'ayant plus envie de vivre.[3]

Elle m'accompagna dans la visualisation de ces images qui refaisaient surface, sans rien dire, se contentant de m'offrir l'accueil et la tendresse dont j'avais besoin. Puis elle me dit, avec une grande douceur : « *N'y a-t-il pas un autre choix que tu puisses faire, plutôt que de te laisser mourir ?* »

L'enfant en moi lui répondit : « *Oui, je peux remonter au dortoir et dire à la religieuse que j'ai froid dans cette classe, que je suis malade.* » Elle me dit doucement : « *Fais-le.* » J'ai vu la

3. Ce récit sera raconté plus en détail au chapitre de la dépendance affective.

petite fille de six ans que j'étais, monter l'escalier, aller vers la religieuse et lui dire : « *Y a-t-il une autre solution, ma Sœur, que de me laisser dans cette classe ? J'ai froid, je suis malade...* »

J'ai alors vu la religieuse dire à cette enfant que j'étais : « Viens avec moi », et se diriger vers la chambre que l'on réservait aux enfants malades. Une pensionnaire y dormant déjà, elle lui demanda de retourner dans son lit pour me donner sa place. Elle ferma ensuite la porte, et je m'endormis paisiblement.

Ce travail d'écoute active de ma souffrance fut extraordinaire. Non seulement m'aida-t-il à guérir rapidement de ce que je croyais être une grippe, mais qui était, en fait, un début de pneumonie, mais il me permit, en plus, d'intégrer des leçons importantes, soit de ne plus me laisser sombrer lorsque je me sentais abandonnée et d'oser exprimer ma souffrance.

Ce travail mit un terme définitif aux multiples périodes dépressives dont j'étais affligée depuis plusieurs années ! En effet, chaque fois que je me sentais abandonnée, je réagissais de nouveau comme lorsque j'avais six ans, en m'abandonnant moi-même, croyant que je ne valais rien. C'est ainsi que je perdais le goût de vivre et que je sombrais dans une profonde dépression. J'avais adopté ce mode de réaction à l'âge de six ans parce que la souffrance éprouvée était trop forte par rapport à ce que je pouvais supporter.

Dans ma vie d'adulte, ce mode de réaction était complètement inapproprié par rapport aux moyens dont je disposais, mais l'enfant en moi n'en connaissait pas d'autres. En aidant cette enfant à trouver une autre solution et en l'incitant à passer à l'action, mon mode de réaction s'en trouva totalement transformé.

La vie se charge bien souvent de nous faire passer quelques tests, histoire de vérifier si nous avons bien intégré nos leçons... Il m'arriva encore, par la suite, de me sentir abandonnée, mais dans ces moments-là, au lieu de m'effondrer et de me réfugier dans ma souffrance, j'ai osé demander de l'aide.

Chacune de nos souffrances porte en elle des attitudes à dépasser, des conflits à régler, ou des leçons à intégrer. Lorsque l'attitude erronée a été corrigée, le conflit éliminé ou la leçon apprise, la souffrance disparaît, n'ayant plus sa raison d'être.

Réflexion

- Pense maintenant à un malaise que tu éprouves ou qui revient sporadiquement. Il peut s'agir d'un mal de tête, d'un mal de dos, d'un problème de constipation, d'un rhume, etc. Il peut aussi s'agir, entre autres, d'une maladie ou d'un mal-être relationnel, comme un sentiment d'impuissance devant la maladie d'un être cher, le sentiment que l'on ne tient pas compte de tes besoins, etc.
- Écoute ce que ce malaise, cette maladie ou ce mal-être essaie de te dire. Pour t'y aider, tu peux t'intérioriser et demander à ton maître intérieur, ta partie divine (appelée aussi le SOI), de te donner une réponse claire à ce propos. Cette réponse te viendra peut-être spontanément, suite à une discussion avec un ami ou à la lecture d'une revue ou d'un livre.

Tu peux aussi consulter la symbolique du corps et te servir de la fiche d'auto-analyse dans mon livre « Métamédecine, la guérison à votre portée ».

Plus tu apprendras à te mettre à l'écoute de ta souffrance, plus tu seras en mesure de choisir l'action appropriée capable de t'en libérer. Cette écoute te permettra également de reconnaître tes modes de réaction inconscients favorisant la création de scénarios à répétition.

D'où proviennent nos modes de réaction?

Dans mes livres « *Vivre en harmonie avec soi et les autres* » et « *Métamédecine, la guérison à votre portée* », j'ai traité de la mémoire émotionnelle. Je te propose ici de comprendre tes modes de réaction en relation avec cette mémoire émotionnelle.

Comment fonctionne la mémoire émotionnelle?

La mémoire émotionnelle appartient à une zone de notre cerveau appelée le limbique. Toute information que reçoit notre cerveau est, de prime abord, reçue par le limbique, qu'il s'agisse de ce que nous voyons, entendons, lisons, goûtons, sentons ou touchons.

Une fois l'information parvenue au limbique, celui-ci la filtre pour savoir ce qu'il doit en faire. S'il s'agit d'une nouvelle information, il l'envoie au néo-cortex pour qu'elle soit traitée entre les hémisphères gauche et droit.

Le néo-cortex se compose de plus de dix milliards de neurones (ou cellules nerveuses) dont chacun possède en lui-même les capacités d'un véritable ordinateur. C'est grâce à ces étonnantes possibilités que nous pouvons nous déplacer, communiquer avec notre environnement, garder en mémoire des milliers d'informations que l'on peut utiliser d'un moment à l'autre ou d'un jour à l'autre. Qu'il s'agisse de numéros de téléphone, d'adresses, de la date aussi bien que du vocabulaire, des nombres, de la saveur de certains aliments, de différents bruits, etc.

Le néo-cortex est réparti sur les deux hémisphères du cerveau : le gauche et le droit.

De manière générale, l'hémisphère gauche, assume les fonctions d'ordre rationnel comme lire, parler, compter, réfléchir, analyser une situation ou établir des liens. Relié à la pensée logique, cet hémisphère correspond à notre aspect émetteur (masculin) et contrôle la partie droite de notre corps.

L'hémisphère droit, quant à lui, assume la gestion des informations affectives et émotionnelles. Il nous permet de reconnaître globalement une situation et de lui attribuer une coloration émotionnelle et sensitive. Il est relié à notre imagination, à notre intuition et participerait à l'activité onirique (les rêves). Il correspond à notre côté réceptif (féminin) et régit la partie gauche de notre corps.

Les deux hémisphères sont réunis par le corps calleux, qui permet de communiquer l'information de l'un à l'autre. Par exemple : le téléphone sonne, je réponds. C'est mon hémisphère droit qui me permet de reconnaître la voix de la personne qui m'appelle et de déterminer si celle-ci est heureuse ou inquiète. Mais c'est grâce à mon hémisphère gauche que je peux converser avec elle. Si je ne connais pas cette personne, ce sera également au ton de sa voix que je ressentirai (hémisphère droit) de la sympathie ou de l'antipathie pour elle.

Cet échange d'informations entre mes deux hémisphères et la conclusion qui en résultera détermineront les actions que je prendrai, soit poursuivre la conversation, ou raccrocher.

Cette conclusion sera par la suite mémorisée comme agréable, donc à renouveler, ou désagréable, alors à éviter. Le principal rôle du néo-cortex est le discernement, grâce auquel nous pouvons constamment faire des choix.

C'est à partir de ces choix, favorables ou défavorables, que s'élaborent les expériences nous permettant de grandir dans la voie de notre évolution.

L'information est donc toujours reçue et filtrée par notre cerveau limbique. L'information nouvelle est dirigée vers le néo-cortex, où elle sera traitée. S'il s'agit d'une information qui a déjà été mémorisée, le cerveau limbique donne alors la motivation à l'action qui doit être posée par l'hypothalamus qui, à son tour, agit sur les organes par l'entremise des systèmes neuro-végétatif et endocrinien.

Prenons l'exemple suivant : une personne entre dans une librairie et aperçoit mon livre « *Métamédecine, la guérison à votre portée* ». Elle n'a jamais entendu parler de moi auparavant. L'information en ce qui a trait à Claudia Rainville étant nouvelle, est, par conséquent, acheminée vers son néo-cortex. Elle lit le titre, à l'aide de son hémisphère gauche ; elle regarde la photo sur le livre, en déduit que j'ai l'air sympathique, au moyen de son hémisphère droit. En conclusion, elle a envie de lire ce livre, et l'achète.

En lisant ce livre, elle trouve qu'il est très logique (hémisphère gauche) ; de plus, elle est touchée par plusieurs des histoires, qui la rejoignent (hémisphère droit). La conclusion qui en résulte est que ce livre est très intéressant. Claudia Rainville sera alors mémorisée comme étant un auteure dont la lecture des œuvres constitue une expérience à renouveler. Si, au contraire, elle n'aime pas ce livre, la conclusion sera, cette fois, mémorisée comme étant négative. On pourrait dès lors s'attendre à ce que cette personne n'achète plus jamais l'un de mes livres.

Supposons que la conclusion retenue ait été mémorisée comme étant à renouveler. Voilà que, quelques mois après avoir lu ce livre, en ouvrant le journal, elle reconnaît ma photo dans une publicité annonçant une conférence que je dois donner dans la ville où elle habite.

L'information sera-t-elle traitée entre les deux hémisphères ? Non, le limbique commandera plutôt l'action correspondant à ce qu'il a en mémoire et lui donnera, par l'entremise de l'hypothalamus, le désir de venir m'entendre.

Dans son enthousiasme, cette dame appelle une voisine qui a des problèmes et lui dit : « *Te souviens-tu de ce livre que je t'ai recommandé, « Métamédecine » ? Figure-toi donc que l'auteur, Claudia Rainville, vient donner une conférence chez nous ! Te plairait-il de venir avec moi ?* »

Dès que la voisine entend le mot « CONFÉRENCE », elle a une réaction défensive et lui répond : « *Si tu crois que tu vas m'emmener à une conférence, c'est bien mal me connaître !* »

Cette voisine détient, gravée dans sa mémoire émotionnelle, une expérience relative à une conférence, au cours de laquelle des assistants du conférencier incitaient fortement les participants à s'inscrire à des cours. Celle-ci, ayant de la difficulté à s'affirmer, se retrouva confrontée à l'insistance d'un des assistants, qui essayait de la convaincre de signer un formulaire d'inscription. Elle finit par s'en libérer en s'excusant, sous prétexte d'aller aux toilettes, et fila à l'anglaise par la sortie arrière.

La conclusion de cette expérience fut : **conférence = on te harcèle pour te vendre des cours**. Cette expérience fut alors mémorisée comme étant une situation désagréable, donc à éviter dans le futur.

À l'image de cette dame, nous réagissons, souvent, plus que nous n'agissons. Nos réactions visent à nous protéger, mais si nous n'usons pas de discernement et de vigilance, elles nous nuisent davantage qu'elles ne nous protègent, étant très souvent inadaptées par rapport à un nouveau contexte.

Voici quelques brèves histoires qui nous permettront d'identifier des modes de réaction liés à des événements inscrits dans la mémoire émotionnelle et la conclusion qui en a résulté.

À l'âge de sept ans, je revenais de chez une copine. C'était l'été, il faisait très beau. Passant devant une maison, un vieux monsieur à l'allure souriante m'interpella, me disant : « *Oh, ce que tu as une belle poupée ! Pourrais-je la voir ?* » Dans mon innocence d'enfant, j'allai la lui montrer. « *Viens donc montrer cette belle poupée à ma femme* », me dit-il encore, me faisant entrer chez lui. Puis, il regarda le sous-vêtement de ma poupée, ajoutant : « *Oh, elle a une belle petite couche (lange) ! Toi, en as-tu une belle petite couche ?* » En disant cela, il glissa ses doigts noueux dans ma petite culotte. J'eus très peur. J'attrapai ma poupée et m'enfuis à toute vitesse, courant sans m'arrêter jusque chez moi.

Je ne suis plus jamais repassée devant cette maison avant d'avoir atteint l'âge de vingt ans. La conclusion de cette expérience désagréable avait été mémorisée de cette façon: **toucher = manque de respect**, donc à éviter. J'oubliai cet événement, mais lui, demeurait toujours bien présent dans ma mémoire émotionnelle, me faisant réagir chaque fois que quelqu'un me touchait.

Je me souviens d'un ami, qui travaillait avec moi dans un laboratoire. Il venait parfois près de moi et posait gentiment sa main sur mon épaule. Tout mon corps se raidissait et je lui disais: « *Maurice, je t'aime bien, mais je t'en prie, ne me touche pas, j'ai horreur de ça!* »

En réagissant ainsi, je n'étais pas consciente du lien existant avec cette expérience passée. Des années plus tard, alors que je participais à un séminaire, notre instructeur me prit dans ses bras comme il le faisait, de manière chaleureuse, avec tous ses étudiants. Bien que je me sentais totalement en confiance, je devins raide comme une barre de fer.

C'est suite à cet événement avec le Dr Beierle que j'ai cherché à comprendre pourquoi je réagissais ainsi au toucher. C'est alors que j'ai retrouvé le souvenir de cet événement, vécu à l'âge de sept ans. En le dédramatisant et en intégrant la leçon correspondante, j'ai pu me libérer complètement de mes réactions phobiques face au toucher.

Voilà donc une chose très importante à comprendre: tant que nous ne transformons pas notre compréhension d'un événement et la conclusion qui en avait résulté, nous réagissons de manière complètement inadéquate dans les nouvelles situations que nous rencontrons.

Prenons l'exemple d'un chat qui a été ébouillanté. Dans la mémoire émotionnelle du chat, l'**eau = danger**. Aussi, chaque fois que ce chat reçoit quelques gouttelettes inoffensives, il réagit encore comme s'il s'agissait d'eau bouillante, en s'enfuyant à toute vitesse. C'est ce qu'on peut appeler une réaction inadéquate par rapport aux gouttelettes inoffensives.

Dans nos relations avec les autres, nous réagissons très souvent de manière complètement inadaptée, comme ce chat.

Voyons-en quelques exemples :

Lino se protège de sa sensibilité en s'enfuyant

Petit garçon, Lino était un enfant très sensible. Il ne pouvait supporter de se faire gronder car, pour lui, cela équivalait à un rejet. Lorsque sa mère le grondait, il disparaissait pendant des jours, allant se cacher dans une étable, chez l'un des voisins, ce qui inquiétait ses parents, qui le cherchaient partout.

Lorsqu'il réapparaissait, si sa mère s'avisait de lui dire quoi que ce soit, il s'enfuyait de nouveau. Elle cessa donc de le réprimander, même si cela faisait partie de son éducation, et l'enfant apprit ainsi à n'en faire qu'à sa tête.

Dans sa mémoire émotionnelle, s'enregistra : « **Pour avoir la paix, il faut s'enfuir** ».

Devenu adulte, dès que sa femme lui faisait la moindre remarque, il s'en allait. À la différence que sa femme n'était pas sa mère... Lorsqu'il revenait, elle ne le ménageait pas, ce qui donnait lieu à de nouvelles querelles, au cours desquelles, en colère, il claquait de nouveau la porte.

Un jour, sa femme en eut assez de ce comportement, et le quitta. Il se retrouva seul, coupé des siens et malheureux. Ce comportement l'avait certes aidé à protéger sa sensibilité, quand il était enfant, mais dans une relation de couple, cela ne pouvait que lui occasionner de graves problèmes relationnels.

Thérèse sort ses gants de boxe

Thérèse a grandi sous la domination d'un père violent, tant verbalement que physiquement, qui ne ratait pas une occasion pour insulter, dénigrer ou frapper sa femme et ses enfants. Thérèse apprit très tôt à donner la réplique. Elle était la seule de sa famille qui osait affronter son père, tous les autres s'écrasant devant lui et subissant ses coups.

Thérèse apprit à se défendre par l'attaque. Elle avait la réputation de ne pas avoir froid aux yeux, ni la langue dans sa poche.

Dans ses relations de couple, lorsque son conjoint la blessait par des attitudes qu'elle percevait comme étant de l'indifférence, elle le piquait verbalement, pour le blesser, comme elle le faisait avec son père. Par exemple, elle pouvait lui dire qu'il avait une roche à la place du cœur. Elle lui reprochait de ne pas montrer sa sensibilité, mais elle-même n'écoutait pas la sienne.

Ces attaques atteignaient son époux, qui se fermait graduellement, à tel point qu'il lui sembla un jour qu'elle ne pouvait plus le rejoindre. Elle le quitta, bien qu'elle l'aimait encore. Elle vécut seule un certain temps, espérant rencontrer l'homme avec lequel elle pourrait enfin vivre une relation harmonieuse.

C'est alors qu'elle rencontra Jasmin, qui était exactement le type d'homme qu'elle avait souhaité. Elle s'engagea avec lui, se réjouissant d'avoir trouvé le compagnon qui lui correspondait. Lorsqu'il voulait lui faire une observation, elle avait encore des réactions défensives. Jasmin fut très patient avec elle, lui expliquant que lorsqu'il voulait lui dire quelque chose pour favoriser l'harmonie dans leur couple, elle n'avait pas besoin de sortir ses gants de boxe. Elle appréciait qu'il soit si patient et accueillant dans ses réactions, et ne l'en aimait que davantage.

Bien que Thérèse aurait voulu changer ce comportement, quelque chose, malgré sa bonne volonté, lui faisait adopter son ancien mode de réaction. Jasmin, ne voyant pas d'amélioration, commença à être moins patient et moins tolérant. Les réactions de Thérèse n'en furent que plus vives. Il en eut assez et la quitta. Thérèse en éprouva beaucoup de chagrin. Elle ferma alors son cœur à l'amour, se terrant dans sa solitude et sa tristesse.

Il ne faudrait pas croire qu'à cause de son mode de réaction, Thérèse était seule en cause dans les difficultés relationnelles du couple. Ce sont les modes de réaction de l'un qui déclenchent les modes de réaction de l'autre. Autant ses ex-conjoints qu'elle-même avaient eu à souffrir de problèmes reliés à la violence familiale. C'est simplement que leurs modes de réaction différaient.

Ceux-ci, face à l'agresseur, tentaient, dans un premier temps, de l'amadouer. Quand ils sentaient que leurs tentatives avaient échoué, ils s'éloignaient de l'agresseur.

Ces hommes, en agissant ainsi, n'avaient rien réglé pour autant. À plus ou moins long terme, ils risquaient d'être confrontés encore plus durement à leur propre peur de l'agressivité, jusqu'à ce qu'ils apprennent à vraiment y faire face.

Thérèse avait développé ce mode de réaction pour se protéger de la menace que représentait son père. Il était adapté à son milieu de violence mais était devenu totalement inadéquat par rapport aux situations qu'elle rencontrait dans sa vie d'adulte. Mais cela, son limbique ne le savait pas.

Le limbique ne réfléchit pas, n'analyse pas, il ne se demande pas si sa réaction est appropriée. Son rôle est d'assurer la survie de l'organisme animal ou humain, ce qui l'amène à réagir constamment en fonction de ce qu'il a en mémoire. La seule façon qui puisse le conduire à utiliser un autre mode de réaction consiste à changer la conclusion qu'il a mémorisée d'une situation.

Voici un autre exemple de mode de réaction.

Hélène se rebellait et balançait tout par-dessus bord

Hélène était partie en vacances pour quatre semaines dans les Caraïbes. Son ami de cœur devait la rejoindre au bout d'une semaine mais il eut un contretemps qui l'empêcha d'aller la retrouver. Elle passa la seconde semaine seule. Au début de la troisième, elle en eut assez. Elle se procura un nouveau billet d'avion, au prix régulier, perdant ainsi le billet de retour qu'elle détenait, ainsi que le montant des frais d'hébergement déboursés à l'avance pour le reste des vacances.

Sa réaction fut : « *Je m'en fous, peu m'importe le prix que cela me coûte, j'en ai assez, un point c'est tout.* »

Hélène avait comme mécanisme de réaction de tout balancer, peu importe le prix à payer, lorsqu'elle ne pouvait plus supporter une situation douloureuse.

Ce mécanisme de réaction, développé dans son enfance, lui nuisait autant dans son bien-être, son bonheur, ses projets que dans sa vie affective. C'est ainsi qu'elle avait déjà balancé une relation de couple, geste qu'elle avait passé des années à regretter, par la suite.

En thérapie, elle me raconta la situation, telle que vécue durant son voyage. Elle s'était trouvée bien capricieuse, après coup, d'avoir agi ainsi, prenant soudain conscience qu'elle était dans un endroit paradisiaque, où elle aurait pu profiter à plein du soleil, de la mer, en plus d'une fine cuisine.

Elle avait honte de son comportement, mais cela avait été plus fort qu'elle. Je l'amenai à simplement l'accepter, sans se juger, puis à réaliser ce que ce mécanisme de réaction lui avait coûté dans sa vie. Elle reconnut que ce comportement l'avait amenée à vivre une grande solitude, alors que c'était justement la solitude qu'elle ne pouvait supporter !

Lorsqu'elle était petite fille et vivait des situations qui lui faisaient mal, elle se rebellait. C'était de nouveau cette rébellion qu'elle manifestait en balançant tout. Je lui ai demandé de revoir la dernière situation, alors qu'elle s'est retrouvée seule en vacances, et de chercher s'il n'y aurait pas eu une autre solution que de balancer tout par-dessus bord.

Elle me répondit : « *Oui, c'est sûr ! Avec le prix que j'ai payé pour ce nouveau billet d'avion, j'aurais pu m'offrir de très belles excursions ou, encore, j'aurais pu appeler l'une de mes sœurs ou une amie et lui offrir de venir me rejoindre, plutôt que de gâcher mes vacances sous prétexte que j'étais déçue que mon copain ne puisse me rejoindre.* »

Des modes de réaction et des conclusions que nous avons tirées des expériences douloureuses que nous avons vécues, il en existe presque autant que de situations problématiques.

Voici d'autres équations, que je n'ai pas développées, mais que tu pourrais avoir enregistrées dans ta mémoire émotionnelle, comme donnant lieu à des modes de réaction qui te sont défavorables :

- être malade = on s'occupe de moi
- retard = accident
- critique = on ne m'aime pas
- aimer = souffrir
- s'engager = perdre sa liberté
- départ = abandon
- vivre = souffrir
- parler = danger
- fermeture = rejet
- se taire = se protéger
- autorité = être dominé, écrasé
- être premier = les autres ne m'aiment pas

- avoir plus que les autres = ce n'est pas juste
- pas de succès = bon à rien
- pas de diplôme = pas de valeur
- argent = pas d'amour
- être riche = prétentieux, avare ou escroc
- penser à soi = être égoïste
- être trop gentil = on abuse de ma bonté
- pleurer = faiblesse, manipulation
- demander = mendier, importuner

Ces équations proviennent autant des influences subies que des conclusions tirées des expériences que nous avons vécues.

Il n'y a pas que des équations qui nous soient défavorables dans notre mémoire. Il y en a, également, qui peuvent nous être très favorables, comme par exemple :

- chanter = on m'aime
- danser = m'exprimer
- réussir = avoir de la valeur
- argent = liberté
- recevoir une remarque = on veut m'aider
- union = épanouissement
- oser = me dépasser
- pleurer = permettre à ma sensibilité de s'exprimer
- donner = recevoir
- m'investir = être gagnant
- vivre = grandir
- me révéler = être authentique
- autorité = moyen proposé

Comment transformer les conclusions que l'on a enregistrées et les modes de réaction inadéquats qui en ont résulté ?

La première étape consistera à identifier tes modes de réaction.

Tu peux te servir des histoires que j'ai décrites, des exemples d'équations que j'ai présentés, ou encore des situations que tu vis à répétition et le mode de réaction que tu utilises.

La seconde étape consistera à reconnaître les moments où tu utilises ces modes de réaction. Par exemple : par le passé, chaque fois que je me sentais abandonnée, mon mode de réaction était de m'effondrer en n'ayant plus le goût de vivre. L'équation qui avait été enregistrée était : « *Si on ne veut plus de toi, ça ne vaut plus le coup de vivre* ».

La troisième étape consistera à trouver l'action adéquate pouvant transformer cette équation afin de créer un nouveau mode de réaction.

Lorsqu'une équation provient d'une influence comme, par exemple : être **riche = être prétentieux**, ou **demander = mendier ou importuner**, tu peux chercher d'abord d'où provient cette influence pour, ensuite, la soumettre à tes hémisphères afin d'en tirer une nouvelle conclusion.

Prenons l'équation être riche = être prétentieux. Si tu partages cette croyance, cherche d'où elle peut provenir. Serait-ce en raison de ce que tes parents disaient au sujet des gens riches ? Serait-ce que tu aurais déjà jugé prétentieuse une personne riche vis-à-vis de laquelle tu te sentais inférieur ?

Nous utilisons parfois le phénomène de projection pour ne pas contacter un sentiment désagréable. Ainsi, en disant que l'autre est prétentieux, cela nous évite de ressentir le sentiment d'infériorité qui peut nous habiter.

Maintenant soumets cette équation à une nouvelle analyse. Tu peux penser à des gens riches qui sont très simples. Tu peux aussi te demander ce qui pourrait les inciter à être prétentieux. Pour ma part, j'ai observé que les gens prétentieux sont toujours des personnes qui doutent de leur valeur, ce qui les fait se rabattre sur leurs titres, leurs diplômes ou leurs biens matériels.

À partir de cette confrontation, tu pourrais tirer une nouvelle conclusion du genre : **être prétentieux = douter de sa valeur**, et **être riche = possibilité de s'offrir et de donner davantage**.

Quelle est l'importance de changer une telle donnée ? C'est que tant que tu la conserves, tu ne voudras nullement être riche pour éviter que l'on te croit prétentieux, alors qu'en transformant ta conclusion, tu t'autorises à vivre l'aisance financière.

Cependant, lorsqu'une équation provient d'une expérience traumatisante, il ne suffit pas simplement, comme dans l'exemple précédent, de soumettre de nouveau cette équation à l'analyse de nos hémisphères. Il faudra plus que cela.

Il nous faudra nécessairement entrer de plain-pied dans la situation de souffrance correspondante et revivre ce que l'on a alors ressenti, aidant ainsi l'enfant que nous étions à exprimer ce qu'il avait trop peur d'extérioriser à ce moment-là. C'est d'ailleurs cette peur qui l'a amené à utiliser un mode de réaction particulier lui permettant de survivre à la situation de souffrance en question. Il faut l'amener à découvrir d'autres solutions puis l'aider à les mettre en action.

Comment y arriver ?

Je faisais la confidence suivante à une amie : « *Autant je peux être à l'aise lorsque j'enseigne ou donne des conférences, autant à d'autres moments, en particulier dans mes relations affectives, je peux éprouver de la difficulté à m'exprimer.* » Je réalisai en lui parlant que là où résidait ma difficulté, c'était lorsque j'avais peur de déplaire ou que l'autre se fâche.

Ma peur de déplaire provenait de mon grand besoin d'être aimée et, je dirais même plus, de ma dépendance affective. Quant à ma peur de la colère de l'autre, elle était en résonance avec des situations que j'avais vécues enfant.

J'avais environ sept ans lorsque mon frère aîné qui avait été placé chez des gens jusque-là, vint habiter avec nous. Il ramenait avec lui un lourd bagage de souffrances causées par le rejet, l'abandon et les mauvais traitements qu'on lui avait infligés. Pour se protéger, il avait développé le mode de réaction de l'agressivité et de la violence.

Lorsque nous étions réunis, il s'agissait que l'une de mes sœurs dise un mot de trop pour nous retrouver en pleine scène dramatique, chargée de violence.

Mon frère avait une susceptibilité à fleur de peau. S'exprimer était donc devenu quelque chose de dangereux chez nous. Ma mère nous répétait constamment : « *Taisez-vous, ne faites donc pas exprès, vous le connaissez !* » J'avais donc enregistré dans ma mémoire émotionnelle : **parler = danger**.

Tant que j'ai vécu avec mon frère, j'ai fait des amygdalites à répétition, à tel point que j'ai dû subir une opération où l'on m'enleva les amygdales. Ces inflammations à la gorge ont brusquement cessé après son départ. J'avais toutefois conservé une voix rauque, laquelle trahissait la peur que j'avais encore de m'exprimer.

Quand j'étais confrontée à la peur de déplaire à mon interlocuteur, ou de le fâcher , une panique intérieure s'emparait de moi, créant ainsi une distorsion dans ma pensée. Plus j'essayais de m'expliquer, plus je m'enlisais, donnant ainsi le pouvoir à l'autre de me dénigrer, de me rejeter ou de me blesser. Cela me faisait tellement souffrir que je me taisais, me réfugiant à l'intérieur de moi-même, ravalant alors mon chagrin, ma déception et mon impuissance.

Pour me protéger, j'avais adopté différents modes de réaction, comme, par exemple, ne pas exprimer ce que j'aurais tant voulu dire, ou ménager l'amour-propre de l'autre, en lui disant ce que je croyais qu'il voulait entendre, ou encore dire les choses sans ménagement, me basant sur le principe que l'attaque est la meilleure défense.

Presque tous les hommes avec lesquels j'ai vécu une relation de couple étaient très susceptibles, portant en eux de douloureuses blessures d'amour-propre.

J'ai essayé de ménager chacun d'eux, comme ma mère le faisait avec mon frère (sans le savoir, c'est nous que nous ménagions). Avec chacun d'eux, je me suis retrouvée, sur le plan de la communication, dans des luttes de pouvoir que je ne désirais nullement. Tout ce que je souhaitais, c'était de pouvoir exprimer ce que je ressentais.

Voici un exemple de ce genre d'échanges.

Je rentre de voyage, j'ai très hâte de revoir mon conjoint, et réciproquement. Il m'a gentiment apporté des fleurs. Nous avons trois bonnes heures de route devant nous. J'essaie d'établir le dialogue suivant avec lui :

Moi : « *Tu sais, très souvent lorsque nous communiquons, tu me parles de ton père, de ta mère, de ta sœur... ou des nouvelles à la télévision, mais rarement de toi, de ce que tu vis. J'aimerais tant qu'on puisse arriver ensemble à développer une communication authentique.* »

Lui : « *Comparé à ton frère, je parle beaucoup...* » (Il fait référence à mon frère, que nous avions croisé en route en allant dire bonjour à mes sœurs).

Moi : « *Ce n'est pas de mon frère dont il s'agit, mais de nous. Avec cette remarque, que puis-je ajouter ? Je ne me sens pas entendue dans ce que j'essaie de te dire.* »

Lui (en lui-même) : « *Bon voilà, qu'est-ce qu'il y a encore qui ne fait pas son affaire ?* » (Verbalement, sur un ton impatient) : « *Qu'est-ce qui a bien pu t'amener à me parler de ça maintenant ?* »

Moi (commençant à avoir peur qu'il se fâche) : « *Pendant mon voyage, en lisant sur la communication authentique, je me suis rendu compte à quel point nous parlons des autres, de la pluie et du beau temps, ou autres banalités, mais rarement de ce que nous ressentons.* »

Lui (commençant à être irrité) : « *Tu sais que j'ai horreur de ce genre de discussion.* »

Moi (j'essaie de me faire entendre) : « *Eh bien, tu vois que nous avons un problème à communiquer. J'essaie de te parler de quelque chose qui pourrait améliorer notre relation de couple et ...* »

Lui (fâché) : « *Ce que je vois, c'est que tu essaies constamment de détruire ce qu'on tente de bâtir. Nous étions bien, heureux. Non, il faut que tu apportes des problèmes ! C'est ta jouissance de brasser continuellement de la merde. Mais tu vas la brasser toute seule, parce que moi, j'en ai ras le bol !* »

Moi (en moi-même) : « *Ça y est, le voilà fâché. La dernière chose que je voulais, c'était bien cela. J'avais tellement hâte de le revoir. Pour être gâché, ce retour est bien gâché et là, j'en aurai pour combien de jours ou de semaines avant qu'il ne se défâche ?* »

Je me suis tue le reste du trajet, ravalant ma déception, ma peine et mon impuissance à me faire entendre. Dans les jours qui ont suivi, j'ai tout fait pour tenter de me faire pardonner, car il me rendait responsable de la tournure des événements. C'est moi qui avais entamé cette discussion ; si je n'avais pas abordé ce sujet, nous n'en serions pas là. Donc, c'était moi la coupable.

Lorsque ma mère nous disait : « *Taisez-vous, ne faites pas exprès...* », je croyais aussi que c'était de notre faute, à mes sœurs et à moi, si mon frère explosait.

Nos modes de réaction engendrent les scénarios que nous vivons à répétition.

Ce scénario, je l'ai rencontré à plusieurs reprises dans mes relations affectives, à tel point que je croyais que pour vivre une relation harmonieuse, il eut mieux valu que je sois muette.

Pour m'en affranchir, il fallait que, dans un premier temps, je cesse de m'attribuer tous les torts et que je reconnaisse la part de susceptibilité de mon conjoint, pour être en mesure d'y apposer un « STOP ».

Cependant, dans mon sentiment de culpabilité, au lieu de freiner son attitude susceptible, je déployais une énergie colossale pour tenter de me faire pardonner. Ainsi, plus je me culpabilisais, plus mon conjoint me rendait responsable du conflit par son attitude de fermeture. Parfois, il ajoutait, pour me culpabiliser davantage: *« Tu as voulu mettre la pagaille entre nous, eh bien, maintenant, assume-là ! »*

En second lieu, il fallait me replacer dans une situation traumatisante où mon frère se montrait agressif, et me demander ce que j'aurais pu faire, à ce moment-là, et que je n'ai pas fait. Puis, par imagerie mentale, me voir en train de le faire.

Je ferme donc les yeux, je me détends. Puis, je laisse les images monter en moi. Je revois la cuisine de couleur turquoise, le poêle, le réfrigérateur et la grande table.

Je nous vois tous assis à cette table, ma sœur aînée à une extrémité et mon frère, à l'autre. Je vois celle-ci dire quelque chose qui fâche mon frère. Il prend son verre et le lui lance en plein visage. Le sang gicle. Ma mère crie. Je suis si terrifiée que je n'entends pas ce qu'elle dit, je reste figée par l'émotion.

C'est là que, par la visualisation, je me vois, moi, la femme d'aujourd'hui, aller rassurer cette petite fille de huit ans que j'étais.

Je lui dis que je suis là, qu'elle n'a plus besoin d'avoir peur. Je la rassure aussi sur l'état de sa sœur: *« Ce n'est qu'une coupure au-dessus du sourcil, elle va s'en remettre. »*

Puis, je l'aide à exprimer sa peur à son frère que je vois, seul et calme. La petite fille en moi s'approche et lui dit : *« Jacques, j'ignore si tu sais à quel point j'ai peur de toi. Je préfère ne pas venir manger plutôt que de me retrouver à la même table que toi. Je ne te dis pas cela pour t'accuser, mais pour que tu le saches. »*

Je poursuis ma visualisation et vois mon frère me répondre : *« Mais, je ne t'ai jamais touchée, toi ! »*

Moi : *« Je sais, mais ça m'a fait aussi mal que si c'était à moi que tu avais lancé le verre. »*

Lui : *« Je sais que, parfois, j'ai des comportements agressifs, mais c'est lorsque j'ai l'impression que vous ne m'acceptez pas. »*

Moi : *« Jacques, on ne demande pas mieux que de t'accepter, mais aide-nous à avoir moins peur de toi. »*

Lui : *« Je ne savais pas que je vous faisais si peur... Désormais, quand je serai en colère, je ferai autre chose que de me fâcher contre vous. »*

Moi : *« Merci, Jacques, de m'avoir écoutée. Je sais que tu n'es pas méchant. C'est parce que, toi aussi, tu as été blessé. »*

Mon frère a délaissé ses comportements de violence depuis très longtemps. Ce n'est pas avec le frère d'aujourd'hui, qui est si gentil, que j'avais un problème d'expression, mais avec celui qui appartenait à mon passé.

De plus, cette crainte m'amenait à être maladroite dans ma manière de dire ce que je voulais exprimer, ou me faisait choisir des moments tout à fait inopportuns pour le faire. Cette discussion, dans la voiture, se prêtait très mal au contexte, c'est pourquoi mon conjoint s'interrogeait sur ma véritable intention, en me demandant : « *Qu'est-ce qui a bien pu t'amener à me parler de ça maintenant ?* » Il se demandait quelle idée j'avais derrière la tête, alors que mon intention était de voir notre relation s'améliorer sur le plan de la communication, rien de plus.

Dans mon prochain livre, j'élaborerai davantage sur les modes de fonctionnement des hommes par rapport aux femmes. Je voudrais simplement apporter ici une nuance entre leurs philosophies respectives.

De manière générale, les femmes sont portées à penser: « ***On peut toujours s'améliorer.*** » C'est ce qui explique que les femmes cherchent toujours à s'améliorer, que ce soit dans leur apparence ou dans leurs manières d'être. Cela peut nous faire comprendre pourquoi on retrouve davantage de femmes dans les cours de croissance personnelle. Les difficultés surviennent lorsqu'elles veulent améliorer les hommes. Car ce qu'une femme appelle amélioration, l'homme lui donne le qualificatif de problème, car un homme est plutôt enclin à penser: « ***Quand il n'y a pas de problème, pourquoi en créer ?*** »

C'est bien ce qui s'était passé entre nous: j'avais voulu améliorer notre relation, alors que lui considérait que, puisque ça allait bien entre nous, il était superflu d'amener des éléments qui risquaient de provoquer une dispute.

De plus, les hommes, en général, sont très sensibles à leur amour-propre, ce qui explique qu'ils perçoivent certaines remarques de leur femme comme des critiques à leur endroit. J'ai appris, depuis, à tenir compte de ces facteurs. Cependant, le processus de libération que j'avais fait, par visualisation, concernant mon frère, m'avait libérée de ma peur de m'exprimer.

J'observai, suite à ce processus, que je ne demandais plus l'autorisation à mon conjoint pour lui exprimer ma pensée. En effet, avant ce processus de libération, très souvent, lorsque je m'adressais à mon époux, je commençais par lui dire: « ***Est-ce que je peux te parler ? Est-ce que je peux te dire quelque chose ?*** »

Ces questions démontraient, sans que j'en sois consciente, ma peur de m'exprimer. De plus, je ne réalisais pas qu'en m'y prenant ainsi, j'amenais mon conjoint à prendre une position de défensive et de méfiance.

Depuis que je me suis départie de cette équation : **parler = danger**, je m'exprime tellement plus librement avec lui et notre communication est devenue beaucoup plus authentique.

À ce stade-ci de notre étude, il est important de comprendre que le cerveau limbique ne fait pas la différence entre les images provenant de l'extérieur ou de l'intérieur, nous pouvons donc, à partir des images qu'il possède déjà en mémoire, lui en donner de nouvelles, sans toutefois nier celles qu'il a déjà acceptées et mémorisées.

Revenons, si vous le voulez bien, à l'exemple que j'ai exposé précédemment : j'ai six ans, la religieuse me demande d'aller m'asseoir dans ma classe parce que ma toux l'empêche de dormir et qu'il y a déjà une pensionnaire occupant l'unique lit de la chambre réservée aux enfants malades.

Supposons que je veuille soumettre au limbique l'image de la religieuse venant vers moi parce que, m'ayant entendue tousser, elle m'apporte du sirop et me frictionne avec un onguent, pour faire cesser ma toux.

Mon limbique ne pourra l'accepter, car il possède déjà l'image où je vais vers la religieuse et celle où je me rends dans ma classe pleurer sur mon petit pupitre.

Mais si je visualise la situation qui m'a fait souffrir, et que je poursuis le film amorcé en lui fournissant de nouvelles images, auxquelles je vibre comme si je les vivais vraiment, alors là, il les acceptera. Je suis donc repartie de l'image où la petite Claudia pleure sur son petit pupitre. Les nouvelles images consistèrent à l'aider à ne pas rester dans sa souffrance, mais plutôt à retourner vers la religieuse pour lui dire qu'elle a froid et lui demander si elle n'aurait pas une autre solution. Puis, toujours par imagerie, voir la religieuse demander à la pensionnaire qui occupait le lit de l'enfant malade, si elle pouvait maintenant aller dormir dans son lit pour me céder la place.

En conservant le souvenir de l'événement où je me sentais abandonnée, ma conclusion était : « **À quoi bon vivre si personne ne veut de moi ?** » (ou **vivre = souffrir**). Grâce aux nouvelles images enregistrées, la conclusion devient : « *Si tu souffres, ne reste pas dans ta souffrance, parles-en* » (ou **avoir mal = demander de l'aide**).

Il en va de même pour la scène de violence dans laquelle j'étais restée figée, où ma conclusion fut : **parler = danger**. En me visualisant parler à mon frère, alors que celui-ci m'accueille en me disant qu'il ne réalisait pas à quel point il me faisait peur, l'équation : **parler = danger**, ne tient plus. Je lui ai parlé et il m'a accueillie. Ma nouvelle conclusion devient alors : **parler = être entendue**, et **violence = rejet** (c'est parce que mon frère se sentait rejeté qu'il exprimait cette violence). Par conséquent, ma crainte de m'exprimer disparaît.

Ces nouvelles images donnent naissance à une nouvelle conclusion qui, à son tour, déclenche un nouveau mode de réaction devant une situation similaire. Ainsi, lorsque de nouveau je me sentais abandonnée, mon nouveau mode de réaction était d'appeler une personne pouvant m'accueillir dans ma souffrance plutôt que de me laisser sombrer dans la déprime.

C'est ainsi que nous pouvons arriver à transformer nos vieux scénarios de souffrance en de nouveaux scénarios qui nous seront favorables.

> « *Rien dans notre inconscient n'est à rejeter mais tout simplement à réaligner et à transmuter.* » Carl Jung

Ce travail ne peut se faire sur une base rationnelle. Il ne peut être effectif qu'en ressentant les émotions vécues dans le passé, dans toute leur intensité, et qu'en visualisant les nouvelles images avec cette même intensité.

Il est préférable, pour entreprendre un travail en profondeur de la mémoire émotionnelle, d'être accompagné, du moins pour la première fois, d'un thérapeute expérimenté en relation d'aide, qui a lui-même éliminé plusieurs de ses scénarios de souffrance de cette façon.

Pourquoi une telle suggestion? C'est que la peur de souffrir nous empêche, dans la majorité des cas, de retourner dans ces souffrances de notre passé.

Pour ma part, j'ai cru, pendant des années, que si je retournais dans mes souffrances profondes j'allais en mourir. C'est accompagnée par une personne en qui j'avais entièrement confiance, et pouvant m'offrir une relation sécurisante de par son accueil, son amour et sa tendresse, que j'ai pu enfin oser m'aventurer jusqu'au cœur de mes blessures les plus douloureuses.

Troisième chapitre

La douleur de l'un réveille la douleur de l'autre

« Il est des douleurs qui ont perdu la mémoire et qui ne se souviennent pas pourquoi elles sont douleurs. »

Porchia

Nous ne comprenons pas toujours pourquoi nous sommes attiré vers une personne plutôt qu'une autre. Rationnellement, nous pouvons tenter de l'expliquer par le fait que nous la trouvons jolie, charmante, gentille, attentionnée, mais il y a parfois ce petit quelque chose que l'on ne peut expliquer et qui nous fait penser ou dire : « C'est elle ! »

Une fois notre cœur conquis, notre tête se met à élaborer des plans pour réaliser nos rêves avec cette personne. Au début, tout est merveilleux. Puis, avec le temps, certaines attitudes de l'être aimé nous irritent et, parfois, nous blessent. Mais comme nous tenons à cette relation, nous n'en disons mot, et ce, jusqu'à ce que notre seuil de tolérance soit atteint, blessant à notre tour cette personne si importante pour nous.

Pour éviter de nouveaux conflits, on met une certaine distance entre elle et nous. Mais cette distance, qui diminue la qualité des échanges entre les partenaires, peut soit creuser un fossé en les éloignant davantage, ou être l'objet de récriminations de la part de celui qui se sent rejeté ou mis à l'écart.

S'il en résulte une séparation, on se dit alors que ce n'était pas la personne qui nous convenait, nous promettant bien d'être plus vigilant la prochaine fois. Puis, on en rencontre une autre et, une fois la passion assouvie, on réalise qu'on reproche à la nouvelle partenaire les mêmes choses qu'à la précédente.

Pourtant, ce nouveau partenaire nous semblait tellement différent de l'autre, dont on s'était cru à jamais libéré. C'est alors que nous nous demandons comment il se fait que nous nous retrouvons dans une situation que nous avions justement voulu fuir.

« *Qu'ai-je fait au Ciel pour toujours tomber sur ce type de personne ?* » se plaindront les uns.

« *Pourquoi est-ce que je me retrouve toujours avec des jaloux qui me font des scènes ? des tigresses qui me provoquent ? des partenaires que je dois faire vivre ?* », etc., s'indigneront les autres.

Cette attirance entre deux personnes ne se produit pas seulement au niveau conscient, mais relève aussi de l'inconscient de chacun, un peu à la manière des ondes radio qui sont bien présentes, même si nous ne les voyons pas.

Il est clair que nous souhaitons vivre avec une personne afin de combler nos besoins de plaire, d'être aimé, sécurisé, étreint, mais également pour avoir quelqu'un avec qui partager nos joies, nos peines, nos réussites ou nos difficultés.

Mais nous ignorons bien souvent les peurs enfouies dans notre inconscient. Ces peurs résultent des situations traumatisantes vécues dans le passé, que nous craignons de revivre et dont nous cherchons continuellement à nous protéger.

Aussi, dans une relation amoureuse, aurons-nous à composer avec ce qui est perçu de l'un et de l'autre (les goûts, les aspirations, les forces, les faiblesses, les limites), mais également avec tout ce qui est inconscient chez l'un comme chez l'autre.

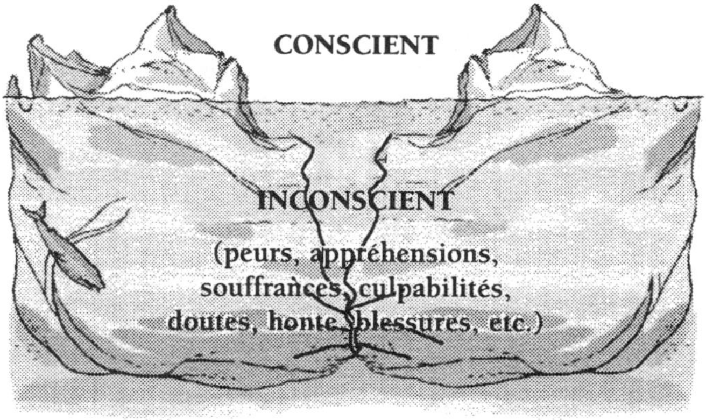

Le paradoxe de la relation intime

La toute première relation affective que connaît l'être humain est de type fusionnel. Cela s'explique par le fait que pendant la période de gestation, jusqu'à l'âge d'environ un an et demi à deux ans, l'enfant vit une relation symbiotique avec sa mère. Puis arrive la période de différenciation, qu'on appelle parfois la première adolescence, où l'enfant ressent une pulsion visant à créer une distance entre sa mère et lui pour affirmer sa personnalité distincte.

Sa relation de dépendance envers sa mère étant essentielle à sa survie, le tout petit vit une ambivalence entre son besoin de dépendance et son désir d'indépendance. C'est ce qu'on peut observer chez l'enfant qui s'éloigne de sa mère d'un air triomphant pour aussitôt revenir vers elle, le visage angoissé. Symbiose et séparation sont les thèmes dominants de cette période.

L'enfant surprotégé ou étouffé par un amour maternel trop possessif risquera de devenir rebelle et de développer la peur d'être possédé. L'enfant délaissé, ignoré, ou encore contraint de vivre une séparation d'avec sa mère, pourra développer la peur d'être abandonné et le sentiment de ne pas exister s'il n'est pas aimé.

Quand deux partenaires vivent une relation intime, chacun refait l'expérience, ne serait-ce que sous une forme atténuée, de ces luttes précoces relatives à la symbiose et à la séparation, ou le dilemme entre le désir de fusion et le besoin de différenciation d'un moi indépendant et autonome.

C'est ce désir de fusion qui s'exprime par la passion que ressentent les amoureux au début de leur relation, chacun désirant conquérir l'amour de l'autre, essayera, par tous les moyens, de lui plaire. C'est l'étape des jeux de séduction, là où l'on serait porté à croire que l'amour est à son plus fort.

Autant cette relation amoureuse ravive l'extase de l'union symbiotique, autant elle réveille les peurs d'être étouffé ou abandonné. Celui qui craint d'être étouffé s'éloigne, alors que celui qui a peur d'être abandonné fera tout pour maintenir la relation fusionnelle, en redoublant d'attentions envers son partenaire ou en réclamant davantage de preuves d'amour, ce qui aura comme effet d'éloigner davantage ce dernier.

C'est ainsi que plus l'un s'éloigne, plus l'autre se rapproche. C'est ce que j'appelle parfois « le couple qui danse le tango. »

Il y a des personnes qui passent une grande partie de leur vie à amorcer des relations amoureuses sans qu'il y ait continuité. Ce qu'elles recherchent, c'est le lien fusionnel partagé en début de relation. Dès que se ravivent leurs anciennes blessures et qu'elles se retrouvent au cœur de ces luttes de pouvoir, elles voient fondre leur intérêt pour la poursuite de cette relation, se ferment et s'éloignent.

L'adulte en nous sait qu'un retour à l'union symbiotique est impossible et que la séparation n'est plus une question de vie ou de mort. Mais l'enfant qui vit en nous, lui, croit qu'il ne pourra plus vivre s'il n'est pas aimé. C'est ce qui explique qu'à certains moments, nous nous sentons attiré de manière irrésistible vers une relation intime et qu'à d'autres moments, cette même relation nous effraie, nous angoisse et nous incite à reculer.

> *« L'amour fait ressortir nos sentiments refoulés. Un jour, nous nous sentons aimés et le lendemain, nous n'avons plus confiance en l'amour. Les douloureux souvenirs de nos rejets passés refont surface au moment où nous devons accepter et mettre notre confiance en l'amour de notre partenaire. »* John Gray

C'est ainsi que, très souvent, la douleur de l'un réveillera la douleur de l'autre.

Voyons-en quelques exemples :

La douleur de l'indifférence de l'un peut réveiller la douleur d'accaparement de l'autre

René a grandi avec une mère qui l'a surprotégé et qui l'étouffait de son trop-plein d'amour. Son père se situait complètement à l'opposé, distant, peu bavard et, le plus souvent, absent. René aurait fait n'importe quoi pour avoir ne serait-ce qu'un regard ou une marque d'attention de son père, ce qu'il n'obtint jamais.

Lorsqu'il rencontra Élisabeth, il tomba amoureux d'elle dès le premier regard. Élisabeth était belle, réservée, plutôt silencieuse. René fit tout pour conquérir son cœur : il lui envoya des fleurs, lui écrivit des poèmes, la traita comme une princesse. Il fut l'homme le plus heureux du monde le jour où elle accepta de l'épouser.

Élisabeth était gentille, bienveillante, en plus d'être une excellente maîtresse de maison. Par contre, elle était peu portée à exprimer son affection. René en souffrit dès le début, mais il se disait qu'elle changerait, avec tout l'amour et la compréhension qu'il allait lui donner. De plus, Élisabeth n'appréciait guère les relations sexuelles, lesquelles lui causaient des douleurs. René s'en était fait une raison et se montrait très peu exigeant en ce domaine, réprimant ses propres besoins pour lui plaire.

Quand il rentrait chez lui, il s'empressait de la prendre dans ses bras, lui offrant tout son amour, ce qui semblait davantage agacer Élisabeth que lui faire plaisir. Ils eurent trois enfants. Élisabeth se montra une excellente mère, tout comme elle était une bonne épouse. René ne pouvait rien lui reprocher, si ce n'est sa retenue envers lui.

Autant il lui offrait des petits mots remplis de « je t'aime », pour lui témoigner son amour, autant Élisabeth ne lui disait jamais qu'elle l'aimait. René vécut vingt-deux ans avec Élisabeth. Il n'a jamais cessé de l'aimer, mais ne s'est jamais senti désiré ni aimé d'elle, ce qui l'amena à la quitter, malgré la fidélité de ses sentiments pour elle.

René était à la recherche d'une nouvelle compagne. Il se disait : « *Je veux voir de l'amour pour moi dans le regard d'une femme, je veux sentir son désir pour moi.* »

C'était le regard d'amour de son père, qui lui avait tellement manqué enfant, et qu'il avait ressenti comme de l'indifférence à son égard : c'est cette douleur que réveillait Élisabeth chez lui. Il ne se rendait pas compte que ses comportements d'accaparement et d'attente amenaient sa femme à se fermer davantage à lui, comme lui-même se fermait à sa mère quand elle agissait ainsi avec lui. Élisabeth, de son côté, avait eu un père qui avait voulu la posséder et qui avait abusé d'elle lorsqu'elle avait onze ans. Elle avait aimé son père, mais le fait qu'il ait abusé d'elle avait détruit sa confiance en lui et, par conséquent, en l'homme en général. En conséquence, plus un homme en faisait pour elle, plus elle devenait méfiante et sur la défensive.

Élisabeth réveillait la douleur d'indifférence de René et lui, réveillait la douleur d'accaparement qu'elle avait vécue avec son père.

Pour éviter la séparation, il aurait fallu que René cesse de vouloir conquérir l'amour d'Élisabeth en étant moins accaparant vis-à-vis d'elle, pour qu'elle puisse éprouver le désir de recevoir quelque chose de lui.

Quant à Élisabeth, il lui fallait pardonner à son père d'avoir abusé d'elle pour pouvoir de nouveau ouvrir son cœur à un homme.

La douleur d'indifférence est presque toujours en résonance avec des moments de notre enfance où nous avons ressenti un désintérêt, un manque d'accueil ou d'implication de la part des personnes desquelles nous étions en droit d'attendre amour et protection.

Réflexion

- Aurais-tu déjà été confronté à l'indifférence d'une personne que tu aimais lorsque tu étais enfant ?
- Quelles étaient les situations ou l'attitude de cette personne qui te faisaient éprouver ce sentiment ?
- Aurais-tu vécu une expérience d'accaparement qui t'aurait amené à avoir peur de t'engager ou d'aimer par crainte d'être étouffé ou de perdre ta liberté ?
- Qui en était l'auteur ? De quelle façon cette personne t'accaparait-elle ?
- Quel mode de réaction as-tu adopté dans cette situation d'accaparement ? Le silence, la résistance, la révolte, la fuite, la dissimulation ou le mensonge... ?

La douleur de trahison de l'un peut réveiller la douleur de rejet de l'autre

Marcel portait en lui une douleur de trahison en relation avec sa mère. Marcel était l'aîné, l'enfant chéri de sa mère, avec laquelle il partageait une belle complicité. Lorsqu'il eut sept ans, ses parents le placèrent dans un pensionnat. Marcel se sentit trahi par sa mère. Pourquoi, après avoir été tout pour elle, ne voulait-elle plus de lui ? pensait-il.

Il avait, depuis longtemps, oublié le tourment relié à cet épisode de sa vie lorsque, follement amoureux de Laurence, il l'épousa. Alors qu'il se trouvait comblé par sa petite famille, il découvrit que sa femme avait un amant. Cela lui fit très mal. Il ne put lui pardonner, même s'il l'aimait toujours, et il la quitta. Quelques années plus tard, il rencontra Corinne. Il vécut une grande passion amoureuse avec elle. Plus leur relation s'intensifiait, plus Marcel avait peur de s'engager, car pour lui, aimer équivalait à souffrir. Il demanda à Corinne un temps d'arrêt dans leur relation, afin d'y voir plus clair. Corinne accepta, bien que cela la peina qu'il fasse marche arrière.

Pendant cette période de réflexion, un ami invita Corinne à sortir. Marcel l'apprit. Il le vécut comme une trahison, jetant tout le blâme sur Corinne, qui essaya de lui expliquer qu'elle ne l'avait jamais trompé ou trahi en acceptant cette invitation. Marcel lui ferma son cœur. Corinne se reprocha cette sortie. À sa culpabilité, s'ajouta un profond sentiment de rejet. Cela ne pouvait que la replonger au cœur de la douleur qu'elle avait expérimentée avec chacun des hommes de sa vie, en commençant par son père. Elle n'avait que deux ans lorsque ses parents se séparèrent. Ce fut son père qui eut la garde des enfants, sa mère n'ayant pas les moyens de les faire vivre. Mais son père refusant de s'en occuper, Corinne fut placée chez les religieuses et y passa toute sa petite enfance.

Corinne souffrait d'un sentiment de rejet, en plus de celui de trahison, car lorsqu'elle aimait, elle craignait sans cesse d'être trahie, ceci l'amenant à être constamment sur la défensive.

Marcel lui reflétait sa propre douleur. Après ce nouveau rejet de la part de Marcel, en qui elle avait placé son espoir d'une vie de couple réussie, elle ferma son cœur à son tour, pour ne plus souffrir.

Réflexion

- Aurais-tu vécu un sentiment de rejet qui t'aurait amené à fermer ton cœur?
- Aurais-tu vécu une douleur de trahison?
- Si oui, dans quelle circonstance?

Il y a bien des situations dans lesquelles on a pu se sentir trahi. Par exemple:

- Par l'arrivée d'une tierce personne dans la relation intime que l'on avait avec l'être cher. Cette tierce personne pouvait être un enfant, le nouveau conjoint de l'un de nos parents, un amant ou une maîtresse, etc.
- Par l'éloignement, contre notre gré, de la personne sur laquelle on comptait.
- Par le départ subit ou la mort de la personne qui était tout pour nous.
- Par une promesse qui avait de l'importance pour nous et qui n'a pas été tenue.
- Par un secret ou une confidence que l'on avait confié et qui a été révélé.

La douleur d'autodestruction de l'un peut réveiller une douleur d'impuissance chez l'autre

Michèle a deux frères plus âgés qu'elle. Ses parents ont un commerce qui les tient fort occupés. Les garçons y occupant un emploi, elle se retrouve le plus souvent seule. Elle s'est cependant liée d'amitié avec un couple de voisins à la retraite qui lui donnent beaucoup d'attention et d'affection. Au fond de son cœur, elle souhaiterait que ce soit eux, ses parents.

Les années passent. Ce voisin qu'elle aime tant développe une maladie qui le cloue au lit. Michèle prie avec beaucoup d'intensité pour sa guérison. La femme de cet homme ne cesse de lui répéter qu'il doit manger s'il veut prendre des forces et guérir. Michèle finit très souvent ses plats pour ne pas que sa femme s'inquiète mais, en même temps, elle souhaiterait tant qu'il mange davantage.

Elle voudrait tellement qu'il guérisse. Elle se sent si impuissante à pouvoir l'aider. Lorsqu'elle constate qu'il ne semble pas vraiment vouloir vivre, cela lui fait éprouver de la colère, puis du découragement.

Cet homme décède quelques années après le début de sa maladie. Michèle en ressent une profonde tristesse et se croit punie. Elle s'interroge sur ce qu'elle a pu faire pour que son ami, qu'elle aimait tant, lui soit enlevé : « *Peut-être n'ai-je pas assez bien adressé mes prières ? Peut-être est-ce parce que je me suis fâchée à certains moments contre lui, en lui disant que s'il ne voulait pas suffisamment vivre, eh bien, qu'il meure ? Ou est-ce parce que ce n'est pas bien d'aimer des étrangers plus que ses parents ?* »

Michèle grandit, fait des études et connaît l'amour. Louis sera l'élu de son cœur. Quelque temps après son mariage, elle apprend que Louis est atteint d'une tumeur au cerveau. De nouveau, Michèle s'active pour tenter d'aider l'homme qu'elle aime. Elle lit tout ce qu'elle peut sur le sujet, se documente, rencontre des personnes qui lui offrent davantage d'espoir que les médecins.

Elle cherche à entraîner Louis chez des guérisseurs, des magnétiseurs, lui fait prendre des remèdes homéopathiques, des huiles essentielles, etc. Plus elle cherche à l'encourager, plus il semble perdre confiance.

Cela la ramène dans ce sentiment d'impuissance et de tristesse qu'elle avait vécu avec son voisin. Parfois, sa tristesse se change en colère lorsqu'elle réalise que son homme ne tient pas davantage à la vie. Michèle croit que sans la guérison de son mari, elle ne peut réaliser ses rêves, dont celui d'avoir des enfants.

Louis porte une douleur d'autodestruction reliée à une culpabilité de vivre. Lorsqu'il avait onze ans, il avait un jeune frère, âgé de huit ans. Ils voulaient tous les deux se rendre à la bibliothèque, mais leur père le leur avait interdit. Louis avait alors tellement insisté auprès de sa mère, après le départ de son père, que celle-ci avait fini par accepter. Ils partirent, très heureux d'avoir gagné leur point. Au retour, en descendant de l'autobus, son frère fut tué par un chauffard. Louis s'était cru responsable de la mort de son frère et ne se donnait pas le droit de vivre.

Il pensait en son for intérieur : « *Il eut mieux valu que ce soit moi qui meure, au lieu de lui. Il était si gentil, alors que moi, je leur crée toujours des problèmes.* »

Aussi, plus il était heureux avec Michèle, plus sa culpabilité commandait l'autodestruction. Comme si une petite voix, au fond de lui, lui rappelait : « *Tu ne peux avoir une femme aussi merveilleuse, qui t'aime autant. Tu ne devrais même pas vivre.* »

Ainsi, plus Michèle voulait l'aider, plus lui, inconsciemment, voulait mourir, et plus cela réveillait chez elle la douleur d'impuissance.

Le sentiment d'impuissance provient presque toujours du refus d'une situation nous concernant ou touchant les êtres ayant de l'importance pour nous. Ce refus peut être entretenu par un sentiment de culpabilité que nous portons en nous ou que nous craignons de porter.

Réflexion

- Aurais-tu déjà éprouvé un sentiment d'impuissance face à la souffrance d'une personne que tu aimais ?
- Porterais-tu en toi une culpabilité de vivre ?

La culpabilité de vivre nous conduit inévitablement à l'autopunition, l'autoprivation ou l'autodestruction.[1]

La douleur de dévalorisation de l'un peut réveiller la douleur de dénigrement de l'autre

John travaille avec son père dans un important bureau d'architectes lorsqu'il fait la connaissance de Cindy, une étudiante en haute-couture.

Cindy est très jolie mais de nature plutôt réservée. John se sent flatté des remarques qu'on lui fait sur son amie de cœur. Une relation sérieuse se développe entre eux, et ils se marient.

1. Pour en connaître davantage sur la culpabilité de vivre et comment s'en libérer, je te recommande de lire le chapitre 7 sur la culpabilité dans mon livre « Métamédecine, la guérison à votre portée ».

Les premières années de leur mariage s'écoulent dans une belle ambiance de complicité et d'entraide. John encourage Cindy dans ses études et elle l'accompagne lors de négociations de contrats. Tous succombent au charme de Cindy, tant la gentillesse et la simplicité émanent d'elle.

Plus le temps passe, et plus l'entourage de John semble accorder davantage d'importance à Cindy qu'à lui. John sent qu'il perd l'intérêt de ses amis au profit de son épouse. Pour réajuster son tir, il encourage Cindy à s'investir davantage dans ses activités, évitant de lui parler des invitations qu'ils reçoivent.

Au comble du bonheur, Cindy devient enceinte. Plus elle rayonne de beauté et de confiance, plus John cherche à s'éloigner d'elle sous différents prétextes. Il passe de plus en plus d'heures à son travail, rentre tard et devient de moins en moins communicatif. Cindy tente de le retenir en jouant la carte de la maladie. Après la naissance de leur enfant, Cindy met de longs mois à s'en remettre et fait une dépression post-partum. John se montre alors plus attentif et plus disponible à l'aider.

Elle reprend des forces et se remet sur pied, avec un dynamisme renouvelé. En songeant à son bébé, lui vient l'idée de créer une ligne de vêtements pour enfants. Elle s'y investira durant toute une année. Les modèles qu'elle présente sont si bien accueillis qu'elle se mérite une mention qui sera publiée dans les journaux. Elle se voit alors invitée dans de nombreuses rencontres mondaines, où elle côtoie les plus grands couturiers. Les médias parlent de plus en plus de ses succès.

Plus sa popularité augmente, plus sa relation avec John se détériore, ce qui lui est très pénible. Elle se sent partagée entre son travail, qu'elle aime beaucoup, et sa relation de couple. John lui reproche de les négliger, lui et son fils, et cherche tous les prétextes pour la dénigrer. Cindy y perd graduellement la confiance en sa valeur personnelle. Elle se cache derrière une image, une façade, pour survivre, mais au fond d'elle-même, elle se sent affreusement malheureuse. Elle cache sa déprime derrière des sourires toujours aussi charmants mais ses yeux trahissent une certaine tristesse. Plus le temps passe, plus elle délaisse ce qui la passionnait, laissant sa créativité s'éteindre à petit feu.

Plus elle décline, plus John se montre présent et encourageant. Mais dès qu'elle retrousse ses manches pour se remettre au travail, il s'éloigne d'elle.

Après avoir vécu bien des périodes de déprime, elle décide de se prendre en charge et de s'investir pour se rendre heureuse. Plus elle progresse dans cette démarche, plus elle se retrouve dans des luttes de pouvoir avec John, qui détruisent graduellement l'amour entre eux.

John s'éprend d'une autre femme, qui devient sa maîtresse. Cindy l'apprend. Cela la blesse au plus profond d'elle-même. Elle finit par se consoler, à son tour, dans les bras d'un ami. John et Cindy vivent comme deux étrangers sous le même toit pendant une certaine période, pour leur fils, mais en arrivent un jour à la séparation et au divorce.

Que s'est-il passé pour que ce couple en arrive là ?

John était jaloux de Cindy. Au début, elle rehaussait son prestige mais lorsqu'elle commença à lui voler la vedette, il l'écarta. Lorsqu'il la sentait dépendante, vulnérable et faible, elle ne représentait pas une menace pour lui. Alors, il se rapprochait d'elle. Mais dès qu'elle reprenait son assurance, il faisait tout pour la lui faire perdre, que ce soit par des commentaires peu flatteurs ou en semant le doute en elle. Ses faiblesses lui donnaient du pouvoir alors que sa force lui en enlevait.

Cindy ne cherchait nullement à damer le pion à John. Au contraire, elle faisait tout pour l'aider à avoir davantage confiance en lui en l'aidant à améliorer son image. Quand elle l'accompagnait, elle se contentait de sourire, lui laissant toute la place pour s'exprimer. Elle ne comprenait pas l'intérêt des gens pour elle puisqu'elle ne le recherchait nullement.

Bien vite, elle découvrit que pour recevoir l'affection de John, elle devait le valoriser à son détriment. Ses états dépressifs exprimaient : « *Tu vois que tu es bien mieux que moi ! Moi, je n'ai pas ta force et ton équilibre. Tu peux donc m'aimer sans danger.* »

Cindy payait de sa santé, de son bien-être et de son potentiel de réussite sa dépendance envers John.

Qu'est-ce qui les avait conduits à agir ainsi ?

John était le premier enfant de ses parents et le premier petit-fils de ses grands-parents paternels et maternels. Il était donc le point de mire de sa famille, jusqu'à ce qu'il ait six ans. À cet âge, il eut un petit frère. Plus ce bébé grandissait, plus il volait la vedette à John. Guillaume était plus beau que lui. Il avait un charme naturel qui lui attirait beaucoup d'attention. Il était brillant à l'école. De plus, il excellait autant en musique qu'au tennis. Tout lui réussissait. John était secrètement jaloux de son frère. À ses côtés, il se trouvait terne et sans valeur. Aussi cherchait-il toujours la petite bête chez son frère, essayant de semer le doute chez ce dernier, et cherchant à le rabaisser subtilement aux yeux de son entourage.

C'est le même scénario qu'il revécut avec Cindy. Au début, alors qu'elle était une étudiante timide, c'est lui qui était le centre d'intérêt. De plus, le fait qu'elle soit jolie rehaussait son prestige, mais lorsqu'elle prit confiance en elle et devint une femme extravertie, charmante et dynamique, son éclat à lui pâlissait à côté du sien. C'est pourquoi, tout comme avec son frère, il chercha à la dénigrer pour lui faire perdre l'estime d'elle-même ce qui, par conséquent, pouvait amener les autres à remettre en question l'estime qu'ils avaient pour elle.

Quant à Cindy, elle était bien malgré elle, la préférée de son père. Jamais elle ne voulut occuper cette place. Au contraire, elle faisait tout pour détourner l'attention de son père au profit de ses sœurs. Ces dernières étaient jalouses d'elle et cherchaient par tous les moyens à la dénigrer et à la rabaisser aux yeux de ses parents. Mais la grâce, la beauté et la gentillesse de Cindy lui valaient toutes les indulgences, ce qui rebutait encore plus ses sœurs.

Cindy souffrait de cette jalousie. Elle faisait tout pour être aimée de ses sœurs et pour qu'elles ne la jalousent pas, allant jusqu'à faire exprès pour ne pas avoir de bons résultats scolaires et évitant de se mettre en valeur en prenant une attitude de réserve et de timidité.

Avec John, Cindy se retrouvait de nouveau aux prises avec la jalousie d'une personne qu'elle aimait. Elle se retrouvait encore coincée entre son désir d'exprimer ce qu'elle était et sa peur de perdre l'amour de l'être aimé si elle déployait un peu trop ses ailes.

Réflexion

- Aurais-tu éprouvé un sentiment de jalousie envers une personne ?
- Aurais-tu été l'objet de la jalousie des autres ?
- Aurais-tu tenté de te dévaloriser ou d'étouffer ton potentiel par crainte qu'on te rejette ?

Lorsque j'avais sept ans, je réussissais bien à l'école. Un jour, alors que j'avais eu la mention de première de classe, je rentrais chez moi toute joyeuse, ayant hâte de montrer mon bulletin de notes à ma mère.

En chemin, je croisai celle qui avait l'habitude d'occuper ce rang. Elle me dit : « *Tu es juste une maudite négresse* », faisant allusion à mon teint foncé et à mes cheveux bouclés.

Je l'interprétai ainsi : « *Si tu occupes la place de tête, on ne t'aime pas.* » Après cet incident, je ne fus plus jamais première de classe.

Il en fut de même dans mes relations de couple. Au début, je cherchais à éblouir les hommes de ma vie pour qu'ils m'aiment. Il suffisait qu'ils me disent: *« Mais qui suis-je donc, moi, par rapport à toi ? »*, pour que je cherche à démolir l'image qu'ils avaient de moi, ne voulant pas risquer de perdre l'intérêt de celui dont je souhaitais être aimée.

Et comme Cindy, je plaçais mes énergies à valoriser, encourager, à mettre en valeur cet homme, négligeant mes propres possibilités de succès ou de réussite.

J'attendais, en quelque sorte, qu'ils réussissent d'abord avant de me donner le droit de réussir.

Un jour, j'ai compris que la jalousie était une forme d'admiration et que lorsque les gens cherchent à nous discréditer, c'est qu'ils ne peuvent supporter le sentiment d'infériorité que cela éveille en eux.

La meilleure attitude que l'on puisse adopter face à la jalousie des autres n'est pas de nous rabaisser ou de nous empêcher de réussir, mais plutôt de demeurer simple dans nos forces et nos réussites, leur donnant alors le goût de nous imiter. C'est ainsi que nous devenons leur modèle, leur exemple, les motivant à vouloir se dépasser.

*Être jaloux, c'est l'indice
que l'on ne s'est pas encore reconnu.*

La douleur de l'insécurité de l'un peut réveiller la douleur de la critique de l'autre

Les parents de Josée ont connu bien des difficultés financières. Son père n'arrivait pas à garder un emploi, sa mère était constamment inquiète quand arrivait les fins de mois et craignait continuellement la visite des huissiers, tant ils avaient de comptes en souffrance.

Josée s'était promis qu'elle n'épouserait qu'un homme ayant une bonne situation. Quand elle rencontra Patrice, elle fut rassurée sur ce point et put ainsi lui ouvrir son cœur : Patrice était directeur des ventes pour une compagnie de prestige possédant un réseau de filiales internationales. Elle l'épousa. Elle était heureuse de penser qu'elle n'avait pas à se préoccuper des fins de mois. Elle eut trois enfants avec lui. Ils s'achetèrent une belle grande maison, voyagèrent. Ils ne se refusaient rien qui n'aurait pu les rendre heureux.

Mais voilà que Patrice n'était plus satisfait de son emploi. Il rêvait d'un nouveau défi et souhaitait retourner à l'université à plein temps. Il avait entendu parler de zoothérapie ; cette discipline le passionnait, puisqu'il aimait déjà les animaux, et l'idée de pouvoir aider des enfants grâce au contact avec ceux-ci l'emballait. Josée n'était pas d'accord, car cela supposait qu'il quitte son emploi. Il lui exposa toutes les perspectives d'avenir dans ce domaine, lui demandant de lui faire confiance. Il ferait un emprunt, elle conserverait son emploi, bref, tout irait bien.

Josée accepta, malgré ses inquiétudes. La situation ne fut pas aussi bien maîtrisée qu'il l'avait espéré. Patrice dut vendre leur maison pendant ses études parce qu'ils avaient besoin d'argent. Il promit à Josée que ce n'était que temporaire, que dès qu'il gagnerait bien sa vie dans sa discipline, ils en achèteraient une autre. Ils s'installèrent à cinq dans un petit logement. Josée était malheureuse d'avoir quitté sa grande maison. Elle se sentait coincée avec les enfants, dans ce petit cinq pièces.

Patrice termina son cours. Il présenta ses projets dans des écoles et auprès de compagnies distributrices d'aliments pour les animaux. Il obtenait de petits contrats, mais sans plus. Ce qu'il gagnait n'était pas suffisant. C'est Josée qui veillait aux finances de la famille. Patrice continuait de s'endetter. Comme la zoothérapie ne donna pas les résultats escomptés, il suivit des cours de radiesthésie, de polarisation de l'énergie, et bien d'autres encore. Il n'arrivait toujours pas à gagner un salaire décent. Plus le temps passait, plus Josée le critiquait, lui reprochant d'avoir quitté un bon travail, de les avoir mis dans une situation précaire, d'en être rendus à s'en remettre à ses beaux-parents pour s'en sortir.

Josée était exaspérée. Elle se sentait écrasée par le poids des dettes qu'ils avaient accumulées, et en avait marre de travailler autant sans pouvoir s'offrir de petites fantaisies, de temps à autre.

Elle trouvait Patrice absolument irresponsable, rêveur et irréaliste.

Lui, de son côté, trouvait Josée négative, défaitiste et d'esprit critique.

Patrice pensait en lui-même, mécontent: «*Quoi que je fasse, c'est jamais correct. Au lieu de m'encourager, tout ce qu'elle sait faire, c'est de me tomber dessus. J'en ai plein le dos d'elle!*»

Lorsque je les ai rencontrés, ils étaient sur le point de se séparer. Josée rêvait de rencontrer un homme responsable, qui l'aiderait à supporter les charges qui l'accablaient. Patrice, pour sa part, souhaitait rencontrer une femme optimiste, confiante en l'avenir, qui l'encouragerait et qui l'aiderait à réussir.

Je leur ai expliqué que tant qu'ils ne comprendraient pas l'enseignement qu'ils avaient à retirer de cette situation, ils risquaient d'y être confrontés encore plus durement dans une nouvelle relation. Cela les motiva à faire le travail nécessaire sur eux-mêmes plutôt que de s'accrocher à l'illusion que les choses iraient mieux avec quelqu'un d'autre.

Patrice avait un père qui avait bien réussi dans la vente et qui ne jurait que par sa profession. Selon lui, c'était dans ce domaine que se trouvaient les meilleures chances de réussite.

Patrice formait des rêves que son père n'encourageait pas. Pour avoir l'estime de ce dernier, Patrice s'engagea dans la profession de vendeur, gardant toujours le sentiment d'être passé à côté de ce qu'il souhaitait vraiment. Dans le passé, son père avait toujours critiqué et découragé ses nombreuses expériences. C'est ce qu'il revivait avec Josée.

Ce couple put s'en sortir lorsque Josée reconnut les inquiétudes vécues avec ses parents. Bien que sa mère ait passé une grande partie de sa vie à s'inquiéter, Josée dut reconnaître que celle-ci n'avait jamais manqué de l'essentiel et que toutes ces ondes de peur l'avaient donc fait souffrir bien inutilement. Elle comprit que sa mère et elle avaient à développer leur foi et à ne plus s'inquiéter sur le fait d'avoir ou de ne pas avoir de l'argent. Puis, Josée fit des arrangements pour ne plus être, désormais, responsable des dettes que contractait Patrice.

D'un commun accord, Josée prit en charge la moitié des dettes accumulées, confiante de pouvoir les régler. Patrice assuma la responsabilité de l'autre moitié, ainsi que sa participation aux frais de leur ménage. Josée cessa de le critiquer et l'encouragea dans ce qu'il voulait faire, lui faisant davantage confiance.

Patrice reprit un travail dans la vente pour subvenir aux frais qui lui incombaient, mais il poursuivit ses démarches dans les domaines qui l'intéressaient, afin de découvrir ceux parmi lesquels il pourrait le mieux s'épanouir.

Leur couple repartit sur de nouvelles bases, axées sur la confiance, le respect et l'entraide.

Dans un couple, la plupart du temps, il y a, dit-on, un « **frein** » et l'autre est l'« **accélérateur** », et c'est très bien ainsi. Où irait une voiture munie de deux freins sans accélérateur ou possédant deux accélérateurs sans frein ?

Très souvent, le conjoint « accélérateur » ne se sent pas compris ou appuyé et reproche à son partenaire d'être un rabat-joie, ou un boulet au pied.

Quant au conjoint « frein », souvent il ne se sent pas respecté dans son rythme et sa manière d'avancer et reproche à son « accélérateur » de ne pas tenir compte de lui.

Mais lorsque « l'accélérateur » apprécie le « frein » qui l'empêche de perdre le contrôle, et que le « frein » estime « l'accélérateur » qui lui permet d'avancer, notre tandem roule en harmonie.

Réflexion

- La critique te fait-elle réagir ?
- T'aurait-on critiqué par le passé ?
- Tes parents étaient-ils insécures ?
- Tes choix sont-ils basés sur la sécurité ou sur tes véritables aspirations ?

On peut choisir un emploi pour sa sécurité, tout comme on peut choisir un partenaire qui ne correspond pas vraiment à ce que l'on souhaite, mais avec lequel on se sécurise en pensant que celui-là, on ne risque pas de le perdre.

La douleur d'accusation de l'un peut réveiller la douleur d'abandon de l'autre

Robert a dix-sept ans. Il se retrouva, un jour, avec ses amis, au cœur d'une manifestation dirigée contre l'entreprise où son père travaille. Des pierres furent lancées, des vitres ont volé en éclats, des camions ont été lourdement endommagés. Robert fut arrêté avec d'autres manifestants et son père dut payer la caution pour sa mise en liberté.

De retour à la maison, son père explosa dans une violente colère, le traitant de tous les noms, lui disant qu'il risquait de perdre son emploi si on apprenait que son fils était l'un des manifestants. Il alla jusqu'à le menacer de le mettre à la porte si cette crainte devait se confirmer. Robert tenta d'expliquer à son père qu'il n'avait jamais participé à cette manifestation, qu'il tentait de s'en échapper au moment où les policiers l'ont intercepté. Mais celui-ci ne voulut rien entendre, continuant de lui jeter tout le blâme à la figure. Robert ne put en supporter davantage. Il fit sa valise et partit, sans un sou, se jurant que son père le regretterait.

Il se trouva un emploi et s'installa dans un petit studio. Son père finit par le retrouver. Il avait appris, entre-temps, que Robert n'avait jamais participé à cette manifestation. Il alla le voir pour lui demander pardon de l'avoir ainsi traité mais, comme cette fois-là avait été la goutte qui avait fait déborder le vase, Robert lui ferma sa porte comme il lui avait fermé son cœur. Quelques années plus tard, son père décéda d'un cancer du larynx.

Robert se maria avec Jacqueline qui, tout comme lui, portait la douleur de l'accusation. À son tour, elle le blâmait pour tout ce qui arrivait. Un jour, il en eut assez. Il fit ses valises et partit. Jacqueline sombra dans une profonde dépression nerveuse.

Puis Robert connut Judith, qu'il aima beaucoup. Il revécut avec elle exactement le même scénario d'accusation qu'avec Jacqueline. Il la quitta également, dans un accès de rage. Judith développa, par la suite, un cancer du sein.

Puis ce fut Mariette. Robert était convaincu que, cette fois-là, ce serait différent. Mais ce fameux scénario d'accusation semblait le poursuivre. De nouveau, il s'en alla. Mariette l'accusa de l'avoir abandonnée et se suicida.

Robert portait en lui une douleur d'accusation en plus d'un sentiment de culpabilité lié au fait d'avoir fermé son cœur à son père. Sa fermeture avait réveillé chez son père une vieille douleur d'abandon, lequel développa par la suite un cancer du larynx.

Avec toutes les femmes de sa vie, il se retrouvait dans ce même scénario, où se ravivait sa douleur de l'accusation, alors que lui-même réveillait chez ses partenaires la douleur de l'abandon.

Pour s'en libérer, il lui fallait pardonner à son père ses accusations non fondées, se pardonner à lui-même d'être parti sur le coup de la colère, d'avoir eu de la rancune envers son père et enfin, lui ouvrir son cœur de nouveau.

Une douleur d'accusation peut donner naissance à un sentiment d'impuissance à se faire entendre. De plus, elle nous entraîne inévitablement dans des luttes de pouvoir, car la crainte d'être pris en défaut nous porte à être continuellement sur la défensive.

Réflexion

- Aurais-tu vécu une situation d'accusation injustifiée par le passé ?
- Si oui, dans quel contexte et pour quelle raison ?
- Comment as-tu réagi ?
- As-tu cherché à punir l'autre, à vouloir te venger ? As-tu fermé ton cœur à la personne qui t'avait accusé ?
- Peut-être as-tu cru que l'accusation était fondée ?

La douleur d'accusation de l'un peut également réveiller une douleur d'accusation chez l'autre

Nancy et Raymond vivent ensemble depuis bientôt sept ans. Ils s'aiment beaucoup mais ils en sont au point où ils ne peuvent plus partager ce qu'ils ressentent sans que cela ne dégénère en conflit.

Pour éviter les confrontations, Raymond n'ose aborder des sujets délicats, ce qui amène Nancy à lui reprocher de ne parler que des autres ou de banalités quotidiennes. Nancy souffre de ne plus avoir avec son conjoint les échanges authentiques qu'ils avaient au début de leur relation, lorsque chacun considérait l'autre comme son meilleur ami.

À présent, l'un semble parler le russe et l'autre, le chinois. Nancy déplore l'impuissance qu'elle éprouve à se faire entendre, malgré toute sa bonne volonté. Dès qu'elle touche à un aspect de Raymond dont elle souhaiterait lui faire prendre conscience, il le perçoit comme une critique négative et réagit par de l'agressivité, parfois verbale, mais le plus souvent, non verbale.

Voilà que Raymond dut partir trois semaines à l'étranger. Ils prirent l'habitude de s'écrire tous les jours, au moyen de la télécopie. Graduellement, Nancy reprit espoir de pouvoir communiquer de nouveau avec Raymond.

Quelque temps avant son retour, Nancy voulut lui faire une surprise en lui téléphonant. Raymond fut très heureux de l'entendre. Ils parlèrent de choses et d'autres quand, à un moment donné, Raymond lui confia qu'il avait compris l'une de ses propres attitudes, adoptée devant un certain comportement qu'elle avait à son égard.

Nancy en ressentit un étrange malaise, qui la perturba. Après leur conversation téléphonique, le malaise s'amplifia, au point qu'elle ne pouvait plus se concentrer sur son travail.

Nancy se demanda ce qui avait bien pu se passer puisque la conversation avait été agréable, quoique, à un certain moment, elle avait cru percevoir chez Raymond de la colère et du ressentiment à son égard.

Cela réveilla en Nancy une vive douleur, qu'elle ne pouvait identifier. Tout ce qu'elle savait, c'est qu'elle ne pouvait plus vivre avec cette agressivité non verbalisée qu'elle ressentait de la part de Raymond.

Elle lui écrivit alors un message, lui disant qu'elle ne pouvait plus supporter ses accusations continuelles, nourries par sa colère refoulée et sa rancune constante pour leurs conflits passés. Elle lui exprima que bien qu'elle l'aimait énormément, elle mettrait fin à sa relation avec lui s'il ne se départissait pas de cette agressivité vis-à-vis d'elle.

Raymond fut stupéfait lorsqu'il reçut ce mot. Il ne comprenait pas que Nancy ait pu ressentir de la colère de sa part alors qu'au contraire, il était si heureux de lui parler.

En temps normal, Raymond aurait laissé passer cette situation en pensant : « *Ça, c'est bien elle ! Dès que ça commence à aller bien entre nous, il faut toujours qu'elle sème la discorde.* »

Mais, cette fois-ci, Raymond opta pour se centrer au niveau de son cœur et écrivit ceci à Nancy :

> « *Je viens de recevoir ton fax. J'ai été très étonné de ton message. J'ai choisi de te répondre tout de suite. Tout d'abord, je veux m'excuser si tu as perçu de la colère ou autre chose chez moi, mais je t'assure que ce ne fut pas le cas. Lorsque je t'ai donné cet exemple, je ne pensais pas que tu le prendrais comme cela. Je te redis que j'ai été vraiment très, très surpris de ton interprétation. J'étais vraiment heureux de te parler, d'autant plus que cela faisait un bon moment que je ne t'avais pas parlé de vive voix. Mon exemple était probablement mal choisi, et je m'en excuse encore. Si j'ai voulu te répondre tout de suite, c'est pour ne pas laisser ce malentendu grossir et nous blesser tous les deux. Je te réitère mes sentiments les plus profonds. Raymond.* »

Lorsque Nancy lut la missive de Raymond, sa première réaction fut de se dire : « *Il ne veut même pas contacter sa colère, mon ressenti ne peut pas se tromper à ce point, je me suis bien sentie accusée.* »

Soudain, elle réalisa en disant le mot « **accusé** » qu'elle et lui portaient **la douleur d'accusation** puisqu'elle avait réagi exactement comme Raymond dans une situation où, cette fois-là, c'était lui qui lui avait fait part d'une observation la concernant.

Elle constata à quel point, dans sa relation avec Raymond, elle se sentait continuellement accusée. Face à ces accusations, elle se sentait coupable et cherchait constamment à lui faire porter une partie du blâme pour se déculpabiliser. Cela l'amena à comprendre comment, dans cette douleur d'accusation qu'ils portaient tous les deux, chacun réagissait de manière différente.

Lorsque Raymond se sentait accusé, il devenait rebelle, se fermait, ruminait sa colère, qui, avec le temps, nourrissait son ressentiment.

Nancy avait tendance, dans la même situation, à prendre tout le blâme sur ses épaules, mais, en même temps, elle voulait tellement être dégagée de ce fardeau qu'elle faisait tout pour que l'autre assume une part de responsabilité du conflit.

Avec Raymond, elle avait le sentiment qu'à aucun moment il n'avait pris sa part de responsabilité dans leurs difficultés relationnelles, ce qui la faisait cruellement souffrir.

Par exemple, au cours d'un voyage, un conflit de taille avait éclaté entre eux. L'agressivité de Raymond l'avait bouleversée. Sur le chemin du retour, elle lui avait demandé : « *Raymond, dis-moi que je ne suis pas la seule responsable de ce voyage gâché !* » Raymond lui avait alors répondu en colère : « *Oui, tu es la seule responsable ! J'ai accepté de prendre ces vacances avec toi, on a tout pour être heureux et il faut que tu gâches tout ! De toute façon, c'est toujours comme ça, avec toi...* »

Nancy s'était sentie anéantie par la réponse de Raymond, au point qu'elle aurait voulu mourir, tant elle avait mal.

Cette douleur d'accusation était reliée à ce qu'avait vécu Nancy lorsqu'elle était enfant. Sa mère lui faisait porter tout le poids de ses frustrations et de ses difficultés, en plus de lui reprocher son manque de reconnaissance.

Pour ajouter à ce sentiment de culpabilité, Nancy avait vécu une situation traumatisante, à l'âge de dix ans, avec son professeur. Cette dernière ne la portait pas dans son cœur et cherchait continuellement à la prendre en défaut.

Un jour, ce professeur avait apporté des images à l'école, qu'elle destinait aux élèves qui auraient les meilleurs résultats. Les images disparurent. Nancy fut accusée de ce méfait devant toute la classe. Son professeur recommanda qu'elle soit traitée comme une voleuse et, pour la punir, qu'elle soit mise en quarantaine.

Cela lui fit extrêmement mal mais, au lieu de tenter de se défendre, elle prit l'accusation contre elle, se sentant coupable. Il est vrai qu'elle avait regardé ces images posées sur le coin du pupitre de son professeur, mais elle ne les avait pas volées pour autant.

Cette accusation était comme un couteau déposé devant elle. Elle aurait pu tout simplement le laisser là mais, dans sa fausse culpabilité, elle l'avait utilisé contre elle-même.

Jusqu'à la fin de l'année scolaire, elle sentit de l'accusation et du ressentiment vis-à-vis d'elle dans le regard de son professeur, bien que celle-ci ne chercha plus à la prendre en défaut.

Ce qu'elle percevait comme une accusation ou du ressentiment de la part de son professeur était peut-être davantage l'expression d'un malaise relié à du regret. Il est possible, également, que son professeur ait retrouvé ses images mais qu'elle n'ait jamais osé le dire, par crainte de perdre l'estime de ses étudiants après ce qu'elle avait fait subir à Nancy.

C'est exactement ce qu'elle retrouvait dans sa relation avec Raymond. Car, en effet, après une dispute, Raymond prenait du recul par rapport à la situation et voyait bien sa part de responsabilité, mais il n'avait jamais osé l'avouer à Nancy de crainte de diminuer dans son estime.

Dans sa vie d'adulte, Nancy n'en continuait pas moins à avoir toujours peur d'être prise en défaut. Elle était hypersensible à la critique et, dans une situation conflictuelle, s'en attribuait tous les torts. Mais, à son tour, elle accusait à tort Raymond ou les autres de la blâmer.

Raymond portait également en lui la douleur d'accusation, en raison de son père qui le critiquait pour tout et pour rien. Tout comme Nancy, il avait vécu une situation à l'école où il avait été accusé injustement et traité de voleur.

C'était un matin, il était près du casier où il rangeait ses effets. Un garçon, qu'il ne connaissait pas, lui proposa d'échanger son cadenas avec le sien. Comme celui qu'il lui proposait était de qualité supérieure, il accepta sans hésiter. Le garçon qui avait procédé à l'échange n'était pas sitôt parti qu'un autre garçon vit le cadenas que Raymond tenait dans sa main. Il le lui enleva, l'accusant de l'avoir volé. Bien qu'il tenta de s'expliquer, l'autre ne l'écouta pas. Une rumeur le qualifiant de voleur circula sur son compte, avec laquelle il dut vivre le reste de l'année scolaire sans pouvoir jamais s'expliquer. Par la suite, Raymond s'isola complètement, ne se mêlant plus à personne.

Nancy réveillait la douleur d'accusation chez Raymond chaque fois qu'elle l'accusait injustement par ses fausses perceptions, et Raymond réveillait la même douleur chez Nancy lorsque, dans sa colère, il lui attribuait tous les torts.

Quelles sont les solutions pour que Raymond et Nancy cessent de se blesser et évitent une éventuelle séparation ?

1ère étape

Raymond doit d'abord identifier les facteurs qui déclenchent chez lui l'agressivité qu'il exprime dans ses humeurs, ses attitudes ou par de la violence verbale. Ces facteurs peuvent être la critique, les interprétations gratuites de Nancy à son égard ou son insistance pour lui faire admettre sa part de responsabilité.

Nancy, pour sa part, doit cesser de se croire fautive pour tout ce qui arrive et, par le fait même, arrêter de vouloir imposer à Raymond, ou à d'autres, une partie du blâme qu'elle ne veut plus porter. Car elle est convaincue que si l'autre ne prend pas sa part, celle-ci lui revient de droit. Ce raisonnement est absolument faux, mais c'est ce qu'elle avait cru enfant et qui est toujours bien présent en elle.

2e étape

Nancy et Raymond devront apprendre à identifier correctement leurs sentiments pour éviter le piège de leurs perceptions erronées. Tant que Nancy n'avait pas appris à entrer en contact avec ce qu'elle ressentait, elle tentait d'interpréter ce qui se passait chez Raymond.

Au début, Nancy avait perçu de la colère et du ressentiment de la part de Raymond, mais lorsqu'elle a identifié le sentiment qui l'habitait, elle a pu y mettre le mot « **accusation** ».

Avec sa perception erronée, c'est elle qui accusait faussement Raymond. Après l'identification de son sentiment, elle a pu contacter sa douleur pour remonter à sa source et, ainsi, être en mesure de s'en libérer !

Cette étape, de mettre les bons mots sur nos sentiments, n'est pas facile au début parce qu'il faut apprendre à être à l'écoute de ce qui se passe en nous, mais c'est justement ces « ***mots*** » qui vont nous permettre d'identifier la douleur qui nous habite.

3e étape

Nancy et Raymond chercheront ce qu'ils auraient pu faire, par le passé, pour ne pas vivre ces sentiments.

Il est certain qu'au moment où ils ont vécu ces situations, ils étaient plongés au cœur d'émotions extrêmement difficiles à gérer, compte tenu de leur jeune âge et de la situation de dépendance affective qui les maintenait dans la peur. Mais le fait de rechercher ce qu'ils auraient pu faire leur permettra de quitter leurs vieux modes de réaction inadéquats, pour acquérir les moyens d'agir de manière favorable dans une nouvelle situation alors que, de nouveau, ils pourraient se sentir accusés.

Par exemple, Nancy aurait pu conserver sa dignité, sachant qu'elle n'avait pas volé ces images, et dire à son professeur, en la regardant droit dans les yeux : « *Vous avez fait erreur. Vous m'avez accusée sans preuve, mais je veux que vous sachiez que, quelles que soient les raisons qui vous ont amenée à croire que c'était moi qui ai pris vos images, vous vous trompez, ce n'est pas moi.* »

Raymond, de son côté, aurait pu écrire une lettre à ce garçon, dans laquelle il lui aurait expliqué ce qui s'était vraiment passé plutôt que de nourrir de la colère et du ressentiment envers lui.

Il est intéressant de constater que, sans le savoir, c'est exactement ce qu'a fait Raymond, cette fois-ci, en se centrant au niveau de son cœur. Ainsi, intuitivement, il a choisi d'agir avec amour plutôt que de réagir par le mutisme et l'agressivité. C'est ce qui a permis à Nancy de remettre sa perception en question pour contacter la douleur que cette fausse perception réveillait en elle.

4e étape

Nancy et Raymond, en état de détente et par imagerie mentale, se replaceront dans le contexte d'accusation qu'ils ont vécu et, ainsi, pourront visualiser les faits comme s'ils y étaient encore. En mettant en application ce que nous avons vu à la 3e étape, Nancy se verra face à son professeur, lui disant que celle-ci a fait erreur, que ce n'est pas elle qui a volé les images. Raymond, de son côté, se verra écrire cette lettre à ce garçon qui l'a faussement accusé. Il pourra se voir allant la remettre au professeur de ce dernier, ou à ses parents, pour que cette lettre lui soit remise.

5e étape

Nancy sera dorénavant attentive aux situations où elle pourrait avoir tendance à se croire entièrement responsable. Elle prendra la part de responsabilité qui lui revient et laissera à l'autre le soin d'assumer la sienne. De plus, elle sera attentive à ne plus faire de reproches à Raymond pour tout et pour rien.

De plus, Nancy n'accordera plus de crédit aux paroles dites sur le coup de la colère. C'est ce qui s'était produit lorsque Raymond, dans sa colère, lui avait dit qu'elle était entièrement responsable d'avoir gâché ce voyage. Il ne le pensait pas, ce n'était que l'expression de sa colère, mais Nancy, elle, le crut, lui confirmant ainsi que c'était elle la mauvaise, la méchante qui gâchait tout.

Raymond, de son côté, apprendra à exprimer à Nancy la part qui lui revient dans des situations où le désaccord pourrait, de nouveau, se manifester. Il n'acceptera plus de blâme non fondé, mais il apprendra à accepter une remarque ou une suggestion, sans penser que l'autre veut nécessairement le critiquer.

6e étape

Nancy et Raymond pourront revoir ensemble les sujets qui ont fait l'objet de vieilles disputes et qui alimentent encore leurs conflits. Ils pourront alors assumer chacun leur part de responsabilité, rétrospectivement, et tourner ainsi définitivement la page sur ces vieilles rengaines, heureux de pouvoir enfin vivre ensemble la relation harmonieuse tant souhaitée.

Réflexion

- T'arrive-t-il d'avoir des perceptions complètement erronées ?
- T'est-il déjà arrivé d'accuser une personne de t'avoir humilié ou dénigré, alors que celle-ci n'en n'avait jamais eu la moindre intention ?

Nos perceptions prennent racine autant dans notre système de valeur, dans nos blessures que dans nos appréhensions. C'est ce qui fait qu'elles peuvent nous jouer de vilains tours dans nos relations avec les autres, nous amenant parfois dans des interprétations complètement erronées ou des conclusions totalement fausses.

J'ai très souvent confondu mes perceptions, issues de mes peurs et de mes doutes, avec mon véritable ressenti, prêtant ainsi des intentions absolument fausses aux êtres que j'aimais.

Dans ma difficulté à me croire aimée, je doutais des intentions sincères de ceux qui m'aimaient ou qui voulaient me tendre la main, ou encore je projetais sur eux mes propres peurs ou mes propres intentions.

Par exemple, si je devais m'éloigner trop longtemps de l'homme que j'aimais, je craignais qu'il ne me trompe avec une autre femme. Cette appréhension provenait autant de ma crainte de revivre une situation de trahison que de ma propre peur de le tromper que je projetais.

Ces peurs nous amènent très souvent à donner une interprétation fausse à ce que l'autre nous dit.

Voici l'exemple d'un homme qui se sentait continuellement menacé, en raison de ses expériences douloureuses passées.

- Si son amie de cœur lui demandait : « *As-tu le goût de venir me voir cette semaine ?* », il pensait qu'elle n'avait pas le goût de le voir.
- Si elle lui disait : « *Tu es libre de partir, si tu veux* », il entendait qu'elle voulait qu'il parte et il lui répondait : « *Tu veux que je m'en aille ?* »
- Si elle lui disait : « *À l'automne, tu pourras t'investir dans tes affaires* », il entendait : « *À l'automne, tu ne pourras plus compter sur moi.* »

Il est bien difficile d'exprimer
ce que l'on pense ou ressent quand cela réveille
une peur ou une blessure chez l'autre.

Comment prendre conscience de nos perceptions erronées ?

Celles-ci ne peuvent nous apparaître que si nous évoluons sur une base de confiance, c'est-à-dire dans l'assurance absolue que l'autre ne cherchera jamais à nous faire du tort, à nous mentir, ou à nous exploiter.

Si nous pouvons offrir cette assurance à ceux que nous aimons, en étant toujours vrai, quelles que soient les circonstances, nous allons, en retour, attirer des êtres aussi vrais envers nous, avec lesquels nous serons en mesure de vérifier si nos perceptions sont exactes ou si elles proviennent de ces douleurs inconscientes qui nous habitent.

Ce type de relation est ce que l'on peut souhaiter de plus salutaire pour entreprendre un véritable travail de guérison et de libération. C'est pourquoi, si cette base de confiance n'est pas présente dans une démarche thérapeutique avec un intervenant, c'est perdre son temps et son argent.

Seule une relation basée sur la confiance, l'accueil, le respect et l'amour peut vraiment t'amener à guérir de tes blessures du passé.

Voici un dernier exemple :

La douleur du silence de l'un peut réveiller la douleur de harcèlement de l'autre

Louise et Jean sont mariés depuis quelques années. Au début de leur relation, Jean faisait tout pour plaire à Louise, s'oubliant le plus souvent. Louise était convaincue qu'elle avait rencontré le plus merveilleux des hommes. Voilà qu'après quelques années de mariage, Jean se montre de plus en plus silencieux et distant vis-à-vis de Louise.

Cette dernière ne comprend pas son attitude. Que se passe-t-il donc avec Jean ? Mille et une idées, du genre : « *Peut-être est-il amoureux d'une autre femme ?* », traversent l'esprit de Louise. Lorsqu'elle tente de percer le mystère en s'enquérant de ce qui ne va pas, il lui répond laconiquement : « *Il n'y a rien...* » Son attitude étant en contradiction avec sa réponse verbale, Louise insiste : « *Voyons, Jean, tu n'es plus comme avant ! Il y a quelque chose, c'est évident !* », ce à quoi Jean réplique : « *Laisse-moi tranquille, c'est tout ce que je te demande.* » Voilà qu'il se ferme de plus en plus, élevant graduellement un mur de silence entre eux, ce qui blesse Louise au plus haut point. N'y tenant plus, elle tente de briser ce mur en le provoquant par des paroles blessantes, qui évoluent en crises où la colère et les accusations créeront un véritable drame.

Louise préfère de beaucoup l'affrontement au silence, car ce dernier lui fait trop mal. Blessé par les provocations et la violence de Louise, Jean s'installe un lit au sous-sol. Louise le relance, pleure, le harcèle pour qu'il lui donne des preuves de son amour pour elle. Pour avoir la paix, Jean accepte de lui donner ce qu'elle lui réclame en ayant un rapport sexuel avec elle. Après plusieurs nuits de ce genre, Jean part en claquant la porte. Le temps passe, Louise est sans nouvelle. Inquiète, elle se demande où il peut bien être. Elle ne comprend pas ce qui a pu arriver à leur couple. Comment un être si merveilleux peut-il en arriver à devenir si froid, si fermé ?

Jean revient, annonçant qu'il a bien réfléchi. Sa décision est prise, il va partir définitivement. Louise, désemparée, lui demande pardon, s'accroche à lui, le supplie de lui donner une dernière chance, lui promettant de ne plus jamais se mettre en colère.

En agissant ainsi, Louise ne se rendait pas compte qu'elle détruisait graduellement l'amour que Jean avait pour elle.

Voilà une dynamique que vivent bien des couples. Quelles en sont les causes ?

Louise porte en elle la peur d'être abandonnée et la douleur du silence. Jean porte en lui la peur de déplaire et la douleur du harcèlement.

Louise a vécu une expérience d'abandon quand, à l'âge de trois ans, elle fut confiée à ses grands-parents. La douleur du silence a amplifié ce sentiment d'abandon. Ce silence était constitué, entre autres, des appels téléphoniques qu'elle faisait, en vain, pour rejoindre son père ou sa mère ; des lettres qu'elle écrivait et qui ne recevaient jamais de réponse. C'était également ces vendredis soirs, assise dans l'escalier avec sa petite valise, à attendre son père, qui ne se présentait pas. Toute sa peine, elle l'exprimait dans la colère envers ses grands-parents. Mais c'est dans sa chambre qu'elle étouffait ses sanglots dans son oreiller. Louise vivait cette situation comme étant de l'indifférence de la part de ses parents et croyait qu'elle ne valait rien à leurs yeux.

Aussi, chaque fois que Jean se fermait, basculait-elle dans ce passé qu'elle avait tant cherché à oublier. Elle interprétait le silence de Jean comme étant de l'indifférence et, elle en tirait la conclusion suivante : « *Puisqu'il me fuit ou m'ignore, c'est que je ne vaux rien à ses yeux.* »

De son côté, Jean a eu un père très autoritaire, qui lui imposait mille et une tâches à accomplir. Jean vivait dans la terreur de faire une erreur car, pour le moindre manquement, il recevait coups et reproches. S'il tentait de s'expliquer, cela amplifiait la colère de son père qui ne lui permettait, sous aucun prétexte, d'oser lui répondre. Pour survivre, Jean apprit à se taire et à tenter de répondre aux moindres attentes des autres. Il avait le sentiment qu'il n'avait pas le droit d'exister pour lui-même.

Ainsi, dans sa relation avec Louise, répétait-il le scénario de son enfance en s'oubliant pour satisfaire tous les désirs de sa femme. Cette attitude, défavorable à son égard, l'amenait à vivre bien des frustrations, qu'il exprimait par sa réclusion dans la fuite et le silence. Et lorsque Louise, par ses crises et ses colères, tentait de briser ce mur de silence qui les séparait, Jean revivait le harcèlement de son enfance qu'il avait tant voulu fuir.

Quelles sont les solutions appropriées pouvant aider ce couple à éviter une éventuelle séparation ?

1ère étape

Louise et Jean devront identifier clairement ce qui les blesse dans l'attitude de l'autre. Par exemple :

Pour Louise, c'est la fermeture de Jean, son refus de communiquer.

Pour Jean, c'est la colère et les scènes dramatiques de Louise quand il veut se donner un peu d'espace.

2e étape

Jean et Louise devront identifier les sentiments que cela leur fait vivre.

Pour Louise, ce sont les sentiments d'abandon, d'indifférence et de ne rien valoir aux yeux de l'être aimé.

Pour Jean, ce sont les sentiments de domination, d'écrasement, d'incompréhension et de ne pas avoir le droit d'exister pour lui-même.

3e étape

Louise et Jean chercheront ce qu'ils auraient pu faire, par le passé, pour ne pas vivre ces sentiments. Par exemple :

Louise aurait pu accueillir l'amour et la compréhension de ses grands-parents en leur confiant sa peine au lieu d'utiliser un mécanisme de défense pour la cacher. Ainsi, peut-être que ceux-ci auraient pu en parler aux parents de Louise afin qu'ils réalisent le chagrin que leur désintérêt causait à leur enfant.

Jean aurait pu écrire une note à son père, lui disant combien il souhaiterait le respecter et lui être serviable mais, en même temps, combien il avait peur de faire des erreurs et de lui déplaire.[2]

2. Il ne s'agit ici que de suggestions. Ce qui importe, c'est que Louise et Jean cherchent les moyens qu'ils auraient pu utiliser pour éviter de vivre de tels sentiments.

4e étape

En se servant des solutions qui auraient pu être appliquées dans leur passé, ils chercheront comment les utiliser dans leur présent. Par exemple :

> Louise pourra réaliser qu'elle avait attendu l'amour et l'intérêt exclusivement de la part de ses parents et que c'est ce genre de comportement qu'elle reproduit dans sa relation de couple, en focalisant ses besoins de communication et de compréhension entièrement sur Jean. Lorsqu'il se ferme, par besoin de se retrouver, elle pourrait tout simplement appeler une amie ou sortir avec elle pour échanger des confidences. Ainsi, en permettant à Jean de se donner cet espace dans le silence, celui-ci en émergerait plus rapidement.
>
> Jean, quant à lui, pourra réaliser que plus il se ferme, plus cela ajoute aux difficultés et que la fuite n'est qu'une solution à court terme. Il est possible que, lorsqu'il ne disait mot parce qu'il avait peur de son père, ce dernier ait pu prendre ce comportement pour de l'entêtement ou de la mauvaise volonté de sa part et lui soit rentré dedans pour briser sa carapace. Aussi, plus il osera exister dans ses peurs en les révélant aux autres, dont Louise, plus il recevra l'encouragement nécessaire pour reconnaître ses propres besoins, et y répondre. De plus, Jean pourra aider Louise dans son processus évolutif en lui faisant savoir que lorsqu'il a tendance à se refermer, elle compte toujours pour lui, mais qu'il a besoin de temps pour lui-même, pour voir plus clair en lui.

Réflexion

- Aurais-tu été blessé par l'attitude fermée d'une personne que tu aimais ?
- Aurais-tu été blessé par des propos violents ou des actes de brutalité ?

Il y a, certes, bien d'autres douleurs que nous pouvons porter en nous ou réveiller chez nos proches. L'important, c'est de reconnaître les nôtres, d'en retrouver l'origine pour être en mesure de nous en libérer.

Les recherches du Dr Harville Hendrix[1] l'ont amené à affirmer que nous sommes inconsciemment à la recherche d'un partenaire qui possède les traits de caractère prédominants chez ceux qui nous ont élevés. C'est cette pulsion inconsciente qui nous pousse à réparer les torts émotionnels subis pendant l'enfance, nous permettant ainsi de réaliser notre potentiel spirituel en tant qu'être humain et de poursuivre notre croissance pour devenir des êtres aimants capables de pourvoir aux besoins affectifs d'autrui.

Que faire si, dans un couple, un seul des partenaires est prêt à entreprendre cette démarche?

Cette démarche ne peut être imposée, elle ne peut être que choisie et expérimentée librement. En résumé, il s'agit de l'utiliser pour soi-même. Les résultats encourageront peut-être l'autre partenaire à l'entreprendre lorsqu'il sera prêt. Supplier l'autre ou le menacer, s'il ne le fait pas, reviendrait à lui dire de changer pour être conforme à nos attentes, ce à quoi celui-ci répondra immanquablement par de la résistance.

Qu'est-ce qui risque d'arriver si un seul des deux partenaires se libère de sa douleur?

Il est possible qu'avec le temps, l'autre partenaire se décide à entreprendre une démarche afin de s'en libérer à son tour. Il se peut également que notre conjoint ne vive plus cette douleur avec nous, mais avec d'autres personnes, ou dans d'autres circonstances. Il peut aussi arriver que nous soyons

1. Harville Hendrix, « Le défi du couple », les éditions Modus Vivendi.

attiré vers une autre personne. Cette possibilité vaut aussi pour notre partenaire.

Se laisser arrêter par la crainte de rompre une relation nous maintient dans la souffrance, alors que prendre le risque de perdre l'être aimé pour se choisir, c'est opter pour la voie de la libération.

Vivre ensemble est une démarche initiatique
au sein de laquelle on peut
autant grandir, stagner que se détruire.

Quatrième chapitre

Ouvrir son cœur

*« Il y a tant d'amour dans ce monde,
et nous avons tant d'amour dans notre cœur et
parfois nous l'oublions. »*

Louise L. Hay

L'amour, l'attention, l'affection, la compréhension et la protection sont autant de conditions essentielles pour que l'enfant puisse développer avec son entourage des relations harmonieuses, à l'intérieur desquelles il se sentira aimé et apprendra à aimer à son tour.

Ces premières relations d'intimité, il les vivra au sein de son milieu familial. Son père et sa mère joueront un rôle crucial dans le développement de ses liens affectifs. Si l'enfant est blessé par des situations de rejet, d'abandon, d'humiliation, de domination ou d'abus, il pourra se protéger en fermant son cœur.

Au cours de sa vie, chaque fois qu'il revivra une situation qui ravivera sa douleur, il aura comme réflexe de fermer son cœur de nouveau.

Valérie, la rebelle

Valérie était la petite dernière, elle avait toute l'attention de sa famille jusqu'à la naissance de sa petite sœur. Avec l'arrivée de ce bébé, elle sentit qu'elle avait perdu sa place privilégiée. Elle exprimait sa souffrance en se montrant rebelle. Sa mère, ne comprenant pas son attitude, devint de plus en plus sévère avec elle, ce qui eut pour effet d'amplifier l'aspect rebelle de Valérie. Dans sa petite tête d'enfant, Valérie pensa : « Vous ne voulez plus de moi ? Et bien, moi non plus, je ne veux plus de vous ! », et elle se coupa de son besoin d'affection.

Le bébé grandit. Autant Valérie était continuellement punie pour son attitude rebelle, autant sa petite sœur était choyée. Valérie le vivait comme une injustice. Elle éprouvait beaucoup de jalousie envers cette petite sœur, mais en même temps, elle aurait tant voulu jouer avec elle. Cette dernière la repoussait, lui préférant sa sœur aînée. Valérie se sentait mise à l'écart, croyant que personne ne voulait d'elle.

À l'école, elle voulut être une bonne élève et fit tout pour plaire. Cependant, dès qu'elle sentait qu'on ne voulait pas d'elle, elle réagissait de nouveau par des comportements rebelles, ce qui lui valait des punitions. Elle se ferma ainsi à son professeur et à ses camarades.

À neuf ans, alors que ses parents étaient sortis, son frère aîné l'entraîna dans sa chambre, voulant abuser d'elle. Valérie se sauva, mais il l'attrapa et la frappa. Lorsque sa mère fut de retour, elle lui raconta ce qui s'était passé en son absence. Celle-ci n'en tint pas plus compte que d'un fait sans importance. Valérie, profondément blessée, en voulut à sa mère et lui ferma son cœur.

Pendant une grande période de sa vie, Valérie oscillera entre son besoin de plaire pour être aimée, et la rébellion lorsqu'elle n'obtiendra pas ce qu'elle désire. Quand son compagnon en avait assez de ses comportements rebelles, il s'éloignait ou la quittait. Elle lui fermait alors son cœur. Valérie en était à sa troisième relation de couple. Bien qu'elle habitait encore avec son troisième conjoint, son cœur lui était complètement fermé.

On peut parfois avoir fermé son cœur à l'un de nos parents et avoir oublié quand et pourquoi on l'a fait

J'écoutais une cassette sur la communication authentique, sur une plage de la République Dominicaine, lorsque je fus soudain saisie par ce propos: «*J'ai toujours pensé que ma relation avec ma mère ne fonctionnait pas parce qu'elle ne m'écoutait pas. J'ai passé une grande partie de ma vie à vouloir qu'elle m'écoute, à lui reprocher de ne pas le faire et à croire que tant qu'elle ne voudrait pas m'écouter, on ne pourrait pas se parler. Quand j'ai découvert la responsabilité, je me suis demandé: « Qu'est-ce qui part de moi, dans cette relation, pour que ça ne fonctionne pas comme je le voudrais? Et là, j'ai vu que moi, je n'écoutais pas ce que je vivais par rapport à elle...* »[1]

Ce témoignage m'a grandement interpellée puisqu'il reflétait la situation que je vivais avec ma propre mère. Je me suis alors demandé: « *Qu'est-ce que je ne veux pas écouter, par rapport à elle?* » Ce qui monta en moi, c'était mon besoin d'être aimée d'elle, car je lui avais fermé mon cœur. En poursuivant ma réflexion, j'ai voulu me souvenir à quel moment précis cela avait-il pu arriver. Il me revint alors en mémoire une situation que je n'avais jamais confiée à qui que ce soit, puisqu'elle me semblait sans importance, bien que je me rappelais avec précision de l'événement.

1. La communication authentique, Colette Portelance, Les Éditions du Cram.

Je venais d'avoir sept ans. C'était à mon retour du pensionnat. Ma mère avait, entre-temps, développé une liaison amoureuse. La place privilégiée que j'occupais auprès d'elle, par le passé, était maintenant occupée par un homme. Cet homme, je le trouvais laid, je le détestais et, en plus, j'en avais peur car il était alcoolique. Il se moquait très souvent de moi. Il m'avait surnommée « le crapet-soleil ». C'est une variété de poisson des rivières particulièrement laide que les pêcheurs rejetaient à l'eau. Ma façon de lui exprimer mon aversion était de lui faire des grimaces.

Un jour, il me proposa le marché suivant : « *Tu sembles aimer ça, faire des grimaces ! Voici ce que je te propose : si tu peux me faire des grimaces pendant une heure, je te donnerai un dollar.* » Dans mon innocence d'enfant, j'embarquai dans son jeu. Un dollar, c'était beaucoup pour la petite fille de sept ans que j'étais. Je lui fis toutes les grimaces que je pus, à tel point que je ne savais plus comment les faire. Quand l'heure fut achevée, je lui demandai le dollar. Il se mit à rire, s'étant bien payé ma tête. Il ne me le donna pas, mais me dit plutôt : « *Vas-tu en faire encore, des grimaces ?* » Ma mère en a bien ri. J'aurais voulu la battre. Je le vécus comme une trahison. Comment pouvait-elle prendre parti contre moi en se liant avec celui qui venait de m'humilier ? Cela me choqua si profondément que je lui fermai mon cœur, pour ne plus lui donner la chance de me blesser.

Par la suite, chaque fois que je faisais une tentative pour me rapprocher de ma mère afin de pouvoir lui ouvrir de nouveau mon cœur, sans en être consciente, elle me blessait encore par le rejet qu'elle me faisait vivre.

Quand j'eus quinze ans, elle emménagea avec l'homme qu'elle aimait. Elle me tenait responsable de ses difficultés relationnelles avec lui et me disait : « *J'ai assez hâte que tu partes !* » Ces mots me blessaient terriblement. J'ai certainement eu plus hâte qu'elle, de partir. À cette époque, je demeurais avec eux pendant l'année scolaire mais dès qu'arrivaient les grandes vacances, je partais à Montréal et m'y trouvais du travail. Je n'allais pas la voir, pas plus que je ne lui téléphonais de tout l'été. Je ne rentrais que la veille du retour en classe.

Quand je partis définitivement, ma mère était assise dans la cuisine. Je n'allai pas l'embrasser mais je vis qu'elle pleurait. Je ne pouvais pas comprendre qu'elle puisse pleurer. Elle m'avait exprimé tant de fois sa hâte de me voir partir.

À trente-deux ans, lorsque j'entrepris ma démarche thérapeutique, je pensais: «*Ma mère ne m'a jamais aimée. Elle me donnait tout ce que je voulais pour se débarrasser de moi, mais elle ne m'a jamais témoigné la moindre affection. Elle m'a toujours fait sentir que j'étais un fardeau pour elle.*»

Après ma démarche de pardon, ma nouvelle conclusion fut: «*Ma mère ne m'a pas aimée à ma manière, elle m'a aimée à sa façon.*» C'était, certes, un pas important, mais mon cœur ne lui était pas ouvert pour autant. Mais de cela, je n'étais pas encore consciente. Je savais que j'éprouvais une certaine retenue chaque fois qu'elle voulait m'embrasser ou me prendre dans ses bras, mais je ne comprenais pas pourquoi.

Chaque fois que je tentais d'avoir une conversation avec elle, je me sentais toujours frustrée de ne pas être écoutée, et je me disais: «*Ma mère ne m'a jamais écoutée...*», je l'excusais en pensant: «*Elle ne s'est jamais écoutée elle-même. Elle n'a jamais écouté ses besoins, ses sentiments et ses émotions. Comment peut-elle entendre ceux des autres?*»

Cependant, la dernière fois que je l'avais vue, j'avais osé lui dire tout ce que j'avais sur le cœur par rapport au fait qu'elle ne m'avait jamais défendue face aux violences de mon frère, d'une accusation de vol non fondée dont j'avais été l'objet, et du fait qu'elle ne m'avait jamais accueillie ou écoutée quand j'avais tant besoin d'elle. Cette confession lui causa de la peine et lui fit vivre beaucoup d'émotions mais, elle ne me rejeta pas pour autant. J'avais eu besoin de lui exprimer cette souffrance, c'était très important pour moi.

Après cette prise de conscience sur la plage, je lui ai écrit une longue lettre dans laquelle je lui ai dévoilé quand et pour quelle raison je lui avais fermé mon cœur. C'était quelques semaines avant Noël. Je terminai ma lettre en lui disant : « *Cette lettre, c'est le plus beau cadeau de Noël que je pouvais t'offrir aujourd'hui. Je t'ai vraiment ouvert mon cœur, non pour te faire plaisir, mais parce que je le ressens vraiment.* »

Après avoir écrit cette lettre, je me suis sentie revivre. Je venais de me libérer d'un poids énorme. Par la suite, quand je lui ai téléphoné, elle ne m'écouta pas plus qu'auparavant, mais là, j'avais du plaisir à l'entendre. Cela ne me vexait plus qu'elle m'écoute ou non. Je m'étais réconciliée à la fois avec elle et une partie de moi-même. À la fin de la communication téléphonique, elle avait dû recevoir mes vibrations d'amour, puisqu'elle me dit : « Je t'aime », et se mit à pleurer.

Pendant une grande partie de ma vie, comme Valérie, j'ai fermé mon cœur à des êtres que j'aimais beaucoup mais que je tenais responsables de la souffrance qu'ils m'avaient causée, sans le vouloir ou à cause de leur propre souffrance.

Mon premier amour, après ma mère, fut pour une amie. Elle n'avait que quinze ans. Elle représentait la mère que j'aurais voulu avoir et la confidente à qui je pouvais confier toutes mes craintes, mes peines ou mes secrets. Nous passions de longues soirées à bavarder. Ces moments étaient pour moi très précieux. Je l'aurais écoutée pendant des heures sans me lasser. Je l'aimais tellement. Un an plus tard, ma mère déménagea très loin de chez elle. Nous nous écrivions, nous promettant une amitié éternelle.

Le temps passa. Un an et demi plus tard, l'occasion se présenta de retourner la voir. J'aurais voulu arrêter le temps, faire marche arrière, afin de me retrouver comme auparavant, en sa présence, dans cette ambiance amicale au coin du feu ou agrémentée d'une douce musique. Mais la vie ne revient pas en arrière. Le moment de ma visite correspondait, malheureusement, avec le départ de celui qu'elle aimait. Elle se retrouva partagée entre lui et moi. Elle m'entraîna dans une discothèque pour aller le rejoindre. J'étais là, dans cette discothèque enfumée, au milieu du bruit, seule parmi la foule, malheureuse. Je me sentais trahie, ayant le sentiment d'avoir perdu la place que j'occupais dans son cœur.

Revenue chez elle après cette soirée, j'ai fait mes valises, en pleine nuit. Je l'ai quittée sans même lui dire au revoir, tellement j'étais blessée. J'allai me réfugier chez mon frère, qui louait des chambres. Je pleurai toute la nuit. Quand je repris l'autobus du retour, je fermai mon cœur à l'amour. Je ne voulais plus aimer, trouvant que cela faisait trop mal d'être trahie par l'être que l'on aime le plus au monde.

C'était, en définitive, le même scénario que j'avais vécu avec ma mère. Jusqu'à mon entrée au pensionnat, j'étais tout pour elle et, à mon retour, un homme avait pris ma place. Du moins, c'est ainsi que je l'avais compris à l'âge de sept ans. Je n'étais pas au bout de mes peines, car j'allais aimer encore et me sentir trahie pour, de nouveau, fermer mon cœur.

On ferme son cœur pour se protéger de souffrir.
Mais, c'est ainsi qu'on souffre le plus, car sans amour,
on ne vit pas. On ne fait que survivre.

Réflexion

- Aurais-tu fermé ton cœur à ta mère ou ton père après la naissance d'un enfant, croyant que tu avais perdu ta place, ou suite à une série d'événements qui t'auraient blessé ? Il peut s'agir de mauvais traitements, de reproches continuels, d'accusations fausses où l'on t'a dénigré, ou encore d'attitudes marquées d'indifférence.

Sylvie eut une forte réaction à l'arrivée d'un petit frère

Sylvie avait quatre ans lorsque naquit son petit frère. Jusqu'à l'arrivée de ce bébé, elle avait toute l'attention de ses parents. Mais voilà que ce petit frère réclamait continuellement leur présence. Sylvie ressentit de la colère envers ce bébé et plus encore envers ses parents. Elle réagit en se disant : « *Avant l'arrivée de ce bébé, j'existais pour vous. Mais à présent qu'il est né, je ne compte plus. Je ne veux plus de votre amour, gardez-le pour vous et votre bébé.* » À partir de ce jour, Sylvie ferma son cœur. Elle devint agressive pour la moindre raison.

Sylvie grandit. Elle avait complètement oublié ce qui s'était passé à l'âge de quatre ans, mais elle était en mesure de constater sa difficulté à aimer. Elle épousa un homme qui l'aimait énormément. Elle se disait qu'elle arriverait sûrement à l'aimer puisqu'il était si bon, si gentil, si compréhensif. Rien n'y fit. Son cœur restait obstinément fermé, bien qu'elle eut tellement voulu éprouver le sentiment d'aimer.

Beaucoup d'hommes et de femmes, portant en eux une douleur d'abandon ou d'indifférence, se retrouvent avec des partenaires qu'ils aiment beaucoup et dont le cœur est fermé. Ils déploient alors une énergie considérable à tenter d'être aimés de ces personnes, jusqu'au jour où ils n'ont plus l'énergie de continuer à donner sans rien recevoir en retour.

Véronique barricadée pour se protéger

Véronique a été profondément blessée par son père, qui a abusé d'elle pendant des années. Voici son témoignage : « *Dans mon enfance et mon adolescence, j'ai vécu beaucoup de souffrances à cause d'un homme. À cette époque-là, j'étais douce, vulnérable, naïve, généreuse. Petit à petit, je me suis fermée à la vie et aux autres. Je me suis bardée d'une armure d'indifférence, de froideur, de rudesse et d'un bouclier d'agressivité. C'était les seuls moyens que j'ai trouvés pour me protéger, pour me défendre.*

Lorsqu'on vit des événements qui nous ont marqué dans notre âme, dans notre cœur, dans notre corps, une partie de nous-même est touchée, atteinte, blessée. Parfois, sans que l'on en soit vraiment conscient, ces blessures refont surface et se traduisent par un sentiment de honte, par la peur d'être rejeté, utilisé, manipulé, et par la certitude que l'on ne vaut rien, comparé aux autres. Ces sentiments et ces émotions sont le plus souvent refoulés, inavoués ; on n'ose pas les dévoiler. C'est ce qui explique que l'on passe notre vie à fuir ce qui peut les réveiller.

Tous ces sentiments nous coupent de notre harmonie. Ils sont pour nous source de danger. C'est pourquoi nous nous couvrons d'une armure, nous nous munissons d'un bouclier ou devenons des fugitifs. On croit, à tort, que ces mécanismes de défense nous sécurisent, nous protègent. En réalité, tout ce qu'ils font, c'est nous garder prisonnier de ce passé douloureux et nous empêcher de vivre pleinement notre vie. »

Aline n'attend rien des autres

Aline vivait sur une ferme. Ses parents logeaient quelques-uns de leurs employés. L'un d'eux attira Aline dans sa chambre alors qu'elle n'avait que cinq ans. Il lui fit des attouchements et lui demanda de caresser son sexe, lui recommandant bien de ne rien dire à ses parents. Aline n'en fit rien. Dès qu'elle quitta la chambre de cet homme, elle alla trouver son père et sa mère pour les informer de ce que cet homme lui avait fait. Ses parents accueillirent cette confession sans mot dire. Aline le perçut comme de l'indifférence de leur part et comprit qu'elle ne pouvait pas compter sur eux pour la défendre. Après cet incident, il n'y eut plus de pensionnaires chez elle, mais cet homme n'en continua pas moins d'être l'un des employés de la ferme. Pendant des années, il abusa d'Aline, qui se sentait sans défense et sans protection. Elle était convaincue qu'elle ne pouvait compter sur personne pour la protéger puisqu'elle avait déjà tellement peur de son père et que jamais sa mère n'intervenait quand il élevait la voix.

Aline leur avait gardé une rancune tenace, qu'elle exprimait en se rongeant les ongles jusqu'à la chair.

Quelques années avant d'entreprendre une thérapie pour se libérer de sa douleur d'abandon, douleur qu'elle revivait d'ailleurs dans ses relations affectives puisqu'elle avait le sentiment qu'elle ne pouvait rien espérer des autres, elle prit soin de son père, à l'article de la mort. Juste avant de mourir, il lui dit : « *Je ne savais pas que tu étais aussi gentille.* » Cela l'avait touchée au plus haut point. Elle aurait bien voulu lui dire :« *Papa, je t'aime !* », mais les mots lui étaient restés dans la gorge. Bien qu'elle eut aimé lui ouvrir son cœur, elle n'y arriva pas.

Jacinthe avait fermé son cœur à la vie

Jacinthe avait quatre ans lorsque sa grand-maman qu'elle aimait tant décéda. Quelque temps avant sa mort, Jacinthe l'avait suppliée de ne pas la quitter, mais ses demandes n'avaient pu la retenir. Jacinthe a alors pensé qu'elle ne pouvait plus avoir confiance en ceux qu'elle aimait et que lorsqu'ils l'abandonnaient cela faisait trop mal. Elle ne voulut plus aimer pour ne plus souffrir. De plus, la vie ne l'intéressait plus, car elle la voyait comme une partie perdue d'avance.

Jacinthe ne se sentait jamais à sa place, elle avait le sentiment qu'elle n'était pas là où elle aurait voulu être. De même, la vie n'était pas comme elle aurait voulu qu'elle le soit. Elle la voyait cruelle, pouvant lui ravir à tout moment les êtres qui lui étaient chers.

Jacinthe n'avait jamais fait le lien entre ses difficultés relationnelles et cet événement à l'âge de quatre ans où elle avait fermé son cœur à l'amour et à la vie.

Peut-être as-tu fermé ton cœur suite à une rupture, au départ ou à la trahison de l'être que tu aimais ?

Paul, profondément déçu de celle qu'il aimait

Paul a connu son premier amour à l'âge de dix-sept ans. Il fréquenta Carmen durant trois ans. Il voulait l'épouser. Les parents de Carmen considérèrent que Paul n'était pas suffisamment un bon parti pour leur fille. Ils firent tout pour qu'elle rompe avec lui, et obtinrent finalement gain de cause. Paul eut un profond chagrin d'amour. Près de six mois après leur rupture, Carmen épousait le fils d'un riche entrepreneur.

Paul comprit que s'il avait eu de l'argent, il aurait pu épouser Carmen, mais comme ce n'était pas le cas, il n'en avait pas eu le droit. Il décida donc de devenir très riche, et s'y employa. Inconsciemment, il agit ainsi pour ne plus jamais être rejeté pour manque d'argent. Puis il rencontra Denise, une femme charmante et gentille, qui s'attacha beaucoup à lui. Il l'épousa, croyant qu'il arriverait à l'aimer. Mais dans son cœur, c'était toujours Carmen qu'il aimait. Les années passèrent. Il oublia Carmen, mais son cœur demeurait fermé. Tout le monde lui disait qu'il avait une femme merveilleuse. Il en convenait volontiers, mais n'arrivait pas pour autant à l'aimer. Il eut des maîtresses, croyant qu'il deviendrait amoureux de l'une d'elles mais, une fois la passion consumée, il n'éprouvait pas davantage d'amour pour elles.

Il avait plus de cinquante ans lorsqu'il vint me consulter. Il me dit : « *Je peux dire que j'ai tout réussi dans ma vie, sauf ma vie. Je n'ai jamais rencontré la femme que j'aurais vraiment aimée, celle avec laquelle j'aurais pu être heureux.* » Paul attribuait cette situation à un élément extérieur à lui-même, soit le fait qu'il n'avait pas rencontré la femme idéale, alors que le véritable problème se situait à l'intérieur de lui : il avait fermé son cœur à l'âge de vingt ans, et ne l'avait pas réouvert depuis.

Line n'acceptait aucune forme d'autorité

Line était fiancée à un homme qu'elle aimait beaucoup, lequel l'aimait d'une manière un peu possessive. Un jour, il l'informa que si elle le trompait ne serait-ce qu'une fois, ce serait terminé entre eux. Line avait eu un sérieux problème avec l'autorité. Maintenant qu'elle se croyait affranchie de l'autorité paternelle, elle n'acceptait aucune autre forme d'autorité et ce, de la part de qui que ce soit. Elle reçut cette mise en garde de son fiancé comme un ordre, ce qui la rebuta. Le soir même, elle se rendit dans un bar et, selon son désir, rencontra un homme à la recherche de sexe. Elle coucha avec lui, non par attirance, mais en réaction à ce que lui avait dit son fiancé. Le lendemain, elle l'appela et lui dit, avec ce qui lui restait de colère envers lui : « *Ça y est, mon gars, c'est fait !* », ce qui sous-entendait : « *Ne t'autorise jamais à me donner des ordres, ça ne marchera jamais avec moi.* » Son fiancé ne comprenant pas immédiatement ce qu'elle lui disait, celle-ci lui expliqua que ce qu'il voulait l'empêcher de faire, elle l'avait fait. Il ne comprit jamais comment elle avait pu agir de la sorte. Il en vécut une profonde déception et mit fin à leur relation sur-le-champ. Line regretta ce geste pendant des années. Elle se maria, eut des enfants, mais son cœur battait toujours pour son ex-fiancé, qui prenait ainsi la place que son époux aurait dû totalement occuper.

Que de gens, comme Paul et Line, vivent avec le souvenir d'un amour qui n'a pu se concrétiser. Ils entretiennent parfois l'illusion qu'ils auraient peut-être été plus heureux s'ils avaient été mariés avec cette personne plutôt qu'avec celle qui partage maintenant leur vie. Serait-ce ton cas ?

On peut aussi fermer son cœur suite au départ d'un être qui était tout pour nous, ce qui nous fit dire : ***« Si ce n'est pas lui, alors ce ne sera personne d'autre. »*** Cette décision nous plonge bien souvent dans un réel sentiment d'impuissance ou de découragement, lequel entraîne à son tour l'effondrement de notre moral et la perte de notre goût de vivre. De telles fréquences vibratoires peuvent donner naissance à de la fatigue chronique, à une dépression nerveuse, à une maladie grave ou même à un cancer. Parfois on s'accroche à une raison de vivre qui peut être nos enfants, notre travail ou, tout simplement, on se laisse porter par la vie sans grand enthousiasme.

Laurette s'est sentie trahie par l'homme de sa vie

Laurette était mariée à Roland depuis vingt et un ans. Elle l'aimait beaucoup. Ils avaient trois enfants. Pour leur entourage, c'était la plus belle famille qui soit. Les parents étaient attentifs l'un à l'autre ainsi qu'à leurs enfants. Laurette se comptait chanceuse d'avoir épousé un homme aussi merveilleux, accueillant, qui lui prodiguait douceur et tendresse, même s'ils avaient peu d'échanges sexuels. Cela n'avait pas beaucoup d'importance pour elle puisque son besoin d'affection était largement comblé. Ce qu'elle ignorait, c'est que Roland entretenait des liaisons extraconjugales avec des hommes. En se montrant aussi attentionné avec elle, il n'en masquait que mieux son jeu. Mais arriva ce qui devait arriver. Il devint amoureux et ne rêvait plus que de vivre avec celui qu'il aimait. Il avait très peur de blesser Laurette, ayant une profonde affection pour elle. Mais il n'en pouvait plus de vivre dans le mensonge et d'inventer continuellement des alibis pour retrouver son amoureux. Il avoua donc à Laurette son homosexualité et son désir de partir. Ce fut un choc pour elle, l'anéantissement de tout ce qui représentait son bonheur. Elle comprit soudain la raison de certains comportements énigmatiques et fut partagée entre deux sentiments : l'amour et la trahison.

Malgré toute la peine que cette révélation lui causa, elle ne pouvait s'empêcher d'aimer Roland. Elle le laissa donc partir sans faire d'histoires et c'est elle qui expliqua la situation à leurs enfants et à leur entourage, pour lui éviter d'être rejeté. Après son départ, elle aurait bien voulu refaire sa vie avec quelqu'un d'autre, mais son cœur blessé portait la cicatrice de sa profonde déception. De plus, elle l'aimait toujours. Elle ne pouvait, par conséquent, ouvrir son cœur pour accueillir quelqu'un d'autre.

Bernadette avait connu un grand amour

Bernadette avait vécu un premier mariage marqué de querelles et de violences, et qui se termina par un divorce. Des années plus tard, elle rencontra Gilbert, un homme d'une grande bonté. Elle passa près de trente années avec lui, remplies d'une douce complicité. Gilbert mourut alors que Bernadette avait soixante-deux ans. Elle pleura une bonne partie de l'année qui suivit. Puis un matin, elle se dit : « *Ça suffit ! Tu ne vas pas passer le reste de ta vie à pleurer, tu peux faire autre chose.* » C'est ainsi qu'elle prit part à des activités de bénévolat, fit des voyages. Elle reprit graduellement goût à la vie, aspirant même à rencontrer un compagnon, pour ne pas finir ses jours seule. Elle fit quelques rencontres, mais sans pour autant avoir envie de s'investir davantage. Puis, elle fit la connaissance d'Armand. Il avait également perdu l'être qu'il aimait et, tout comme elle, il s'était replié dans sa souffrance durant la première année qui suivit le décès de son épouse. Ils découvrirent qu'ils avaient beaucoup de points en commun. Aussi, décidèrent-ils d'unir leurs destinées. Au début, ce fut merveilleux, chacun pouvant continuer d'aimer son ex-conjoint sans que cela soit perçu comme une menace pour l'autre. Ils allaient même ensemble fleurir la tombe de leur ex-conjoint.

Mais lorsque les difficultés d'apprentissage de la vie à deux se manifestèrent, leurs cœurs n'étant pas suffisamment ouverts à leur nouvelle relation, chacun se replia sur son amour passé. La maladie s'installa chez l'un et chez l'autre, les deux époux n'ayant plus vraiment envie de vivre.

Le cœur, c'est le moteur de la vie en nous. Aussi, tant que notre cœur bat parce qu'il aime et qu'il se sent aimé, nous sommes vivants. Cesse-t-il de battre parce qu'il n'aime plus ou ne se sent plus aimé ? Nous perdons la vie, nous sombrons dans un état similaire à celui du coma, devenant ainsi des morts vivants.

Vivre, c'est aimer la vie, aimer rire, danser, chanter, s'éclater. C'est vibrer à la fréquence de l'amour, c'est donner, recevoir, accueillir, remercier. C'est avoir envie d'apporter le meilleur de nous-même et de partager avec le monde entier la joie qui nous habite.

Aimer, c'est vivre, et vivre, c'est aimer.

Il arrive également que, pour se protéger de souffrir de la perte d'un être cher, on se retienne d'aimer.

Marc et la peur de souffrir de l'éloignement

Marc fréquentait Nathalie, avec laquelle il partageait une belle intimité. Lorsqu'il reçut l'acceptation de sa demande pour aller étudier à l'étranger, il changea complètement d'attitude envers elle. Il devint plus froid, plus distant et plus fermé. Nathalie ne comprit pas la raison de ce changement. Inquiète, elle le pressa de questions, se perdant en conjectures. Cela ne fit qu'envenimer la situation et amena la rupture.

Marc pensait, en son for intérieur : « *Si je romps ma relation avec elle maintenant, cela me fera beaucoup moins mal que si je me laisse aller à l'aimer davantage et que j'ai à en être séparé.* »

Beaucoup d'hommes et de femmes séparés de leurs enfants en bas âge, s'en détachent complètement pour se protéger de souffrir ? Lorsque ces enfants tentent de renouer avec ce parent biologique, cela leur fait parfois très mal d'être confronté à la fermeture du cœur de celui ou celle qu'ils ont attendu ou recherché pendant des années.

Parfois, ce peut être les enfants de son conjoint ou de sa conjointe que l'on se retient d'aimer, par crainte de souffrir advenant une séparation.

J'ai moi-même vécu cette situation avec mon second conjoint. Lorsque je l'ai connu, j'avais une petite fille de quatre ans. Au début, il se montra très gentil avec elle. Elle l'appela même «*papa Charles*». Quand les problèmes surgirent entre nous, il lui ferma son cœur. Je ne comprenais pas son attitude vis-à-vis de cette petite, qui ne lui avait rien fait. Il m'avoua, avant notre séparation, qu'il s'était retenu de l'aimer car il savait très bien qu'en cas de séparation, il la perdrait.

Fait cocasse, ce fut ma fille qui, plus tard, s'interdit d'aimer mon époux actuel. Lorsqu'elle sentit notre relation stable et harmonieuse, elle m'avoua qu'elle n'avait pas voulu, jusque-là, se laisser aller à l'aimer, par crainte que celui-ci ne parte, comme les autres. Ce qui explique la friction qui existait entre eux et qui faisait que, parfois, je me sentais prise entre l'arbre et l'écorce.

Comment savoir si notre cœur est fermé ?

Voici quelques questions qui pourront t'aider à faire l'introspection nécessaire :

	OUI	NON
1. Aurais-tu vécu une situation de souffrance qui t'aurait amené à fermer ton cœur ?	___	___
2. Quelle est cette ou ces situations ?	___	___
3. Quels sentiments as-tu éprouvés qui t'ont tant blessé ?	___	___
4. Serait-ce celui d'avoir été trahi, abusé, étouffé, persécuté, abandonné, humilié, rejeté, dénigré, ignoré, négligé, accusé injustement, etc. ?	___	___

	OUI	NON
5. Comment as-tu réagi ?	___	___
6. Quels mécanismes de défense as-tu développés ? Le mensonge, la rébellion, l'introversion, la soumission, la fermeture, la provocation, l'indifférence, le contrôle ?	___	___
7. Aurais-tu peur de vivre de nouveau un rejet, un abandon ou un chagrin d'amour ?	___	___
8. Recherches-tu ou te laisses-tu facilement attirer par une personne qui ressemble à celle que tu as aimée, que ce soit par des traits physiques ou de caractère ?	___	___
9. As-tu tendance à te dégonfler rapidement vis-à-vis des sentiments que tu éprouves envers un éventuel partenaire ?	___	___
10. Es-tu porté à voir rapidement les défauts des personnes que tu fréquentes ?	___	___
11. Te convaincs-tu qu'en définitive, tu es bien mieux seul ?	___	___
12. Aurais-tu pensé, en regard de la dernière personne que tu as aimée et qui est partie : « Si ce n'est pas elle, ce ne sera personne d'autre » ?	___	___
13. Dans ta relation actuelle, es-tu plutôt passif, c'est-à-dire est-ce que tu laisses ton partenaire prendre les initiatives et les décisions concernant votre couple ?	________	
14. Est-ce que tu te retiens de te donner complètement dans une nouvelle relation ?	________	
15. Cherches-tu à garder le contrôle dans ta relation, ce qui fait que, quand tout va bien, tu t'avances, si des problèmes surgissent, tu t'arrêtes et lorsque l'orage éclate, tu t'en vas ?	________	
16. Cherches-tu à pousser l'être que tu aimes dans les bras de quelqu'un d'autre ?	________	
17. Ressens-tu de l'indifférence vis-à-vis de la personne qui vit à tes côtés ?	________	
18. Es-tu étonné d'avoir si peu de désir sexuel ?	________	

Si tu as répondu oui à plus d'une de ces questions, cela peut t'indiquer que ton cœur est fermé, même si tu aspires à vivre une véritable relation de couple.

Comment ouvrir son cœur ?

Pour ouvrir notre cœur, il nous faudra, dans un premier temps, nous libérer de la souffrance que nous portons en nous.

Pendant des années, j'ai enseigné, tant dans mes séminaires que dans mon livre « *Vivre en harmonie avec soi et les autres* », l'importance de pardonner pour se libérer des souvenirs douloureux enregistrés dans notre mémoire émotionnelle.

Un jour, Jacques Salomé, auteur bien connu, offrait un séminaire à l'endroit où j'habite. Malheureusement, je ne pouvais y assister mais mon mari, ainsi que l'une de mes thérapeutes, y assistèrent et m'en donnèrent un compte rendu. Jacques Salomé avait énoncé, au cours de ce séminaire : « *Le pardon, c'est la plus grande escroquerie...* »

Bien que respectant beaucoup cet auteur, ainsi que son œuvre, je fus choquée de son propos. Je pensais : « *Le Christ lui-même a enseigné le pardon...* » Toutefois, je ne rejetai pas ce qu'il avait dit, je me permis plutôt d'y réfléchir.

Dans les mois qui suivirent, ma thérapeute; qui donnait les séminaires de *Libération de la mémoire émotionnelle* me dit: «*Claudia, je ne peux plus enseigner le pardon, je n'y crois plus...*»

J'essayai de comprendre. Je demeurais convaincue que la haine, la rancune et la culpabilité nous détruisent et que seul le pardon nous permet de nous en affranchir. Puis, en méditant sur la question, j'ai compris.

J'ai réalisé que dans le pardon, tel que nous l'avions appris, nous nous faisions piéger. Si, par le passé, nous avions accusé ceux qui nous avaient fait souffrir, avec le pardon, basé sur la seule compréhension de leurs agissements, nous étions amené dans l'autre extrême, soit à les excuser.

Accuser ou excuser ne nous libère pas de la souffrance que nous portons en nous.

Excuser les comportements de ceux ou celles qui nous ont fait souffrir ne peut que nous conduire à refouler davantage nos sentiments blessés, en plus de nous faire croire que nous en sommes libre.

Une participante me confiait, en larmes: «*J'ai pardonné à mon père, mais pourquoi est-ce que je me retrouve encore confrontée avec ce qui m'a tant fait souffrir de sa part?*»

Je savais qu'elle était sincère, qu'elle n'en voulait plus à son père, mais sa souffrance l'habitait toujours parce qu'elle n'avait pas réussi à l'extirper de son cœur. Je compris alors, ce que voulait dire Jacques Salomé, lorsqu'il disait: «*Le pardon est la plus grande escroquerie.*»[3]

Je persiste à croire au pardon, mais avec une nouvelle compréhension basée sur le juste milieu, qui est toujours composé d'un peu des deux extrêmes. Ainsi, pour atteindre la véritable libération, il faudra à la fois accuser, pour nous permettre d'exprimer la souffrance que l'on porte en soi, et excuser, en comprenant la motivation de l'autre, ce qui nous aurait permis de ne pas accumuler cette souffrance.

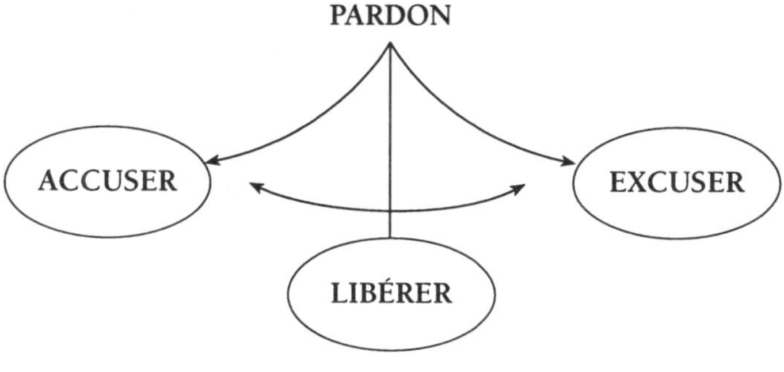

3. Il s'agit ici de l'interprétation de l'auteur et non l'explication de M. Jacques Salomé.

Au moyen d'exemples, voyons comment nous pourrions y arriver

Julie souffre d'un sentiment de honte et de trahison

Dans un groupe, Julie est continuellement sur la défensive, demeurant à l'écart des autres. En raison de son attitude, les autres ne s'approchent pas d'elle et celle-ci croit que tout le groupe la rejette. Je l'interrogeai pour savoir si elle avait vécu une situation particulière, à l'école, où elle aurait eu honte et se serait sentie rejetée par ses camarades de classe. Je lui posai cette question puisqu'il s'agissait d'un malaise qu'elle vivait face au groupe. Dans notre enfance, les situations de groupe étaient surtout en rapport avec le milieu scolaire.

Elle me répondit par l'affirmative et me raconta la situation qu'elle avait vécue en classe, à l'âge de huit ans. Elle avait demandé à son professeur l'autorisation de se rendre aux toilettes. Comme il ne restait que dix minutes avant la fin du cours, son professeur refusa. Le sphincter de la vessie de Julie lâcha, et une mare d'urine se forma sur le plancher. Les élèves éclatèrent de rire et se mirent à chahuter. Son professeur, en colère, la traita de « *petite souillonne* ». Julie en éprouva une telle humiliation qu'elle aurait voulu disparaître sous terre. Et comme si ce n'était pas suffisant, la fille du conducteur de l'autobus scolaire, qui partageait la même banquette qu'elle, cria à son père, durant le trajet, que Julie avait fait pipi dans sa culotte, dans la classe, ce qui répandit l'histoire parmi ceux qui l'ignoraient encore. Julie aurait voulu la battre.

Après cet incident, Julie en voulut à son professeur et à toutes ses camarades, surtout à sa compagne d'autobus. Elle s'éloigna d'elles, se limitant à une seule amie.

À trente-deux ans, ce souvenir était toujours bien présent dans la mémoire émotionnelle de Julie, donnant lieu à des modes de réaction qui la maintenaient dans un sentiment de honte et de rejet.

Comment peut-elle s'en libérer?

Par le passé, je l'aurais amenée à comprendre que ses camarades n'avaient pas ri d'elle mais avaient ri à cause du malaise que cette situation créait. Avec l'approche du pardon redéfini, j'ai invité Julie à se détendre et à revoir cet événement : la classe, le professeur, le pupitre qu'elle occupait. Je lui recommandai de visualiser ces images comme lorsqu'on regarde un film. Ce film se déroulant à l'intérieur d'elle, je lui demandai de me le décrire, tout en continuant de regarder les images ressurgir du passé.

Je lui dis de se voir demander à son professeur l'autorisation de se rendre aux toilettes, la réponse de son professeur, la flaque d'urine sur le plancher. Je l'invitai à ressentir les sentiments et les émotions qui l'habitaient. Puis de se voir dans l'autobus, d'entendre sa voisine crier qu'elle a fait pipi sur le plancher de la classe. Je lui demandai ensuite de se voir dans sa chambre, chez elle, en train de se changer, de contacter la peine, la honte et la colère qui l'habitaient. Je poursuivis en invitant la Julie d'aujourd'hui, celle qui a maintenant trente-deux ans, à entrer dans cette image, à se voir dans la chambre auprès de la petite Julie de huit ans. Je lui dis de se voir la prenant dans ses bras, la consolant, disant à cette petite fille que les sphincters des enfants ne sont pas aussi contractiles que ceux des adultes, ce pourquoi elle n'avait pas pu se retenir. Je continuai à la guider en lui disant d'expliquer à la petite fille qu'elle était alors, que cette situation aurait pu arriver à n'importe quel enfant dans un même contexte, qu'elle n'a pas à avoir honte, qu'il était normal que son corps ait exprimé un besoin urgent.

Quand la petite fille en elle fut consolée, rassurée et libre de toute honte, je lui demandai, toujours en visualisation, d'aller retrouver, le lendemain de cet événement, sa voisine de siège d'autobus, et de lui dire tout ce qu'elle avait sur le cœur par rapport à elle. Julie se vit donc à la sortie de l'autobus, retenir Andréanne, sa voisine de siège, et lui dire : « *Écoute, Andréanne, j'ai des choses à te dire. Ce n'est pas parce que tu es la fille du conducteur que tu peux penser que tu es plus brillante qu'une autre. Ce qui m'est arrivé hier aurait pu t'arriver à toi aussi, dans une même situation. Que tu l'aies crié à tout l'autobus m'a humiliée et je voulais que tu saches à quel point j'ai eu honte et combien j'en ai été malheureuse...* »

J'ai assumé la partie d'Andréanne, mais tu pourras le faire toi-même lorsque tu auras bien compris le processus : « *Julie, je ne savais pas que je t'avais blessée autant en criant cela. Si je l'ai fait, c'était pour mon père, qui passe son temps à me comparer défavorablement aux autres. Justement parce qu'il est le conducteur, il voudrait que moi, sa fille, je sois le modèle parfait. Je voulais qu'il sache qu'il n'y avait pas que moi qui s'échappait parfois. Mais c'est vrai, tu as raison, ça aurait pu m'arriver à moi aussi, et je n'aurais certainement pas apprécié qu'on le crie sur les toits. Je te demande pardon, Julie, et je souhaite que tu puisses oublier cet événement qui t'a blessée.* » Julie répondit : « *Je le veux aussi.* »

Puis, je lui ai demandé, cette fois, d'aller parler à son professeur, et de lui dire ce qu'elle lui avait fait vivre.

Julie : « *Mademoiselle, je veux vous parler au sujet de ce qui s'est passé hier. Je veux que vous sachiez combien je me suis sentie humiliée par toute la classe parce que vous m'aviez refusé d'aller aux toilettes. Je vous avais dit que je ne pouvais plus attendre. Vous ne m'avez pas écoutée et, en plus, vous m'avez traitée de petite souillonne devant toute la classe. Vous ne savez pas à quel point vous m'avez fait mal.* »

Moi, dans le rôle du professeur : « *Oh, Julie, j'étais tellement en colère. Ce n'était pas contre toi, c'était contre moi-même. Je m'en voulais de t'avoir refusé d'aller aux toilettes. Je sais que tu m'avais dit que ça ne pouvait pas attendre, mais comme il ne restait que dix minutes, j'ai cru à tort que tu pouvais te retenir. Le désordre que cela a provoqué dans la classe m'a mise en furie, et c'est sur toi que j'ai projeté toute ma colère. Je ne pensais pas ce que je t'ai dit. Je réalise seulement maintenant à quel point ma réaction t'a blessée. Je te demande pardon, Julie.* »

Julie : « *Merci, Mademoiselle, de m'avoir accueillie dans ce que j'avais à vous partager, cela m'a fait du bien de pouvoir vous l'exprimer. Maintenant, je me sens mieux.* »

Dans l'exemple que nous venons de voir, nous pouvons constater que Julie exprime ce qu'elle n'avait pas osé dire par le passé. D'une certaine façon, en le faisant, elle remet à l'autre la charge émotionnelle avec laquelle elle était demeurée. De plus, elle permet à l'autre de lui expliquer pourquoi elle avait agi ainsi.

Lorsque ce processus est réalisé, non pas d'une façon rationnelle, mais en étant centré émotionnellement, le véritable pardon s'effectue, apportant avec lui la libération. Cela ne veut pas dire qu'immédiatement après ce travail de libération, Julie se sentira à l'aise au sein d'un groupe, mais il lui sera plus facile de faire les pas pour s'y intégrer graduellement. Ce faisant, les autres s'approcheront d'elle et, avec le temps, elle arrivera à être à l'aise.

Nous venons d'observer ce qui se nomme un processus. Un processus fait référence à quelque chose d'évolutif dans le temps, donc passant par des étapes successives.

Voyons à présent comment Aline, dont nous avons parlé un peu plus tôt, a pu ouvrir son cœur à ses parents.

En état de détente, Aline s'est revue à l'âge de douze ans à un moment où cet homme, qui abusait d'elle, ne cessait de la harceler sexuellement. Elle n'en pouvait plus et ne voyait vraiment pas comment échapper à cette situation.

Je lui ai donc demandé de visualiser la grande Aline, entrant dans l'image où la jeune Aline pleure de rage, de honte et de dégoût suite à un acte d'abus sexuel qu'elle vient de subir.

Je la guidai afin qu'elle console cette petite fille de douze ans et qu'elle lui dise qu'elle n'est plus seule, que la grande Aline va désormais l'aider à se faire respecter et qu'elle ne permettra plus à qui que ce soit d'abuser d'elle.

Lorsque sa petite fille fut consolée, je lui proposai que la grande Aline prenne la jeune Aline par la main et qu'elle la conduise auprès de cet homme.

Puis je lui demandai d'aider cette petite fille à exprimer à cet homme tout ce qu'elle avait sur le cœur mais qu'elle avait toujours eu trop peur de lui dire.

Elle le visualisa seul. Elle s'approcha de lui et vit qu'il voulait de nouveau lui faire des attouchements. Elle lui dit avec fermeté : « *Bas les pattes, c'est terminé, tu ne me toucheras plus, à présent. Tu n'es qu'un salaud qui a toujours profité de ma vulnérabilité et du fait que j'avais peur de toi. Pendant des années, je n'ai pas demandé d'aide parce que j'avais trop honte de ce que tu me faisais. Tu as détruit l'estime que j'avais de moi-même et la confiance que j'aurais pu avoir envers les autres. Je te hais, tu me dégoûtes...* », et Aline se mit à pleurer.

Moi, dans le rôle de cet homme : « *Aline, je ne réalisais pas que je te faisais du mal. Pour moi, c'était un jeu. Je croyais que tu aimais aussi cela puisque tu t'y prêtais. Je ne savais pas que tu avais peur. Je te demande pardon, Aline. Si on savait parfois le mal que l'on peut faire, on ne le ferait jamais. Je ne le réalisais pas.* »

Aline : « *Je ne t'en veux plus, j'aurais dû te dire bien avant ce que ça me faisait, à moi, ce qui n'était pour toi qu'un jeu.* »

Puis je proposai à Aline d'aller retrouver ses parents et de leur dire, cette fois, ce qu'elle avait sur le cœur depuis des années.

De nouveau, elle alla retrouver la jeune Aline, qui demanda un moment à ses parents pour leur parler. Elle les vit, seuls dans la cuisine.

Aline : « *Maman et papa, j'ai besoin de vous parler.* »

Moi, dans le rôle de ses parents : « *Oui, qu'y a-t-il ?* »

Aline : « *Depuis des années, je vous en veux de ne m'avoir jamais protégée contre les abus de l'un de vos employés. Quand j'avais cinq ans, je vous ai dit ce qui s'était passé et vous n'avez rien fait. Je n'ai jamais pu compter sur vous. J'ai toujours dû essayer de me défendre moi-même, alors que je n'étais qu'une enfant. C'était votre rôle de me protéger, mais au lieu de cela, vous ne m'inspiriez que de la peur. Si vous saviez la rancune que je vous garde...* »

Ses parents : « *Mais Aline, nous avons agi après ce que tu nous as dit. C'est suite à cet événement que nous avons renvoyé tous nos pensionnaires. Mais nous ignorions qu'il continuait à abuser de toi sur la ferme. Si nous l'avions su, tu peux être certaine que nous l'aurions congédié. Comme tu ne nous en avais jamais reparlé, nous pensions qu'il ne t'avait jamais retouchée...* »

Aline réalisa, à travers ce travail, qu'elle avait cru que ses parents n'étaient pas intervenus puisqu'ils ne lui avaient rien dit au moment où elle leur avoua que cet homme avait profité d'elle. De plus, cela l'avait amenée à penser : « *À quoi bon leur dire... C'est le dernier de leurs soucis, je ne peux compter sur eux pour me protéger, seulement sur moi-même.* »

Après ce travail, Aline sentit son cœur s'ouvrir de nouveau pour ses parents. Elle avait envie de leur dire combien elle les aimait. Dans les jours qui suivirent, elle cessa complètement de se ronger les ongles. Elle n'avait plus de rancune mais elle était bien décidée à ne plus laisser qui que ce soit lui manquer de respect. De plus, elle savait qu'elle pouvait compter sur des personnes prêtes à l'aider lorsqu'elle en aurait besoin.

Marceline ignorait si elle pouvait encore aimer et avoir confiance en son mari

Marceline a été trompée pendant des années par son mari. Lors de sa dernière aventure, elle l'a informé que cette fois il était allé trop loin. Elle a intenté une procédure de divorce et l'a sommé de partir. Quelque temps après leur rupture, il est revenu vers Marceline, il lui a avoué que c'est elle qu'il aimait et qu'il souhaitait revenir vivre auprès d'elle. Elle lui a demandé un temps de réflexion, puis a accepté de reprendre la vie commune avec lui.

Après son retour, son époux se montra plus gentil et affectueux qu'il ne l'avait jamais été. Marceline ne savait plus où elle en était au niveau de ses sentiments. Pendant la période de leur séparation, Marceline avait rencontré un homme qui lui plaisait beaucoup. Il avait vécu une histoire très semblable à la sienne : lui aussi avait été trompé à plusieurs reprises par son épouse.

Bien qu'ils s'en étaient tenus à des rapports d'amitié, elle ne cessait de penser à lui, se disant : « J'ai peut-être laissé passer ma chance d'être heureuse ». Elle ne savait que faire. L'un de ses enfants l'encourageait à quitter son mari, l'autre l'incitait à maintenir son union.

Marceline avait fermé son cœur à son mari et ne savait plus comment lui ouvrir, craignant trop d'être encore blessée. Pour lui ouvrir son cœur, il lui fallait se libérer des blessures à son amour-propre que ses infidélités lui avaient infligées.

Je lui suggérai de le faire en état de détente. Marceline se détendit, ferma les yeux et visualisa graduellement son époux. Elle le vit installé dans un fauteuil au salon. Elle se vit entrer dans la pièce, et s'asseoir dans le fauteuil en face de lui. Elle amorça cette discussion :

Marceline : « *Jérôme j'ai besoin de te parler.* »

Jérôme : « *Je t'écoute Marceline.* »

Marceline : « *Jérôme, je ne sais pas si tu réalises à quel point tu as pu me blesser. Je t'avais ouvert mon cœur. Je t'ai donné le meilleur de moi-même et tout ce que tu en as fait, ça été de salir notre relation de couple. Chaque fois que tu avais des aventures avec tes maîtresses, c'est comme si tu crachais sur moi, sur ce que je considérais sacré dans notre union. Je ne peux comprendre comment tu peux agir si gentiment à présent après avoir agi ainsi pendant des années. Par le passé, plus j'essayais de me rapprocher de toi, plus tu me blessais par ton arrogance et l'indifférence que tu manifestais face à ma souffrance. Tu ne te cachais même pas pour me tromper, même lorsque j'étais enceinte. Je ne sais pas si je pourrai encore aimer tant mon cœur est en miettes.* »

Moi dans le rôle de Jérôme : « *Marceline, c'est vrai que je ne réalisais pas à quel point je te blessais en agissant ainsi. Je ne savais pas moi-même pourquoi je le faisais. Je crois que je voulais rehausser l'estime que j'avais de moi à travers ces jeux de séduction. Quand je séduisais une femme, cela me donnait l'impression d'être attirant et désirable. J'agissais égoïstement, mais je ne m'en rendais pas compte. Ce n'est qu'après notre séparation que j'ai compris à quel point c'était toi que j'aimais. Je ne peux retirer les souffrances que je t'ai fait vivre, pas plus que je ne peux guérir ton cœur blessé. Tout ce que je peux faire, et c'est ce que je fais depuis mon retour, c'est de te démontrer que je t'aime et à quel point tu comptes pour moi. Du plus profond de mon être, je te demande pardon. Cette expérience de séparation m'a également permis de prendre conscience à quel point j'avais eu peur de m'engager dans une relation de couple. J'avais associé mariage et prison. Moi, je voulais garder ma liberté même en étant marié. À présent, j'ai fait un nouveau choix, celui de m'engager véritablement avec toi. J'ai confiance que tout peut recommencer et que cette fois nous pourrons vraiment être heureux ensemble. Je le sais car aucune de mes aventures ne m'a rendu heureux alors qu'avec toi je l'ai été par le passé.* »

Marceline : « *Jérôme, je te pardonne et je veux bien prendre le risque de t'aimer encore.* »

Marceline, comme bien des personnes qui n'expriment pas leurs souffrances, nourrissait du ressentiment qui la conduisait à fermer son cœur. C'est en libérant sa souffrance qu'elle a pu ouvrir son cœur de nouveau.

Je te propose maintenant de relire l'histoire de Philippe[2]. Voyons comment Philippe a pu se libérer de son attitude soumise, de ses colères refoulées et de ses relations dans la violence.

---

2. L'histoire de Philippe, chapitre 1, page 20.

Tout comme pour Julie, je lui ai demandé de retourner, en état de détente, à cette journée où il se faisait une telle joie d'aller à la fête avec ses copains, de voir son père intervenir pour lui dire qu'il n'est pas question qu'il s'y rende, que le temps est trop précieux pour le perdre en stupidités. J'ai suggéré à Philippe de voir son père, seul dans le champ, et d'aller lui parler. Je lui ai demandé de dire à son père tout ce qu'il avait sur le cœur par rapport à lui.

Philippe ouvrit les yeux, et me dit : « *Claudia, mon père a fait de son mieux. Il a tellement travaillé fort pour nous élever, je ne peux pas lui en vouloir...* » Voilà bien le piège du pardon confondu avec l'excuse. Philippe avait déjà fait tout un cheminement, au cours duquel on l'avait amené à pardonner à son père. Le résultat était que toute sa souffrance demeurait refoulée en lui, le gardant prisonnier des attitudes de soumission et de négation de ses colères.

Je lui dis : « *Lâche ta tête. Ce n'est pas au père d'aujourd'hui que tu vas t'adresser, mais à celui qui reste coincé dans ta souffrance.* » Nous reprîmes la séance. Il ferma les yeux. Je lui dis de me faire un signe quand les images se présenteraient à lui. Je le guidai : « *Vois ton père dans le champ, il est seul, il a le dos tourné.* » Approche-toi de lui et dis-lui : « *Papa, il faut que je vous parle.* » Philippe vouvoyait son père. Il en avait très peur.

Il continua : « *Je voulais vous dire comment je tenais à aller à cette fête...* » J'invitai Philippe à lui dire tout ce qu'il avait sur le cœur, mais qu'il n'avait jamais osé lui dire. Il reprit donc : « *Avec vous, je ne peux jamais m'amuser, il faut toujours que je travaille. Vous ne tenez jamais compte de moi, vous me traitez comme si j'étais votre esclave. Vous n'avez aucun respect pour moi, quoi que je fasse, ce n'est jamais suffisant. Tout ce que vous savez faire, c'est des reproches, ou me donner des coups de pied et des baffes, sans jamais la moindre appréciation pour tout ce que je fais pour vous. Je ne peux jamais rien dire, car vous avez toujours raison. Si j'étais plus grand, je vous battrais. Je vous déteste, je vous déteste...* »

Philippe pleura sa rage, sa peine et son désarroi. Je lui laissai le temps de se libérer de son chagrin. Puis, je pris le rôle de son père : « *Philippe, tu as sans doute raison, je suis très exigeant avec les autres parce que je me demande tellement à moi-même. Moi aussi, je n'ai jamais reçu la moindre appréciation de mon père et je ne sais pas plus que lui la donner aux autres. J'ai été élevé durement et j'agis de la même façon que mon père, que je n'avais jamais acceptée. Je ne savais pas que ça avait autant d'importance pour toi, d'aller à cette fête avec tes amis. C'est vrai que tu avais fait tout ce que je t'avais demandé. C'est vrai que je suis trop dur avec toi, mais je voudrais que tu saches que je suis fier de toi, même si je ne te le dis pas. Je ne sais pas comment te dire à quel point je regrette de t'avoir fait souffrir. Je voulais faire de toi un garçon travaillant, courageux, qui ne se plaint pas pour rien. Je te demande pardon, Philippe. J'espère que toi, au moins, tu auras une meilleure vie. La mienne n'a été que travail et très peu de plaisir.* »

Philippe : « *Je comprends, papa, que vous n'avez pas eu une vie facile, mais c'est pas le genre de relation père-fils que je veux. Il me semble qu'on pourrait unir nos efforts, sans que ce soit toujours dans la critique, les engueulades ou les coups.* »

Son père : « *Tu as raison, Philippe. Moi aussi, je le veux bien. J'aurai besoin que tu m'aides à changer mon fichu caractère, mais je vais m'y mettre.* »

Philippe : « *Merci papa, je ne vous en veux plus.* »

Pourquoi, bien que Philippe pensait tout cela de son père par le passé, n'a-t-il jamais pu oser le lui dire ?

Quand l'enfant est tout petit, il exprime sa colère par des cris, en brisant des objets ou en frappant. Mais dans les punitions qu'il reçoit, il se sent parfois rejeté par son parent, qu'il aime. Alors, en grandissant, il n'ose plus exprimer la colère qui l'habite par crainte de perdre l'amour de ce parent.

C'est ce qui amenait Philippe à se soumettre et à accepter coups et reproches de son père, et c'est ce qu'il vivait de nouveau dans ses relations affectives.

Ce n'est qu'après avoir éliminé la peine,
la colère ou le ressentiment que le cœur peut s'ouvrir
pour permettre à l'amour de grandir.

Ici, je voudrais apporter une précision. Il est certain que toutes les situations que nous avons rencontrées par le passé étaient appropriées aux leçons de vie que nous devions apprendre. Peut-être que l'une de ces leçons était de ne plus permettre à quiconque de nous manquer de respect ou de nous maltraiter, ou encore, nous fallait-il apprendre à exprimer notre souffrance plutôt que la taire, la nier ou chercher à la fuir. C'est ce qui fait que je considère important de ne plus nier ni refouler la souffrance que l'on porte en soi. L'exprimer à la personne concernée, nous permet de nous libérer de la haine ou du ressentiment que l'on nourrissait à son égard et qui nous empêchait d'être heureux.

Dans ce processus par imagerie mentale (où l'on va exprimer notre souffrance à la personne concernée), doit-on faire de même avec cette personne si nous la côtoyons encore, par exemple notre père ou notre mère ?

Dans un premier temps, je te suggère de le faire par imagerie mentale, puis de revoir la personne concernée, sans lui parler de ce travail intérieur que tu as fait. Si tu te sens maintenant tout à fait à l'aise avec cette personne, ce ne sera peut-être pas nécessaire de lui en parler. Toutefois, si un malaise persiste, il pourra être utile de lui parler de ton cheminement, non pour l'accuser, mais simplement pour qu'elle sache que son ou ses comportements t'ont fait souffrir.

Il est bon de se rappeler que, très souvent, la personne qui t'a blessé t'exprimait sa propre souffrance, ou ne réalisait pas qu'elle te faisait souffrir. Parfois, le fait de lui en parler, nous permet de lui ouvrir notre cœur et, en même temps, de le libérer d'un malaise qu'il ressentait de notre part, et qu'il ne parvenait pas à identifier.

S'il est important de se réconcilier avec les autres, il est tout aussi important de se réconcilier avec soi-même

Reprenons l'histoire de Valérie[3]. Celle-ci avait fermé son cœur à sa mère parce qu'elle s'était sentie rejetée lors de la venue de sa petite sœur. Elle vivait une situation d'injustice, aggravée par l'indifférence dont sa mère avait fait preuve en apprenant que son frère l'avait frappée parce qu'elle n'avait pas accepté ses avances.

Valérie ne s'était jamais pardonné ses comportements rebelles. Elle pensait, en son for intérieur: « *Si les autres ne m'aiment pas, c'est de ma faute. Je suis tellement rebelle.* » C'est ainsi qu'elle se rejetait elle-même. Pour se libérer, Valérie a dû entreprendre un processus de pardon à sa mère, qui a consisté à aller, par imagerie mentale, lui dire tout ce qui, de sa part, lui avait fait du mal. Elle a vu sa mère l'accueillir dans ce qu'elle lui disait.

Dans ce travail intérieur, où l'on se voit aller exprimer notre souffrance, il est très important de visualiser l'accueil et l'écoute de la personne concernée.

Puis, la Valérie d'aujourd'hui est allée retrouver la petite fille rebelle en elle. Elle l'a accueillie. Elle lui a dit qu'elle n'était ni vilaine, ni mauvaise, ni méchante, qu'elle ne faisait qu'exprimer sa souffrance. Elle lui expliqua qu'elle ne connaissait pas d'autres moyens de le faire, mais qu'à présent, elle, la grande Valérie, celle d'aujourd'hui, allait l'aider à trouver d'autres moyens que la rébellion, lorsqu'elle aura mal.

Ainsi, la grande et la petite Valérie ont fait la paix. La petite était justifiée dans sa rébellion, mais la grande optait pour un nouveau mode de réaction.

Très souvent, enfant, on nous a fait des reproches. Comme nous avions confiance en ces personnes qui avaient

---

3. Valérie, la rebelle, chapitre 4, page 166.

autorité sur nous, nous avons cru qu'elles avaient raison et nous avons continué, par la suite, à nous faire les mêmes reproches à notre tour.

Simone ne s'était jamais pardonné de ne pas avoir écrit à son père

Simone était l'aînée de sa famille. Ses parents vivaient beaucoup de tensions. Son père se tourna vers elle pour combler son besoin d'affection. C'est ainsi qu'il abusa d'elle pendant une certaine partie de sa puberté. Ses parents se séparèrent. Au moment du départ, son père dit à sa mère : « *Si tu veux de l'argent, tu diras à Simone de m'écrire pour que je vous en envoie.* » Simone ne voulait plus établir de liens avec son père. Elle laissa passer le temps et n'écrivit jamais cette lettre et sa mère ne reçut pas d'argent. Simone faisait tout pour aider sa mère. Elle faisait les courses, supportait l'humiliation d'avoir à demander qu'on lui fasse crédit. Sa mère sombra dans une grave dépression et lui reprocha de les avoir mis dans cette situation, où ils étaient en train de crever de faim parce qu'elle n'avait pas écrit cette lettre.

Dans sa vie d'adulte, Simone prenait encore sur elle la responsabilité de ce qui arrivait aux autres, en y payant le prix. Même à trente-sept ans, sa mère lui reprochait encore de ne pas avoir posé le geste qui aurait pu les aider. Simone ne s'était jamais pardonné de ne pas avoir écrit cette fameuse lettre.

Comment s'en libéra-t-elle ?

Je la ramenai, par la détente, à l'âge de quatorze ans, au moment où sa mère lui reproche de ne pas avoir écrit la lettre à son père. Je demande que la Simone d'aujourd'hui entre dans l'image où se trouve la Simone de quatorze ans, et qu'elle dise à la jeune Simone qu'elle avait le droit de ne plus vouloir avoir de contacts avec son père, que ce n'était pas sa responsabilité à elle de faire en sorte que la famille ait à manger. C'était la responsabilité de sa mère, qui devait faire les démarches en ce sens.

Puis, je la guidai pour qu'elle amène la jeune Simone devant sa mère et qu'elle lui redonne la responsabilité que celle-ci lui avait fait porter. Voilà ce que Simone a dit à sa mère, dans sa visualisation : « *Maman, il faut que je te parle. Maman, tu me reproches de vous avoir mis dans cette situation de manque, mais ne réalises-tu pas que je suis une enfant moi-même ? C'est toi, la mère, pas moi. C'est à toi de faire en sorte que nous puissions vivre. Je n'ai pas voulu écrire cette lettre, c'est vrai, parce que je ne voulais plus avoir de contact avec mon père, qui a abusé de moi ; et il veut encore se servir de moi ! Ça, je ne le veux plus. Mais ce n'est pas la seule façon de lui demander sa juste contribution pour ses enfants, et ça maman, c'est ta responsabilité, et pas la mienne !* »

Moi (dans le rôle de sa mère) : « *Simone, j'ai parfois tendance à oublier que tu es une enfant. J'ai trop appris à compter sur toi. Tu m'as toujours été si dévouée. Moi non plus, je ne voulais plus avoir de contact avec ton père, et c'est pourquoi je préférais que ce soit toi qui le fasses. Mais je sais que tu as raison. Ce n'était pas ta responsabilité, c'était la mienne de voir à ce que mes enfants aient à manger. Pardonne-moi de t'avoir remis cette responsabilité, Simone.* »

Que se passera-t-il si, un jour, la mère de Simone lui reproche encore de les avoir faits pratiquement mourir parce qu'elle n'avait pas écrit la lettre à son père ?

Simone pourra lui dire bien calmement ce qu'elle lui a dit dans sa visualisation. La tentative de culpabilisation de sa mère n'aura plus d'emprise sur elle car elle se sera libérée d'avoir faussement cru que c'était sa responsabilité.

Que de choses nous sommes-nous reprochées dont nous n'étions pas vraiment responsable ou qui n'étaient, en somme, que l'expression d'une souffrance ou d'un malaise qui nous habitait.

Noémie se croyait responsable de la maladie de sa mère

Lorsque Noémie avait sept ans, sa mère eut un amant. Cela créa beaucoup de disputes entre ses parents. Noémie détestait cet homme, le tenant responsable des conflits que vivaient ses parents. Ils se séparèrent et cela lui fit beaucoup de chagrin. Elle se montra très désagréable avec le nouveau compagnon de sa mère, qui finit par partir. Sa mère eut d'autres amants et Noémie se montra tout autant désagréable avec eux. Quand le dernier s'en alla, sa mère souffrit de schizophrénie et s'accrocha de toutes ses forces à Noémie.

Noémie ne se donnait pas le droit d'être heureuse dans sa relation de couple, s'attribuant la cause de la solitude et de la maladie de sa mère. Elle s'en libéra lorsqu'elle comprit que sa mère avait toujours été une grande dépendante affective et qu'elle s'accrochait le plus souvent à des hommes qui ne voulaient pas vraiment s'investir dans une relation avec elle. Sa maladie résultait de tous ces abandons qu'elle avait vécus.

Joseph ne s'était pas pardonné d'avoir frappé son père

Le père de Joseph était très violent. Enfant, il l'a battu à plusieurs reprises, en plus de le dénigrer à tout propos. Quand Joseph eut quinze ans, son père voulut s'en prendre encore à lui, mais cette fois-là, Joseph s'était dit que ce serait la dernière. Il frappa son père avec une telle violence qu'il lui cassa le nez. Son père le mit à la porte. Joseph partit sans un sou, ne sachant comment il vivrait. Il pleura beaucoup, regrettant son geste. Son père ne lui pardonna jamais. À quarante-cinq ans, Joseph était toujours dans sa prison intérieure, face à cette violence qu'il avait eue envers son père.

Comment put-il s'en libérer? Une fois de plus avec ce travail, avec ces images du passé, où il exprime à son père toute la souffrance que ce dernier lui a fait vivre, en plus de lui expliquer pourquoi il l'a frappé. Il put lui demander pardon pour cet accès de violence, qui n'avait qu'un but : faire cesser les mauvais traitements, qu'il ne pouvait plus supporter.

Le pardon à soi-même pour le préjudice causé à autrui consistera à reconnaître le tort ou le mal qu'on a pu faire aux autres, leur demander pardon, sans pour autant continuer à s'en blâmer. Nous accepterons le fait que nous sommes un être humain en évolution et que nous apprenons à travers nos expériences, faisant en sorte d'être attentif pour ne plus recommencer les mêmes erreurs.

Comment ouvrir son cœur après le départ de l'être aimé ?

Il nous faudra, soit terminer l'histoire qui est demeurée inachevée, ou franchir l'étape de l'acceptation dans un processus de deuil. Enfin, prendre le risque d'aimer à nouveau.

Terminer l'histoire qui est demeurée inachevée

Cela suppose de renouer contact avec cette personne, que l'on continue d'aimer, et qui est toujours dans nos pensées, afin de lui exprimer ce que l'on a éprouvé vis-à-vis d'elle.

Prenons, par exemple, l'histoire de Paul. Ce dernier pourra tenter de revoir Carmen afin de lui confier à quel point il l'aimait et comment il s'est senti rejeté parce qu'il n'était pas fortuné.

Il est possible que Carmen lui avoue que si elle avait été convaincue qu'ils étaient faits l'un pour l'autre, elle n'aurait jamais laissé ses parents intervenir pour les séparer. Il se peut aussi qu'elle ajoute que l'homme qu'elle a épousé était vraiment le compagnon qui lui convenait.

Peu importe ce que l'autre peut nous répondre. Ce qui importe, c'est de cesser de nourrir cet amour en secret en l'exprimant à cette personne afin de nous en libérer.

Parfois, ce sera des regrets qui nous habitent dont il faudra s'affranchir.

Revenons, cette fois, à l'histoire de Line qui, bien que mariée, ne cessait de repenser à son ex-fiancé, regrettant de l'avoir trompé sur un coup de tête.

Line retrouva un jour cet ex-fiancé, qui s'était également marié. Elle lui révéla l'amour qu'elle avait eu pour lui et la raison qui l'avait poussée à poser ce geste irréfléchi.

Il lui confia, à son tour, que lui aussi l'avait beaucoup aimée et qu'il avait cru qu'elle ne l'aimait pas vraiment pour l'avoir trompé aussi gratuitement. C'est ce qui l'avait poussé à rompre avec elle. Tous deux se sentirent libérés après cette clarification, qui n'avait jamais été faite après leur séparation. Line se pardonna, comprenant que son geste avait été motivé par la douleur de domination qu'elle portait, et se libéra ainsi de ses regrets. Son ex-fiancé, quant à lui, se libéra du sentiment de trahison qu'il avait éprouvé. Tous les deux purent enfin tourner la page d'un épisode de leur vie pour mieux s'investir dans ce qu'ils vivaient à présent, chacun de leur côté.

Que faire si l'on ne retrouve pas cette personne, qu'elle ne veuille pas nous revoir ou encore, si elle est décédée ?

On pourra alors le faire au moyen de l'écriture, c'est-à-dire, en écrivant à cette personne, dans une lettre, tout ce qu'on aurait voulu lui dire.

Il peut s'agir de l'amour que l'on avait pour elle, des comportements de sa part qui nous ont blessé, des regrets que l'on conserve ou de la perte du goût de vivre que l'on a éprouvée après son départ.

Puis, on pourra brûler cette lettre pour l'envoyer dans l'univers, en imaginant que l'énergie de notre lettre rejoindra cette personne. Le simple fait de rédiger cette lettre est déjà une action libératrice en soi.

Parfois, il nous faudra franchir l'étape de l'acceptation du processus de deuil, décrit par Elisabeth Kübler-Ross.

Elisabeth Kübler-Ross a été la première à décrire les stades que l'on traverse lorsqu'on est confronté à l'éventualité de sa propre mort ou de la perte d'un être cher.

Le premier stade consiste à refuser la réalité : *« Je ne peux pas le croire ! », « Ce n'est pas possible ! », « Non, ce n'est pas vrai ! », « Dites-moi que vous vous trompez ! »*

C'est l'étape de la dénégation. La dénégation est très souvent une réaction instinctive devant une situation inattendue qui nous laisse sous le choc.

À ce stade, on peut opter pour différents mécanismes d'évitement de la souffrance. Par exemple, en essayant de s'étourdir dans nos activités ou en se coupant de ce que l'on ressent pour se réfugier dans notre tête, nous faisant croire qu'on l'accepte bien, que ce n'est pas si grave que ça, que l'on en a vu bien d'autres, qu'on va passer au travers, etc.

Lorsqu'on est mis face à sa réalité, que l'on ne peut plus se mentir ou éviter d'être confronté à ce qui peut nous créer tant de souffrance, survient le second stade : la colère.

On est en colère contre cette personne qui veut partir, contre la situation, Dieu, ou même la vie.

On se demande : Pourquoi nous ? Qu'avons-nous fait pour que cela nous arrive ? On trouve cela parfois bien injuste.

Puis, arrive le troisième stade, le marchandage.

On est prêt à tout pour éviter de vivre cette perte. On est prêt à se remettre en question, suivre des thérapies, faire un jeûne, une neuvaine... On peut même marchander avec Dieu, les anges ou les guides spirituels : *« Si je guéris, je promets que je ferai ceci... », « Si vous sauvez mon enfant, je m'engage à... », « Si vous me gardez cet être que j'aime tant, je promets que ... »*

Lorsqu'on réalise que notre marchandage a été vain, que malgré tous les efforts investis, ce que l'on voulait éviter est maintenant inévitable, nous sombrons très souvent dans une phase de découragement, où l'on n'a plus envie de rien. C'est le stade de la dépression.

C'est très souvent à ce stade que nous fermons notre cœur, que nous tentons de survivre pour ne pas nous laisser mourir. Mais l'enthousiasme et la foi on été ébranlés. On ne croit plus à une amélioration de notre situation ou que l'on puisse aimer de nouveau.

La joie de vivre nous a quitté. On cache très souvent notre tristesse derrière une façade. On s'occupe de ceux qui souffrent pour oublier notre propre souffrance ou on s'accroche à une raison de vivre.

Cette phase dépressive peut durer des semaines, des mois, voire des années.

Puis, après avoir refusé de faire face à la réalité, après avoir rué dans les brancards, tenté de négocier pour enfin rencontrer la souffrance de plein fouet, on arrive à l'ultime stade, l'acceptation.

L'acceptation, c'est ce que certains auteurs décrivent comme étant le lâcher-prise, c'est-à-dire l'étape où l'on est prêt à admettre la réalité telle qu'elle est et à composer avec, plutôt que de s'acharner à vouloir la changer en la refusant.

Il ne faut toutefois pas confondre le lâcher-prise avec l'abnégation ou la résignation.

L'abnégation ou la résignation est passive, en ce sens qu'elle nous conduit à baisser les bras, on se sent battu d'avance, on ne bouge plus, on renonce : « *À quoi bon, je n'ai plus la force de me battre.* » On attend qu'un miracle vienne nous sortir de notre apathie.

Le lâcher-prise, au contraire, est actif en ce sens qu'il nous amène à regarder dans une autre direction, à chercher d'autres solutions, à nous ouvrir à d'autres possibilités, ce qui nous permet d'entrer dans le mouvement de la vie plutôt que d'y résister ou de nous accrocher.

Cette acceptation, ou lâcher-prise, peut être très difficile car cela peut impliquer de laisser partir ce qui représentait notre bonheur, nos espoirs, nos rêves, et parfois même ce qui était notre raison de vivre.

Lorsque la perte d'un être cher nous plonge dans un découragement profond, où l'on n'a plus envie de vivre, c'est que très souvent, nous avons appris à vivre à travers les autres. Nous ne savons pas comment vivre pour nous-même.

Il faudra donc nous donner des moyens pour arriver à ce lâcher-prise ou cette phase d'acceptation du processus de deuil.

Voici quelques moyens que je te propose.

Ce peut être simplement d'accepter ta difficulté à te détacher, à accepter la situation ou le départ de l'être cher. Te donner le droit d'avoir peur, d'avoir mal ou d'avoir du chagrin.

Tu peux confier ta difficulté ou la situation difficile que tu traverses à Dieu, à l'Énergie divine, tes guides... Ce peut être aussi simple que de dire: « *Mon Dieu, aide-moi...* »

Tu peux également l'écrire, puis le transformer en fumée pour l'envoyer dans le cosmos en gardant à l'esprit que des Êtres de Lumière ou l'Énergie divine vont s'en occuper. Cela pourra te procurer un sentiment de quiétude, en plus de te conduire vers la solution la plus appropriée.

Lâcher-prise peut impliquer de prendre le risque de tout perdre et de souffrir, mais il offre en même temps l'opportunité de recommencer pour aller plus loin, vers quelque chose de meilleur et de plus merveilleux.

J'ai connu un homme, avant mon conjoint actuel, du nom de Laurent, que j'ai beaucoup aimé. Lorsqu'il a voulu partir, je me suis retrouvée en plein processus de deuil, passant de la dénégation à la colère, puis au marchandage, pour revenir à la colère et, de nouveau, au marchandage.

Lorsqu'il est parti, je me suis accrochée à l'espoir qu'il reviendrait, oscillant entre la colère lorsqu'il ne répondait pas à mes attentes, et le découragement lorsque je voyais que mes efforts ne portaient pas fruit.

Ce manège a duré quelques années. Je n'arrivais pas à lâcher prise parce que je m'étais dit que si ce n'était pas lui, eh bien, ce ne serait personne d'autre. C'est ainsi que je fermais mon cœur, en plus de m'empêcher de m'ouvrir à d'autres opportunités où j'aurais pu trouver le bonheur.

Puis, un jour, j'ai accepté d'aimer Laurent sans vouloir le posséder, et j'ai compris que mon cœur était suffisamment grand pour aimer de nouveau un compagnon de vie.

J'ai alors ouvert mon cœur à celui qui allait devenir mon second époux. C'est à ce moment-là que j'ai réalisé combien il est vrai que la vie veut nous conduire vers un plus grand bonheur, à condition que nous soyons prêt à nous ouvrir pour apprendre les leçons qu'elle veut nous enseigner.

Ces situations difficiles, que nous traversons, nous apportent la plupart du temps un merveilleux cadeau, une fois franchies les peurs qui nous retiennent d'aller de l'avant.

Prenons l'exemple suivant. Nous sommes dans l'obscurité. Devant nous, le passage se rétrécit en un tunnel étroit qui nous fait très peur. Tant que nous hésitons à pénétrer dans ce tunnel, nous souffrons par peur de souffrir. Si nous osons affronter ce qui nous fait peur, en prenant le risque de souffrir, le cadeau au bout du tunnel sera celui de la lumière et de la liberté.

Ce n'est pas parce que l'on a franchi un processus de deuil que l'on a pour autant intégré le lâcher-prise. Il nous faut parfois plus d'une expérience pour l'apprendre.

C'est ainsi qu'avec ce nouveau compagnon, avec lequel j'avais décidé de m'investir totalement, je fus de nouveau confrontée à un processus de deuil. Je m'étais toujours dit que si je me remariais, ce ne serait pas pour divorcer. Aussi, quand, après quelques années de mariage, mon époux voulut partir parce qu'il ne pouvait plus supporter ce que ma petite fille intérieure lui faisait vivre et la douleur que je réveillais chez lui, j'ai, une fois de plus, traversé les étapes de la dénégation, de la colère, du marchandage et du découragement.

Une fois encore, je ne pus accepter le départ de l'homme que j'aimais et m'y résigner. Mon corps a somatisé ce refus en développant un début de cancer du sein. Ce fut une période très difficile, autant pour lui que pour moi.

J'ai finalement lâché prise. Cela m'a permis de me choisir et de guérir une douleur profonde, dont je n'étais pas consciente, et notre couple a pu repartir sur de nouvelles bases.

Il y a beaucoup de couples qui, craignant la séparation, s'accrochent et se détruisent. Un éloignement peut parfois être nécessaire pour voir plus clair en nous-même et dans la situation qui nous cause de la souffrance, afin de faire de nouveaux choix.

Comment lâcher prise lorsque s'évanouit notre rêve?

Par exemple, celui d'avoir des enfants, une famille unie, ou de vivre toute notre vie avec l'être que nous aimons.

Il s'agit soit de changer de rêve ou de chercher d'autres moyens pour le réaliser, de sorte que notre bonheur ne dépende plus d'éléments extérieurs à nous.

> *« Le bonheur, c'est l'art de faire un bouquet avec les fleurs qui sont à notre portée. »* Mario Girard

Pour lâcher prise, et accepter le départ de l'être qui était tout pour nous, il nous reste à composer avec tout ce qui nous reste et toutes les merveilleuses opportunités que la vie nous offre à tous les jours.

Enfin, pour ouvrir notre cœur, il nous faudra prendre le risque d'être de nouveau déçu, blessé, rejeté ou abandonné. Ce n'est pas un risque facile à prendre, mais c'est celui qui pourra faire toute la différence entre vivre et survivre.

Tant que l'on se protège en maintenant notre cœur fermé, nos vieilles blessures ne sont pas réactivées. Nous pouvons nous faire croire que la situation est préférable ainsi, mais nous n'en ressentons pas moins un vide profond, un manque, qui nous empêchent d'être véritablement heureux.

Alors qu'en ouvrant notre cœur, de vieilles émotions du passé peuvent ressurgir mais, en même temps, elles nous offrent l'occasion d'entreprendre un processus de guérison pour nous en libérer vraiment.

Comment agir avec une personne dont le cœur est fermé ?

Si, dans notre relation amoureuse, nous sommes en présence d'une personne dont le cœur est fermé, il est possible que nous cherchions à la conquérir, ou encore il peut s'agir de notre propre fermeture qui nous est ainsi projetée.

On a très bien pu fermer notre cœur aux hommes ou aux femmes de notre vie sans pourtant l'avoir fermé à notre entourage. C'est ainsi que l'on peut avoir le cœur fermé dans une relation de couple, mais l'avoir grand ouvert vis-à-vis de nos enfants ou de nos proches.

Nous pouvons également avoir fermé notre cœur à notre mère ou à notre père, et nous retrouver avec un conjoint dont le cœur est également fermé.

Une participante me confiait comment elle avait réalisé sa fermeture aux hommes. Elle avait rencontré un homme avec lequel, pour la première fois, elle avait eu envie de s'investir. Avec le temps, elle découvrit toute la résistance de cet homme à son égard. Elle voulut l'aider pour qu'il abandonne ses résistances. Elle lui proposa la lecture de certains livres, d'entreprendre une thérapie. Rien n'y fit. Elle finit par rompre avec lui en espérant le pousser à changer.

Après son départ, elle souffrit de son absence, mais cette solitude lui permit de mieux se regarder puisque son intérêt n'était plus dirigé vers son compagnon.

Elle comprit, à ce moment-là, qu'elle avait cru son cœur ouvert du fait qu'elle avait décidé de s'investir totalement dans cette relation. Elle réalisa à quel point elle avait toujours été fermée aux hommes de sa vie, devenant tout feu, tout flamme s'ils répondaient à ses désirs, mais se coupant complètement d'eux s'ils s'avisaient de ne plus y correspondre.

En travaillant sur notre propre fermeture, sur ce qui nous a amené à nous fermer, nous pourrons en guérir pour nous ouvrir véritablement.

Voici le témoignage d'une autre participante, qui avait choisi de travailler sur sa propre fermeture, que lui projetait son conjoint.

«Nous étions mariés depuis bientôt trente ans, lui avait ses occupations, moi les miennes. Nous avions traversé bien des périodes de difficultés mais, au cours de la dernière année, nos rapports étaient devenus de plus en plus tendus. Mon mari n'était que froideur et indifférence à mon égard. Je ne savais plus si je l'aimais encore. Une amie me proposa d'entreprendre une thérapie. J'étais réticente, me disant: «Pourquoi est-ce que c'est moi qui dois faire le travail?» À l'entendre, mon conjoint lui, n'a aucun problème.

J'ai toutefois accepté de le faire, en pensant que si cela ne pouvait pas sauver notre couple, cette thérapie pourrait peut-être m'éviter de me retrouver dans une situation similaire avec un prochain compagnon.

En thérapie, je découvris que, très jeune, j'avais fermé mon cœur à mon père. Je le rendais responsable de la souffrance qu'il nous avait fait vivre. En lui fermant mon cœur, c'était également aux hommes que je le fermais.

Je suis allée retrouver mon père. Je lui ai parlé de ce qui m'avait fait souffrir. Je l'ai écouté me parler de lui, de son éducation, de ses propres souffrances. Soudain, je réalisai que je l'aimais et que je l'avais toujours aimé. Je m'étais fermée pour ne plus le laisser me blesser.

Je sentis alors un courant d'amour m'envahir. Je lui ouvris mes bras et lui dis : « Je t'aime, papa. » Nous avons pleuré ensemble.

Quand je suis rentrée à la maison, j'ai pris le temps de méditer, de me centrer au niveau de mon cœur. Je me suis alors interrogée : « Est-ce vraiment ce que je veux, me séparer ? » Du fond de moi est monté un NON retentissant. Non, je ne voulais pas quitter mon conjoint.

Lorsqu'il est arrivé, me trouvant quelque peu étrange, il m'a demandé ce qui se passait. Je lui ai alors raconté tout ce que j'avais découvert et j'ai pu lui dire ces mots, que je ne lui avais pas dits depuis bien longtemps : « Je t'aime encore. » Ces mots ont fait toute la différence.

Ces mots ne venaient pas d'un jeu de manipulation pour savoir s'il m'aimait toujours, ils venaient de mon cœur.

À partir de ce moment, nous avons pris de nouveaux engagements, établi de nouvelles priorités. On s'est choisi et on a donné priorité à notre relation de couple.

Lorsque je regarde en arrière, je constate combien, dans ma fermeture aux hommes, je m'étais éloignée de lui au profit d'un cheminement personnel. À son tour, il s'était éloigné, sentant que j'avançais sans tenir compte de lui.

J'ai donc mis mes énergies à rebâtir notre vie à deux, délaissant un peu le travail individuel, au profit d'un meilleur équilibre.

Je ne pensais pas qu'il puisse être possible, à cinquante-quatre ans, après trente ans de mariage, d'être de nouveau en amour avec son mari, et pourtant, c'est ce que je vis... »

« L'amour est la plus puissante force curative qui existe. » Louise L. Hay

---

Cinquième chapitre

Assumer sa responsabilité relationnelle et s'affranchir des luttes de pouvoir

« Ce que je vis m'appartient,
ce que l'autre vit lui appartient. »

Jean-Jacques Crèvecœur

La notion de responsabilité est certainement l'une des leçons les plus importantes à intégrer, puisque celle-ci nous permettra de progresser le plus rapidement possible sur la voie de notre évolution.

Il n'est pas toujours évident de reconnaître que nos pensées, nos sentiments, nos attitudes, ainsi que les leçons de vie qu'il nous fallait apprendre, ont donné naissance autant aux situations heureuses ou malheureuses que nous avons rencontrées qu'aux difficultés ou qu'au bonheur que nous vivons actuellement.

Il est parfois bien plus facile de blâmer les autres de nos frustrations ou de nos souffrances que de nous interroger sur ce qui émane de nous pour que nous soyons confronté à de telles situations.

Apprendre à assumer notre responsabilité, c'est choisir la porte de sortie de la prison de la rancune et de la culpabilité.

Dans la rancune, on rend l'autre responsable de la souffrance que l'on a vécue. On lui ferme notre cœur et l'on nourrit parfois même des projets de vengeance contre lui.

Dans la culpabilité, on s'accuse, on s'attribue tous les torts, on se rejette et on cherche à se faire souffrir pour se déculpabiliser.

Le fait d'être responsable nous permet d'accepter la part qui nous revient et de remettre aux autres la part qui leur revient.

Ainsi, pouvons-nous travailler sur cette partie que l'on a reconnue en nous afin de rectifier une attitude qui nous est défavorable ou pour intégrer une leçon importante pour notre évolution.

Bien comprendre cette grande loi de responsabilité va nous permettre de grandir pour accéder à une plus grande liberté.

Lorsqu'il est question de responsabilité relationnelle, cela fait nécessairement référence à nos relations avec les autres. Mais de qui et en quoi sommes-nous responsable ? Voilà toute la question !

Très tôt, on nous a appris à nous sentir responsable de ce qu'avaient vécu ou vivaient nos parents ou des tourments qu'on leur causait.

As-tu déjà entendu l'un de tes parents te dire :

- J'ai failli mourir à ta naissance !
- C'est suite à ta naissance que j'ai pris tout ce poids !

- C'est après ta naissance que ton père a commencé à s'enivrer !
- Regarde les soucis que tu nous crées !
- Tous les sacrifices que l'on fait pour vous élever... !
- Vous allez me rendre folle !
- Ça me tue quand tu agis comme ça !

Ou des phrases du même genre ? Ces reproches ne sont pas toujours exprimés verbalement. Parfois, ce peut-être traduit par de la fermeture, du découragement ou de la colère qu'on lit sur leur visage.

Ce genre de phrase ou d'attitude ne peut que faire porter à l'enfant la responsabilité de ce que vit son parent et l'amener à se sentir coupable.

Par le passé, la conception que les gens avaient de l'amour consistait à prendre soin des autres en étant prêt à faire abstraction de soi. Une personne qui s'occupait d'elle-même sans tenir compte des autres était taxée d'égoïste.

C'est ainsi qu'ils prenaient la responsabilité du bonheur des autres, croyant qu'ils détenaient le pouvoir de les rendre heureux ou malheureux.

Si leurs enfants réussissaient bien dans la vie, ils s'en attribuaient le mérite. Mais si, à l'inverse, l'un d'eux vivait des difficultés, ils s'en rendaient responsables. Par exemple, si un parent apprenait que son fils était homosexuel, ou que sa fille était anorexique, au lieu de se demander ce que cet enfant avait à apprendre dans cette situation, il était porté à s'interroger sur ce qu'il avait bien pu faire pour qu'il en soit ainsi.

Telle fut l'influence que nos parents avaient subie en ce qui a trait à la responsabilité relationnelle. Aussi, n'ont-ils pu nous l'enseigner autrement. Nous répétons donc les même erreurs qu'eux, lesquelles provoquent à leur tour de la souffrance et des conflits avec nos proches.

Lorsque j'étais enfant, il m'arrivait de demander à ma mère ce qu'elle souhaiterait pour cadeau à sa fête ou à Noël. Elle me répondait invariablement : « *Tout ce que je veux, c'est que tu sois gentille.* » Je comprenais que si j'étais gentille, elle serait comblée, mais que si, au contraire, je ne l'étais pas, elle serait peinée.

Je faisais donc de mon mieux pour être très gentille. Je faisais même très attention à ne pas me quereller avec ma sœur, ou des choses de ce genre. Mais comme je n'étais pas immunisée contre les émotions que je pouvais vivre, s'il m'arrivait de me mettre en colère ou de me quereller, je me sentais alors très coupable.

J'avais failli à mon engagement. C'est comme si elle venait de perdre le cadeau qu'elle m'avait demandé. Je me retrouvais donc partagée entre mon désir de lui plaire en étant gentille, et mon besoin d'être aimée avec mes limites et mes faiblesses.

J'oscillais ainsi, entre la retenue et l'explosion. Mes explosions exprimaient : « *Aime-moi donc telle que je suis, ne me demande pas d'être parfaite !* » Après ces explosions, je me sentais méchante, égoïste et ingrate, après tous les sacrifices que ma mère faisait pour nous élever.

Devenue adulte, elle continuait, sans s'en rendre compte, à me faire porter la responsabilité de son bonheur. Si j'allais la voir, cela la rendait heureuse, mais si je ne pouvais être présente lors d'une réunion familiale, ou si j'oubliais de lui téléphoner à son anniversaire, elle en était malheureuse.

Parfois, j'avais le sentiment que ce n'était pas moi qu'elle aimait, mais la fierté qu'elle retirait du succès que je connaissais. Je me rebellais alors contre son surcroît d'attentions. Elle répliquait, en me disant : « *C'est à toi que j'en ai donné le plus, et c'est toi qui es la moins reconnaissante.* »

Cette phrase produisait sur moi un effet de culpabilisation énorme. Bien qu'ayant tout pour être heureuse, je ne m'en donnais cependant pas le droit. Je gardais en moi le regret d'avoir été ingrate, ce qui nourrissait mon sentiment de culpabilité et me maintenait dans un mécanisme masochiste d'autopunition et d'autoprivation.

J'ai agi exactement de la même façon que ma mère avec mes enfants et les hommes de ma vie, leur remettant également la responsabilité de mon bonheur et en me chargeant du leur.

En ce qui concerne mes enfants, je leur donnais tout ce que je croyais pouvoir les rendre heureux. Ce que j'attendais d'eux, en retour, c'est qu'ils apprécient ce que je faisais pour eux. Et s'ils ne l'appréciaient pas de la manière dont je l'aurais souhaité, je les culpabilisais.

Par exemple, j'avais emmené mon fils en voyage, dépensant sans compter pour qu'il puisse conserver un très beau souvenir de ce voyage tant souhaité. La journée du retour, des amis voulurent nous prendre en photo. Mon fils s'y refusa. Je répliquai, en disant: « *Voyons donc, c'est trop lui demander que de faire plaisir à sa mère!* », ce qui sous-entendait: « *Après tout ce que j'ai dépensé pour toi au cours de ce voyage, tu n'as même pas assez de reconnaissance pour m'offrir un petit sourire sur une photo avec moi!* »

Parfois, ce pouvait être mon attitude qui les culpabilisait. Ma fille m'avait demandé un nouveau lit. Elle m'avait bien recommandé de ne rien installer sans elle. Lorsque le livreur est arrivé, je devais lui remettre l'ancien matelas. Je savais qu'elle rentrerait tard. J'ai voulu lui rendre service en demandant à mon mari d'installer la base, qui était en pièces détachées. Je lui ai fait un bon lit, pensant que lorsqu'elle arriverait, elle serait heureuse de trouver son lit fait.

Lorsqu'elle rentra et constata que le tout était déjà installé, elle entra dans une violente colère, me parlant sans ménagement. Frustrée de son manque de reconnaissance, je lui répondis: « *Demande-moi encore quelque chose, toi!* », *ce qui sous-entendait:* « *Si tu n'es pas capable d'apprécier tout ce que je fais pour toi, je vais cesser de t'en donner autant* ».

J'ai claqué la porte de ma chambre et je me suis réfugiée dans un mutisme complet, histoire de lui faire sentir combien elle m'avait blessée. Elle me rejoignit un peu plus tard pour me demander pardon de s'être emportée. Elle devait sans doute se sentir bien ingrate après tout ce que je lui avais offert.

Nous jouons les scénarios de nos parents,
et nos enfants jouent les nôtres.

Assumer la responsabilité du bonheur de l'autre et lui remettre la mienne, furent des scénarios que j'ai également retrouvés dans toutes mes relations de couple.

Lorsque je me suis mariée, à l'âge de vingt-deux ans, je me souviens très bien avoir pensé : « *Tout ce que je veux désormais, c'est de rendre mon mari et mes enfants heureux...* », espérant bien que lui, de son côté, me rendrait la pareille.

Après quelques cinq années de mariage, lasse de mes attentes déçues, je le quittai, me promettant bien que le prochain serait différent. Je n'étais pas pour autant affranchie du scénario consistant à attendre le bonheur de mon partenaire.

Je m'engageai de nouveau, reprenant mon rôle d'épouse modèle, selon la compréhension que j'en avais. Au début, je faisais tout ce que je pouvais pour rendre mon conjoint heureux, cherchant même à deviner ce qui pouvait lui faire plaisir. Je lui cuisinais de bons petits plats, j'entretenais bien la maison, prenais bien soin de lui. Voulait-il faire l'amour que jamais je ne le lui refusais, même si cela ne correspondait pas à mon désir du moment. En retour, je lui demandais d'être présent, communicatif, ouvert, gentil, attentif, toujours de bonne humeur et qu'il fasse tout pour me rendre heureuse. C'est ce que je me demandais à moi-même.

Je ne prenais pas seulement la responsabilité de son bonheur, mais également celle de sa santé, de ses humeurs, de ses aspirations, de son cheminement spirituel, etc. S'il était malade, je me transformais en véritable infirmière, prête à le masser, à le frictionner, à lui proposer le médicament le plus adéquat ou, en véritable thérapeute, je cherchais pour lui la cause de ses problèmes, lui suggérant différentes hypothèses. Il me disait alors, excédé, que j'amplifiais son mal.

Je me rendais malade à vouloir le guérir.

S'il était maussade, je me demandais ce que j'avais dit ou fait pour qu'il soit ainsi. Si je l'interrogeais, il me répondait : « *Il n'y a rien...* », ce qui pouvait sous-entendre : « *Je ne suis pas en forme, mais je n'ai pas envie d'en parler.* » Mon anxiété, reliée au fait que je croyais en être responsable, m'amenait à être complètement déstabilisée face au double message que je recevais.

Verbalement, il me disait qu'il n'y avait rien. Par contre, je lisais sur son visage que quelque chose n'allait pas. Je le harcelais alors de questions, ce qui, pour lui, équivalait à « *se faire tirer les vers du nez* », ce dont il avait horreur.

Il finissait par me dire : « *Si tu tiens absolument à ce qu'il y ait un problème, nous allons en avoir un !* » Effectivement, cela dégénérait en querelle et en fermeture, ce qui amplifiait mon sentiment de culpabilité.

Je me réfugiais alors dans le mutisme, le chagrin, le malêtre ou la maladie pour le culpabiliser de la souffrance dont je le tenais responsable.

De son côté, sa manière de me culpabiliser, parce qu'il me tenait également responsable du conflit, c'était de me faire la tête pendant des jours, voire des semaines. Il me disait : « *Tu l'as cherché, eh bien maintenant, assumes-en les conséquences !* » Me croyant responsable, je dépensais alors une énergie folle à essayer de me faire pardonner pour qu'il lâche cette attitude, qui me blessait.

J'étais portée à croire que mon conjoint me demandait à sa manière : « ***Sois belle, sois gentille et tais-toi !*** » Je ne me sentais ni comprise ni reconnue dans les sentiments que je tentais de lui exprimer.

Lui, de son côté, ne se sentait pas accepté. Il avait la nette impression qu'il n'avait pas le droit de ne pas avoir envie de parler ou de ne pas être au sommet de la forme. Sa façon de me l'exprimer était la suivante : « ***Si je réponds à tous tes caprices, tout va bien entre nous. Mais si je cesse d'y répondre, notre relation de couple est remise en question.*** »

Parfois, je lui disais : « *Si tu ne te fermais pas , je n'insisterais pas autant* », ce qui sous-entendait : « ***Change pour que nous puissions avoir une meilleure relation.*** » C'était une façon subtile de lui remettre la responsabilité des conflits de communication que nous rencontrions.

Sans m'en rendre compte, je lui donnais le pouvoir de me rendre heureuse ou malheureuse.

Lorsqu'il était heureux, je m'en réjouissais ; lorsqu'il était triste ou fâché, je me sentais coupable.

Pour me déculpabiliser, je cherchais à connaître la raison de sa colère ou de sa tristesse. S'il me l'attribuait, j'utilisais alors toute ma logique pour tenter de lui démontrer sa part de responsabilité. Cela nous entraînait dans une véritable lutte de pouvoir, d'où nous sortions tous les deux perdants.

Dans ces luttes de pouvoir, je le rendais responsable de nos difficultés de couple, l'accusant d'être réfractaire, de ne pas y mettre de bonne volonté.

Parfois, la colère s'emparait de nous, nous nous disions des choses blessantes, nous rejetant la faute de l'un à l'autre. Cela finit par nous conduire à la séparation.

Puis, je répétai mon scénario avec un nouveau partenaire, prenant cette fois, en plus, ses responsabilités financières. S'il se plaignait qu'il n'était pas heureux à son travail, je l'incitais à le quitter, étant prête à travailler pour les deux.

J'assumais alors toutes les dépenses, allant jusqu'à lui proposer un salaire pour qu'il m'aide dans mes activités.

J'avais parfois le sentiment de payer le gros prix pour mendier ses services. Lui, de son côté, avait le sentiment que je lui demandais d'être à mon service vingt-quatre heures par jour.

Nous nous sommes ainsi retrouvés dans une nouvelle lutte de pouvoir. Notre relation se transforma en positions de dominant-dominé. Je détenais le pouvoir financier, du fait que j'étais son employeur et que j'assumais tous les frais inhérents au ménage, alors que lui reprenait le pouvoir sur le plan affectif.

Lasse de ces luttes de pouvoir et d'avoir le sentiment d'acheter l'amour de cet homme, je lui coupai les vivres pour qu'il s'assume de nouveau sur le plan financier et qu'il cesse d'avoir du pouvoir sur moi par ma dépendance affective. Comme c'était moi qui avais pris la décision, et non lui, il le vécut comme un rejet de ma part et me rejeta à son tour. Cela me fit très mal. Je ne savais plus quelle stratégie adopter.

Je revins alors sur ma décision, mais, cette fois, en tentant d'améliorer notre situation. Ne voulant plus de lutte de pouvoir reliée à ces rôles de dominant-dominé, je lui proposai de partager ce que je possédais et gagnais sans que, cette fois-là, il soit à mon service.

Je me disais: «*Après tout, je gagne suffisamment d'argent pour nous deux...*» Dès lors, il n'avait plus besoin de se préoccuper de gagner sa vie. Il pouvait disposer de son temps pour faire ce dont il avait envie et ce qui pouvait le rendre heureux.

Tout ce que je lui demandais, en retour, c'était d'être de bonne humeur, gentil, attentif à mes besoins et de m'encourager dans mon travail.

Le problème, c'est que plus je le voyais aller, plus j'étais à même de me rendre compte qu'il ne croyait plus en lui, qu'il ne savait plus ce qu'il désirait vraiment. Soudain, je réalisai combien à vouloir le rendre heureux, je l'avais rendu malheureux.

Trop de puissance de l'un
rend l'autre impuissant.

Ce scénario, appris dans mon enfance, je l'ai joué dans chacune de mes relations amoureuses, mais également dans mes relations de travail.

Par exemple, je prenais la responsabilité du succès de l'entreprise pour laquelle je travaillais. C'est ainsi que je ne comptais pas les heures, mais j'attendais, d'autre part, la reconnaissance de mon patron. Si je ne l'obtenais pas, je lui en voulais de ne pas reconnaître tout ce que j'avais fait pour lui.

Devenue moi-même employeur, je prenais la responsabilité du salaire de mes employés. C'est ainsi que je pouvais travailler trois fins de semaine sur quatre pour assurer le paiement de leurs salaires. Je me sentais écrasée par le poids des responsabilités, j'en avais mal au dos et j'attendais, pour le moins, leur reconnaissance.

Ce n'est toutefois pas ce que je recevais. Lorsque nous avions une réunion, j'avais droit à tous les blâmes et à tous les problèmes accumulés en mon absence. Je quittais ces réunions complètement vidée d'énergie.

Réflexion et application

- Aurais-tu, toi aussi, pris la responsabilité du bonheur de ta mère, de ton conjoint, de tes enfants, ou de la réussite de ton entreprise ou de la sécurité de tes employés?

Comment en sortir?

En premier lieu, il me fallut remonter jusqu'à mon enfance pour me libérer du sentiment d'avoir été ingrate envers ma mère, de lui avoir causé des problèmes et du chagrin.

L'expérience que j'ai vécue avec mes enfants m'y a grandement aidée.

Prenons l'exemple de mon fils qui se refusait à se prêter à cette prise de photo. Ce n'est pas parce qu'il n'avait pas envie d'être sur la photo qu'il n'en était pas moins reconnaissant du voyage que je lui avais offert.

Quant à ma fille, ce n'est pas parce qu'elle était en colère que je n'aie pas respecté sa demande qu'elle n'appréciait pas ce que je lui donnais.

Et moi, ce n'est pas parce qu'il m'arrivait de vivre de la colère parce que je ne me sentais pas aimée pour moi-même, ou parce que je ne répondais pas aux attentes de ma mère, que j'étais pour autant ingrate ou méchante.

Ce n'est pas tant ce que nous avons fait qui nous a amené à croire que nous étions égoïste, vilain ou sans-cœur, mais plutôt la réaction verbale ou non verbale de nos parents qui nous a amené à le croire, et c'est de cette croyance dont il nous faut nous départir.

En second lieu, il me fallait apprendre à me rendre heureuse par moi-même, ce qui ne veut pas dire devenir indifférente à ce que les autres peuvent me donner ou faire pour me faire plaisir. Cela supposait d'identifier, d'abord, ce qui me rendait heureuse, sans dépendre de ce que l'autre pouvait dire ou ne pas dire, faire ou ne pas faire.

Il me fallait découvrir cette source en moi.

Le bonheur comporte trois principaux volets: l'**amour**, la **motivation** et la **réalisation**.

L'**amour** en est un élément essentiel puisqu'il nous rend vivant, nous donne des ailes, nous inspire le goût du dépassement.

Je suis convaincue que si je n'avais pas autant aimé mon époux actuel, je n'aurais pas tant grandi. C'est cet amour qui m'a permis de me remettre en question, de vouloir m'améliorer, d'être prête à m'investir pour bâtir une vraie relation de couple.

Grâce à cet amour, quoique, à plusieurs reprises, je me sois sentie blessée, découragée, et même parfois anéantie, j'ai trouvé le courage de me relever et de déployer les efforts nécessaires pour me dépasser. Il m'a permis d'apprendre à m'aimer et à me respecter, pour mieux respecter les autres.

Cet amour m'a conduite à aimer de plus en plus la vie et m'a rapprochée encore plus du **SOI** qui, graduellement, prend la relève.

Le second volet générateur de bonheur est la **motivation**, c'est-à-dire ce qui nous donne envie de nous lever le matin, qui nous amène à toujours vouloir améliorer notre vie pour qu'elle soit de plus en plus heureuse et lumineuse.

Le troisième volet propice au bonheur est la **réalisation** ; ce peut être l'exploitation d'un talent, l'atteinte des objectifs que l'on s'est fixés, l'épanouissement dans un travail ou dans un domaine où l'on a le sentiment de donner le meilleur de soi-même.

Voilà précisément où nous devons investir nos énergies pour nous rendre heureux.

Il me fallait, enfin, remettre aux autres la responsabilité de leur propre bonheur :

- en cessant de croire que je pouvais les rendre heureux ou malheureux ;
- en leur donnant la liberté de vivre leurs expériences à leur rythme et à leur manière pour qu'ils en retirent les leçons qu'ils ont besoin d'intégrer ;
- en ne répondant pas à leurs attentes, mue par la crainte de les décevoir, de leur faire de la peine ou qu'ils ne m'aiment pas, mais plutôt en me respectant pour mieux les respecter ;

- en cessant de chercher à leur place, mais en les laissant faire leurs propres démarches dans ce sens ;
- en m'occupant davantage de moi, leur offrant ainsi plus de liberté pour qu'ils puissent s'occuper davantage d'eux-mêmes ;
- en fixant mes limites et en faisant en sorte que les autres les respectent ;
- en n'assumant plus la réalisation de leurs désirs, mais en les laissant s'en occuper eux-mêmes ;
- en cessant de prendre les autres en pitié ou de m'apitoyer sur leur sort ;
- en faisant confiance à leurs ressources plutôt que de croire que sans moi, ils n'y arriveraient pas ;
- en les laissant faire face à leurs difficultés pour qu'ils aient envie de s'en affranchir plutôt que de tenter de les leur éviter par mes propres efforts.

Le bonheur, c'est comme la respiration :
on ne peut l'exercer pour personne et nul
ne peut le faire pour nous.

Plus on se respecte, plus on respecte les autres.

Lorsque nous remettons la responsabilité de notre bonheur aux autres et que nous assumons le leur, nous sommes comme un verre vide en attente d'être rempli. Dès que notre verre reçoit un peu du nectar tant attendu, nous nous empressons de le donner aux autres, de sorte que nous sommes constamment vide.

Lorsque nous prenons la responsabilité de notre bonheur, nous apprenons comment remplir notre verre nous-même. Étant plein, nous pouvons donner davantage aux autres, sans jamais nous vider, sachant désormais comment nous remplir.

Cela n'a rien à voir avec le fait d'être égoïste, comme nos parents l'avaient compris. Cela s'appelle prendre la responsabilité de son bonheur.

Lors de mes séminaires, j'entends très souvent des personnes me dire : « *J'ai fait vivre à mes enfants la même chose que j'ai vécue et qui m'a tant marqué.* »

Se culpabiliser nous entraîne presque inévitablement dans des mécanismes d'autopunition, d'autoprivation ou d'autodestruction. Parfois, pour ne pas contacter son sentiment de culpabilité, on le projette chez l'autre, en pensant : « *Après tout, c'est lui qui m'avait choisi comme parent ou encore, il avait cela à vivre !* »

Assumer sa responsabilité, c'est admettre que nos souffrances ont pu donné lieu à des comportements, des attitudes ou des paroles qui ont pu blesser notre enfant, ou que nos propres manques ont fait qu'on n'a pu répondre à ses besoins. C'est avoir l'humilité de le reconnaître devant son enfant et lui souhaiter de s'en libérer pour qu'il puisse ainsi avancer sur la voie de son évolution. Voilà la porte de sortie des regrets et de la culpabilité.

Assumer la responsabilité de notre bonheur
et laisser les autres assumer le leur,
voilà l'une des clés ouvrant la voie
à des relations matures et harmonieuses.

Comment sortir des accusations et de la culpabilisation qui, à la longue, détruisent nos relations ?

La solution réside principalement dans le fait d'assumer sa responsabilité et de laisser les autres assumer la leur. De façon pratique, on prendra l'habitude de se demander :

«Quelle est la part qui me revient et quelle est celle qui ne me revient pas?»

Voici quelques exemples:

- Ta fille a raté son autobus scolaire parce qu'elle s'est levée en retard.

Quelle est la part qui te revient? Celle de voir au bien-être de ta fille, c'est-à-dire de l'aimer, la loger, la nourrir, la vêtir, lui offrir la possibilité de faire des études.

Quelle est la part qui ne te revient pas? Celle de faire en sorte que ta fille se lève le matin. Cette responsabilité lui incombe. Si tu en assumes les conséquences, elle n'endossera jamais cette responsabilité, sachant que si elle rate l'autobus, maman ira la reconduire à l'école. Alors que si elle doit s'y rendre à pied ou manquer une journée de classe, elle assumera beaucoup mieux la responsabilité de se réveiller à temps.

- Ton conjoint est sans emploi depuis sept mois. C'est toi qui paies tout. De retour d'une journée épuisante, tu trouves la maison en désordre: la vaisselle du petit déjeuner est encore sur la table et ton conjoint est installé bien confortablement devant le téléviseur. Tu entres dans une colère noire, l'accusant de profiter de toi, te plaignant de la surcharge qu'il t'impose, que c'est toi qui dois tout faire, et j'en passe. Le voilà à son tour en colère, et il part en claquant la porte derrière lui.

Quelle est la part qui te revient?

Peut-être as-tu eu des attentes sans qu'il y ait eu entente entre ton conjoint et toi? Peut-être espérais-tu qu'il range la maison pendant que tu travaillais, mais que cela n'a pas été établi entre vous? Peut-être as-tu peur qu'il y ait rupture si tu fixes tes limites?

Quelle est la part de responsabilité que tu assumes et qui ne t'appartient pas?

Celle de prendre sur toi la difficulté de ton conjoint à se trouver du travail.

- Tu as offert à ta sœur, qui était sans emploi, un poste dans ton entreprise. Tu as fait l'impossible pour l'aider à assumer cette fonction, pour en arriver à la conclusion, qu'elle n'est pas la personne qui convient à la tâche. Tu te vois contraint de la congédier. Voilà qu'elle t'en veut et te reproche les difficultés financières qu'elle connaît suite à ce renvoi.

Tu te demandes pourquoi chaque fois que tu veux aider les autres, cela se retourne contre toi.

Quelle est ta part de responsabilité dans cette situation ?

Il est possible que dans ton désir d'aider ta sœur, tu aies oublié de considérer quels étaient tes propres besoins.

Peut-être la prenais-tu en pitié ?

Quelle est la part de responsabilité qui ne te revenait pas ?

Celle de prendre sur toi les difficultés financières de ta sœur.

Que de fois nous avons voulu aider une personne
aux prises avec des difficultés et,
ce faisant, nous avons assumé des responsabilités
qui n'étaient pas les nôtres,
mettant de côté nos véritables besoins.
C'est ainsi que, très souvent,
cette situation joue en notre défaveur.

- Ton conjoint te dit qu'il a passé sa journée à s'occuper des enfants, alors qu'il avait un travail urgent à terminer et, qu'en plus, tu es revenue à 18 h plutôt que vers 14 h ou 15 h, comme il le croyait. Pourtant, lorsque tu lui as parlé de cette journée au salon de beauté, il était d'accord pour garder les enfants. Et voilà qu'à présent, il est en colère !

Quelle est la part qui te revient?

Peut-être te sentais-tu coupable de t'offrir cette journée au salon de beauté et que tu n'as pas voulu augmenter la dépense en retenant les services d'une gardienne?

La partie qui ne te revient pas peut concerner la gestion du temps de ton conjoint ou l'écoute de ses propres besoins que, bien souvent, il ne respecte pas. S'il avait vraiment besoin de cette journée pour terminer un travail, sa responsabilité consistait à le dire afin que vous puissiez trouver ensemble une solution convenant aux deux parties.

De plus, il n'a pas vérifié à quelle heure se terminerait cette séance. Il a pris pour acquis que tu serais de retour au début de l'après-midi, pensant sans doute pouvoir se mettre au travail à ce moment-là.

Combien de non-dits sont source de conflits. On s'imagine, on prend pour acquis, sans prendre réellement position.

- J'ai vécu une situation de ce genre, où mon conjoint actuel me reprochait de ne jamais tenir compte de lui. Je lui demandai de me donner un exemple.

Il me rappela une situation qui était survenue trois semaines auparavant, alors qu'il avait, selon sa version, passé la journée à faire le ménage et n'avait même pas eu le temps de manger avant l'arrivée des participants. Je me rappelais vaguement cette circonstance, et je pensai combien, parfois, je pouvais être égoïste et exigeante envers mon mari qui, lui, faisait tout pour me faire plaisir!

Au moment d'aller dormir, l'événement me revint en mémoire. C'était un vendredi. Nous attendions un groupe de participants dans la soirée pour un séminaire de fin de semaine. Nous nous étions préalablement entendus pour qu'il prépare la salle de cours, avant les séminaires.

Nous étions en novembre. Il faisait une journée splendide. Chaque année, mon conjoint installe un abri d'auto temporaire pour l'hiver. Cette année-là, il était en retard. Je pensai que ce serait une journée idéale pour l'installer. Je lui suggérai qu'il le fasse, ce qu'il accepta.

Vers 13 h, je l'informai que j'allais faire une course et que j'en aurais pour quinze à vingt minutes. En route, je me rappelai mon rendez-vous chez le coiffeur. Comme j'étais déjà en retard, je n'ai pas voulu faire perdre une minute de plus à mon coiffeur, dès mon arrivée, je m'en remis immédiatement à ses soins, négligeant de prévenir mon conjoint. En quittant le salon, j'arrêtai à l'épicerie acheter des provisions pour la fin de semaine.

En rentrant à la maison, mon conjoint, qui venait de terminer l'installation de son abri d'auto, s'affairait à faire le ménage de la salle. Il avait l'air de très mauvaise humeur. Je lui expliquai ce qui s'était passé, que j'avais complètement oublié mon rendez-vous chez le coiffeur. Je lui demandai si c'était pour cela qu'il était fâché. Il me répondit qu'il n'était pas fâché. Je n'insistai pas. Je l'aidai à terminer le ménage et je préparai le repas pour nous deux. Il refusa de manger, prétextant ne pas avoir faim. Je n'en fis aucun cas, me contentant de manger en solitaire et de me préparer pour accueillir les participants.

Voilà qu'il me reprochait d'avoir passé la journée à faire le ménage de la salle et de n'avoir pas même eu le temps de manger avant la venue des participants.

Soudain, je réalisai que lorsque ma mère me reprochait de lui créer des problèmes dans sa nouvelle relation de couple, je ne vérifiais jamais pour savoir si ces reproches étaient fondés ou non. Je me les attribuais d'emblée, ce que je faisais de nouveau avec mon conjoint. Ma première réaction était de prendre tout le blâme, lui donnant ainsi pleinement le droit de m'accuser et de me culpabiliser.

Je me suis alors demandé quelle était la part qui me revenait, dans cette situation, et quelle était la part que j'avais prise et qui ne me revenait pas.

La part qui ne me revenait pas était de me préoccuper que son abri d'auto ne soit pas encore installé. Pourquoi ai-je pris cette responsabilité ? C'était pour ne pas me sentir coupable d'utiliser le garage permanent pour ma voiture, alors que lui aurait à déneiger la sienne.

Nous assumons très souvent
la responsabilité des autres pour nous déculpabiliser
d'avoir plus qu'eux.

La part qui me revenait, cependant, était de ne pas l'avoir informé de mon oubli, dès mon arrivée chez le coiffeur, et de l'heure à laquelle je prévoyais être de retour. En ce sens, il avait raison lorsqu'il me disait que je ne tenais pas compte de lui.

En ayant assumé ma responsabilité dans cette situation conflictuelle, je devins, par la suite, beaucoup plus attentive à ce genre de chose, que ma période de vie en solitaire m'avait fait oublier. De plus, cela me permit de reconnaître l'un de mes scénarios consistant à me jeter le blâme, avant même de vérifier si j'étais vraiment responsable.

Une personne me racontait une conversation qu'elle avait eue, avec l'un de ses amis, sur la façon d'agir de son conjoint et ce qu'il pouvait lui faire vivre. Son ami l'écouta attentivement, et finit par lui dire : « *Tu as parfaitement raison, je le connais bien, il est exactement comme tu me le décris. Ce que je ne comprends pas, c'est ce que tu fais avec lui !* »

Accuser les autres de ce qu'ils nous font vivre, régler leurs difficultés, ce n'est pas assumer notre responsabilité.

Plusieurs conflits dans nos relations interpersonnelles découlent du fait que nous ignorons la part de responsabilité qui nous revient et celle qui ne nous appartient pas.

Réflexion

- Est-ce que tu vis un ou des problèmes relationnels avec une personne qui t'est proche ? (mère, père, conjoint, enfant, beau-parent, etc.)
- Quelle est cette difficulté ? (par exemple : sa résistance, ses critiques continuelles, ses retards, ses indécisions, son manque d'écoute, etc.)
- Cherche à présent ce qui émane de toi pour que cette personne agisse ainsi avec toi. Voici quelques exemples : Elle te critique sans arrêt : peut-être est-ce la projection de ce que tu te fais à toi-même ? Elle te résiste : peut-être veux-tu la changer ? Elle n'assume pas sa responsabilité : assumes-tu la tienne ?
- Comment pourrais-tu changer l'attitude en cause ?

Très souvent, nous prenons la responsabilité des autres au nom de l'amour, sans réaliser que cela équivaut à ne pas leur faire confiance

Lorsque, par exemple, nous passons notre temps à rappeler aux autres ce qu'ils doivent faire ou ne pas faire, nous exerçons sur eux un contrôle qui équivaut à un manque de respect et de confiance à leur égard. C'est ce qui les amène à nous résister, ou à se rebeller.

Prenons le cas de la mère qui insiste pour que son fils de quatorze ans s'habille chaudement parce qu'elle craint qu'il ne prenne froid. En agissant ainsi, elle exerce une pression sur lui, non pas pour l'aider, comme elle veut bien le croire, mais pour soulager sa crainte qu'il soit malade. Assumer sa responsabilité consisterait à exprimer à son fils sa crainte qu'il prenne froid, ce à quoi ce dernier pourrait lui répondre : *« Maman, si j'ai froid, j'ai d'autres vêtements avec moi que j'utiliserai. »*

Cette pression qu'elle exerce, c'est ce qu'on peut appeler un jeu de pouvoir.

Combien de parents font pression sur leurs enfants en leur disant : « *C'est pour ton bien* », créant ainsi de la révolte chez ces derniers.

Voici ce que me racontait Julia au sujet de son père qui, au nom de l'amour, lui imposait ses vues, bien qu'elle ait trente-six ans.

En visite chez ses parents, elle leur annonça qu'elle comptait se rendre en Polynésie. Son père piqua une colère, lui disant que cela n'avait aucun sens qu'elle dépense autant d'argent pour des voyages, qu'elle avait bien de la chance d'avoir un emploi pour le moment, mais qu'elle ferait mieux d'économiser son argent au cas où elle se retrouverait sans emploi.

Julia se sentit, devant son père, comme une petite fille prise en faute, qui vient de faire une grosse bêtise. Cela lui fit de la peine, car elle aurait souhaité être accueillie dans ce projet qui représentait la réalisation d'un rêve. Blessée, elle se ferma à lui en lui disant : « *Si tu le prends ainsi, c'est ton problème !* », se jurant bien de ne plus jamais lui parler de ses projets.

Qu'aurait fait le père de Julia s'il avait compris la responsabilité relationnelle ?

Il aurait avoué ses inquiétudes face à l'avenir de Julia. Peut-être avait-il peur que si Julia se retrouvait sans travail et sans argent, il soit obligé de subvenir à ses besoins. C'est probablement ce que sa colère cachait, mais qu'il ne verbalisait pas.

Qu'aurait pu faire Julia, de son côté ?

Elle aurait pu dire à son père comment elle se sentait vis-à-vis de sa réaction. Puis, en conservant son calme, lui préciser qu'elle ne lui avait pas demandé son avis, mais qu'elle voulait tout simplement lui faire part de son projet. En agissant ainsi, elle se respecte et n'autorise pas l'autre à lui manquer de respect.

Quelle est la part de responsabilité que Julia peut retirer de cette expérience ?

Cela peut lui permettre de prendre conscience à quel point elle a encore besoin de l'approbation de ses parents et a peur de leur déplaire. Car si ce n'était pas le cas, elle ne se serait pas sentie comme une petite fille devant son père, n'aurait pas été blessée et ne se serait pas fermée à lui.

Rappelons-nous donc que dans la responsabilité relationnelle, nous devons rechercher **ce qui émane de nous** pour nous retrouver confronté à telle situation ou pour réagir de telle façon.

Réflexion et application

- Pense à présent à une situation conflictuelle que tu as vécue dans une relation amoureuse, amicale, ou au travail.
- Prends le temps d'écrire cette situation, les sentiments que tu as éprouvés, les émotions dans lesquelles tu t'es retrouvé, la réaction que tu as eue.
- Puis, recherche la part qui te revenait ainsi que celle qui ne te revenait pas.
- Vérifie maintenant si tu as déjà vécu une situation similaire par le passé. Si oui, avec qui et dans quelle circonstance ?
- Qu'aurait-il fallu que tu fasses ou que tu dises pour ne pas vivre pareilles émotions dans cette situation ?
- La loi de polarité veut que lorsqu'il y a un manque, il y a également un surplus. Qu'est-ce qui était en excès ? Par exemple ce pouvait être ton besoin de plaire ou d'être aimé.
- Quel est le comportement adéquat que tu pourrais adopter si tu devais revivre une situation similaire ?

Faire ressortir la part qui nous revient,
et laisser de côté celle qui ne nous appartient pas,
nous permet d'assumer notre responsabilité
et de quitter la prison de la culpabilité et du blâme.

Comment assumer nos responsabilités relationnelles ?

Être responsable suppose que nous assumions ce que nous vivons et non d'amener l'autre à le faire à notre place. Cette nuance est très importante car, trop souvent, on veut amener l'autre à assumer sa part de responsabilité pour mieux se déculpabiliser ou pour se donner raison : « *Pourquoi devrais-je être le seul à assumer ma part de responsabilité alors que nous sommes tous les deux impliqués dans cette relation conflictuelle ?* »

Au début de ma démarche visant à me libérer de mes émotions, je m'étais inscrite à des cours de croissance personnelle. L'instructeur voulait, sans aucun doute, nous apprendre cette notion fondamentale qu'est la responsabilité. Si une participante lui parlait de ce que vivait son mari, il s'empressait de lui dire : « *Ce n'est pas ton problème, c'est le sien.* » Moi qui avais passé une bonne partie de ma vie à m'occuper des problèmes des autres, je décidai d'appliquer ce nouveau principe à la lettre.

À partir de ce jour, si je vexais mon conjoint par mes propos, ce n'était pas mon problème qu'il soit vexé, ça lui appartenait. Si je rentrais souvent tard parce que j'assistais à plusieurs cours durant la semaine, ce n'était pas non plus mon problème s'il aurait aimé que je sois à la maison.

Dans ma tête, à cette époque, tout reposait sur cette dichotomie : ceci, c'est mon problème, et cela, c'est le tien. Si, par le passé, j'avais surtout vécu en fonction de lui et des autres, je vivais maintenant en fonction de moi, que ça lui plaise ou pas. J'étais passée de l'état de femme dévouée et soumise, qui attendait tout de son époux, à celui de femme égocentrique, indépendante et, le plus souvent, indifférente. Ce qui n'allait pas sans nous créer bien des problèmes relationnels, nous épuisant dans des luttes de pouvoir.

C'est très humain de passer
d'un extrême à l'autre lorsqu'on cherche l'équilibre.

Quand je voulais avoir raison sur lui, je lui sortais l'une des belles théories apprises dans mes cours. Il me disait alors, d'un ton excédé : « *Toi et tes maudits cours !* »

Je me souviens d'un certain Nouvel An, où j'avais fait des efforts pour me rapprocher de lui. Bien que j'eusse préféré passer le début de cette nouvelle année dans une ambiance plutôt romantique, j'avais accepté, pour lui faire plaisir, d'inviter sa famille immédiate. Il ajouta qu'il souhaiterait inviter son oncle et sa tante, quoique convaincu à l'avance qu'ils ne pourraient venir.

La journée du réveillon, j'avais préparé un bon repas pour nos invités. En revenant du salon de coiffure, en fin d'après-midi, mon conjoint m'apprit que son oncle et sa tante avaient accepté d'être des nôtres et qu'ils seraient accompagnés de leurs filles et de leurs amis de cœur.

La panique s'empara de moi. Ces nouveaux invités n'étant pas au programme, je n'avais rien préparé pour eux et il était trop tard pour le faire. Plutôt que d'exprimer mon malaise à mon conjoint, je me servis de mes belles théories, lui disant : « *Là, tu es rentré dans mon espace, tu ne m'as pas respectée en invitant ton oncle et ta tante.* »

En rejetant sur lui le blâme pour cette situation désagréable, j'exerçais un pouvoir sur lui. Il le reprit en me répondant, en colère : « *Très bien ! Si tu le prends comme ça, alors, je ne t'imposerai rien ! Je vais tout annuler.* »

J'ai tenté de le retenir, mais sans succès. Sur sa lancée, en colère, il téléphona à sa mère et lui dit : « *Désolé, mais notre petite fête est à l'eau !* », ce qui laissait sous-entendre : « *Ma femme est encore dans une de ses crises existentielles, je n'y peux rien.* »

Ce fut certainement le pire Nouvel An que j'aie jamais passé. Je me sentais horriblement coupable et honteuse devant sa famille. Cette expérience m'avait toutefois appris qu'utiliser des théories toutes faites, aussi véridiques soient-elles, ne pouvait que nous conduire dans des luttes de pouvoir. Alors qu'ouvrir son cœur sur ses sentiments, ses craintes ou ses appréhensions, ne peut que nous rapprocher de notre interlocuteur.

Si j'avais simplement dit : « *Charles, je me sens tellement mal... Vois-tu, j'ai préparé un repas pour neuf personnes et tu m'apprends que nous allons être quinze. Je n'ai plus le temps de refaire mon repas, ils seront là dans moins de deux heures.* »

Charles m'aurait rassurée en disant : « *Je vais appeler ma mère, elle a toujours des pâtés et des tartes préparés d'avance, elle comblera ce qui manque.* »

C'est ce qu'il m'a dit, une fois la colère désamorcée.

Assumer la totalité de notre responsabilité, c'est :

- reconnaître que ce qui nous crée le plus de difficultés ou de souffrances contient la ou les leçons que nous devons intégrer au cours de notre présente incarnation ;
- s'occuper de soi sans pour autant ignorer l'autre ;
- réaliser ses désirs, mais pas au détriment de la relation que nous avons avec l'autre ;
- assumer sa déception, sa frustration ou sa colère, sans nécessairement en rejeter le blâme sur l'autre ;
- prendre la part qui nous revient pour être en mesure d'améliorer la qualité de la relation que nous avons avec nous-même, par exemple, en cessant de croire que nous sommes l'unique responsable du conflit ;

- être à l'écoute de ce que l'on ressent pour être en mesure de l'exprimer plutôt que de chercher à vouloir avoir raison de l'autre.

Quel que soit le conflit, toutes les personnes impliquées ont une part de responsabilité qui leur revient.

Dans l'exemple précédent, ma part était certes de révéler ma crainte de perdre la face devant sa famille plutôt que d'utiliser de belles théories pour lui imputer le malaise que je ressentais.

Quant à mon conjoint, sa part était celle de vérifier si son oncle et sa tante voulaient venir, plutôt que de prendre pour acquis qu'ils ne viendraient pas, afin que je puisse prévoir le repas en conséquence. Je dois préciser que, très souvent, je ne tenais pas compte de lui alors que là, je lui en voulais de ne pas avoir tenu compte de moi.

On reproche très souvent à l'autre ce que l'on fait soi-même.

En voilà justement une, belle théorie ! Tu vas en retrouver tout plein, dans ce livre. Si tu t'en sers pour vouloir exercer du pouvoir sur les autres, ce pouvoir détruira la qualité de tes relations. Si au contraire, si tu l'utilises dans le but de mieux te connaître et d'améliorer la qualité de tes échanges avec les autres, tu ne pourras alors qu'y trouver des avantages.

Il en va de même en ce qui concerne la part de l'autre. Si reconnaître ce qui revient à l'autre t'aide à t'affranchir du sentiment de culpabilité, c'est excellent. Mais projeter cette part que tu as reconnue chez l'autre pour qu'il assume sa part de responsabilité, c'est exercer une pression sur lui, ce qui ne peut que produire l'effet inverse. Pire encore, c'est lui manquer de respect.

En agissant ainsi, nous assumons une responsabilité qui ne nous appartient pas. En faisant, en quelque sorte, le travail à la place de l'autre, nous risquons de bloquer son désir de rechercher la part qui lui revient.

Ce travail de responsabilité doit être effectué uniquement pour reconnaître nos mécanismes de défense, nos peurs, nos culpabilités, les attitudes qui ne nous sont pas favorables, afin d'être en mesure de nous en libérer ou de les transformer.

C'est seulement en transformant
tes modes de réaction et tes attitudes que se transformera
le monde dans lequel tu évolues.

Le simple désir de vouloir changer l'autre ou un aspect de lui constitue déjà un jeu de pouvoir. Alors qu'en employant ton énergie à transformer ce qui t'empêche d'être en paix et en harmonie avec ton entourage, tu y gagneras en puissance intérieure et dans la qualité de tes échanges avec les autres.

Tant de personnes, qui amorcent un cheminement, souhaiteraient que leur conjoint s'applique à faire son bout de chemin. Elles ne se rendent pas compte que cette attente exerce une pression sur l'autre, l'amenant davantage à se fermer qu'à s'ouvrir, alors que de laisser l'autre libre peut faire toute la différence.

En voici un exemple :

Au cours d'un séminaire, je demandai aux participants ce qui les avait motivés à s'inscrire à l'atelier. Un des participants me dit : « *Il y a quelques années, ces cours, pour moi, c'était de la foutaise que je ridiculisais. Toutefois, je laissais ma femme libre d'aimer cela, me disant qu'on n'avait pas besoin d'avoir les mêmes goûts. Si je suis ici,* ***c'est qu'elle ne m'en a jamais parlé,*** *je l'ai vue changer graduellement, s'épanouir, et c'est ce qui m'a donné le goût d'entreprendre cette démarche.* »

En conclusion, je dirais que d'assumer nos responsabilités relationnelles, c'est :

- retirer des situations passées ou présentes l'enseignement qui pourra nous aider à dépasser des modes de réaction ou des attitudes non favorables pour établir des relations harmonieuses ;
- reconnaître que quelle que soit la situation, elle est toujours appropriée à ce que nous avons besoin d'apprendre ;
- admettre que nous ne pouvons intégrer un enseignement que lorsque nous y sommes prêt et qu'il en va de même pour les autres. Tenter de leur faire prendre conscience de ce qu'ils ne sont pas prêts à voir peut même les retarder dans leur évolution puisque la pression exercée aura pour effet de les rebuter, alors qu'un exemple probant peut les stimuler beaucoup mieux.

Comment s'affranchir des luttes de pouvoir ?

Il existe dans toute relation amoureuse cinq étapes bien déterminées et bien décrites par les psychologues :

1. *La passion*
2. *La lutte de pouvoir*
3. *Le partage du pouvoir*
4. *L'engagement*
5. *L'ouverture sur autrui*

Yvon Dallaire M.Ps. Auteur de S'aimer longtemps ?

Qu'est-ce qu'un jeu de pouvoir ?

Il s'agit d'une stratégie où l'enjeu est d'obtenir ce que l'on désire aux dépens de l'autre et ce, en exerçant sur lui de la pression, en le déstabilisant ou en le manipulant.

Dans nos relations, l'utilisation de telles stratégies conduit les deux parties à être perdantes. Car si l'une gagne en obtenant ce qu'elle veut, elle y perd dans la qualité de sa relation.

Voyons-en quelques exemples :

- Un homme marié vient de rentrer chez lui. Malgré l'heure tardive, il veut faire l'amour. Sa femme à demi endormie, refuse.

Lui : tente de la caresser

Elle : repousse ses caresses

Lui : insiste

Elle : maintient son refus

Lui : se met en colère

Elle : va s'installer dans une autre pièce

Lui : entre dans cette pièce, allume la lumière, l'empêche de dormir, la harcèle

Elle : finit par céder pour avoir la paix et pouvoir dormir

Lui : satisfait, se tourne et s'endort

Elle : est remplie de ressentiment à son égard.

Cet homme a exercé de la pression sur sa femme par l'insistance, la colère et le harcèlement. À court terme, il a obtenu ce qu'il désirait en exerçant ses jeux de pouvoir, mais à long terme, il y perd, car il aura à vivre avec le ressentiment que sa femme nourrira à son égard. C'est de cette façon qu'elle reprendra le pouvoir sur lui.

Lorsque nous exerçons une pression sur l'autre pour obtenir ce que nous désirons, nous utilisons un jeu de pouvoir. Il arrive que l'autre reprenne le pouvoir à son tour. C'est ce que nous appelons alors une lutte de pouvoir.

- Une épouse insiste pour que son mari l'accompagne à une conférence ayant trait aux relations de couple.

Lui : se trouve des prétextes pour ne pas y aller

Elle : démolit tous ses faux-fuyants de sorte qu'il ne puisse qu'accepter

Lui : y va de mauvaise grâce, fait la tête, se fâche en cours de route, se ferme et la boude.

Ici, l'épouse a exercé une double pression. La première que l'on peut facilement déceler est son insistance pour que son conjoint l'accompagne, mais il y en a une plus subtile, moins évidente. C'est l'intention qu'elle a en insistant auprès de son mari pour qu'il vienne entendre cette conférence.

Ce qu'elle ne lui dit pas en insistant pour qu'il l'accompagne, c'est qu'elle n'est pas satisfaite de leur relation de couple. Elle souhaiterait tant qu'il comprenne certaines choses, ce qui l'amènerait à changer pour que leur couple s'améliore.

La simple **intention** de vouloir changer l'autre, même si elle n'est pas verbalisée, constitue en soi un jeu de pouvoir.

Son mari le ressent, consciemment ou inconsciemment. C'est pourquoi il résiste à vouloir assister à cette conférence. En insistant, elle exerce sur lui une pression encore plus forte. Pour ne pas avoir d'histoires avec sa femme, il finit par accepter de l'accompagner.

Vouloir éviter un conflit dans nos relations crée parfois un plus grand conflit.

Il lui accorde donc ce qu'elle désire mais reprend le pouvoir en y allant de mauvaise grâce, en faisant la tête, en se fâchant en cours de route, en se fermant et en boudant.

Tout cela exprime : « *Tu as voulu gagner sur moi en insistant pour que je me rende à un endroit où je n'avais pas envie d'aller, mais tu vas le regretter. Je vais me montrer si désagréable qu'une prochaine fois, tu n'insisteras plus.* »

C'est ainsi qu'il reprend le pouvoir. Car, en effet, il y a de bonnes chances qu'elle ne l'invite plus à ce genre de conférence qui, pour sa part, l'intéresse tellement. Mais, à son tour, elle le lui fera payer en refusant ses avances sexuelles, ou encore en évitant de lui accorder ce qu'il attend d'elle. Lui, de son côté, pourra reprendre le pouvoir en lui faisant la tête, en lui résistant, en s'enivrant, etc.

Ces luttes de pouvoir peuvent se poursuivre jusqu'à ce que l'un des deux, las de ces luttes, cède ou rompe la relation. Certains couples, aux prises avec des principes qui les empêchent de se séparer, ou vivant un lien de codépendance, maintiennent leur relation en s'évitant, car dès qu'ils s'adressent l'un à l'autre, ils réactivent leurs luttes.

Retenons donc ici ces points importants :

- **la pression est un jeu de pouvoir ;**
- **résister à cette pression est un autre jeu de pouvoir.**

Plus l'un résiste, plus l'autre met de la pression.

Voyons à présent une autre stratégie propre au jeu de pouvoir, qui consiste à déstabiliser l'autre pour parvenir à ses fins.

Cette stratégie consiste à ne pas dévoiler notre jeu, mais plutôt à aller à la pêche pour mieux garder le contrôle sur l'autre.

- Voici un exemple que j'ai moi-même vécu et que beaucoup de femmes vivent :

Lorsque mon conjoint voulait faire l'amour, il se collait à moi. Si je lui demandais : *« Chéri, est-ce que tu veux faire l'amour ? »*, il me répondait : *« Non !.. »*, tout en continuant à me caresser. Cela me plaçait dans un dilemme. Je ne savais pas à quel message répondre : à celui, non verbal (les caresses) ou à son message verbal (non) ; résultat : je n'étais pas du tout bien dans cette situation.

J'ai fini par savoir pourquoi il me disait « Non !.. » (parfois en souriant). C'est qu'il se disait en lui-même : « *À question stupide, réponse stupide.* »

Mais pour moi, sa réponse était importante, car au début de notre relation, dès qu'il me caressait, je voulais faire l'amour avec lui dans le but de ne pas le frustrer. Il limita alors ses gestes de tendresse, prétextant qu'il ne pouvait m'offrir une caresse sans que je veuille faire l'amour avec lui.

J'ai interrogé des hommes qui avaient, tout comme mon mari, de la difficulté à verbaliser leurs demandes, pour savoir ce qui les amenait à agir ainsi. Il en ressortit que c'était la crainte d'essuyer un refus. En ne formulant aucune demande précise, ils ménageaient leur amour-propre.

Le double message est formé d'un message verbal ne correspondant pas au message non verbal, qui lui s'exprime, autant par le regard, le timbre de la voix, l'attitude, le gestuel et même l'habillement... Un double message est toujours insécurisant pour celui qui le reçoit, celui-ci ne sachant plus à quel message il doit s'en remettre, s'il doit considérer celui donné verbalement ou celui qu'il perçoit non verbalement. Il faut savoir que le message non verbal est le plus souvent l'expression de l'inconscient et qu'il ne ment jamais. Encore faut-il apprendre à le décoder correctement.

Les femmes sont, en général, très sensibles à ce genre de messages, alors que les hommes ne sont pas toujours conscients de les émettre. C'est pourquoi, lorsqu'une femme décèle que quelque chose se passe chez son conjoint, par le biais de ses messages non verbaux, elle veut souvent l'amener à verbaliser ce qu'elle capte, lui disant : « *Qu'est-ce qu'il y a qui ne va pas ?* », et lui, surpris de sa question, lui répond généralement : « *Mais rien, voyons !* » Son message non verbal l'a trahi, exprimant ce dont il n'a pas encore lui-même pris conscience.

Prenons l'exemple suivant :

- Un homme est renfrogné. Sa femme sent très bien sa colère. Elle l'interroge pour savoir ce qui l'a mis en colère. Il lui répond froidement : « *Je ne suis pas en colère.* » Sa réponse déstabilise sa conjointe, qui ne sait plus comment se positionner face à lui. Souvent, elle insistera pour en connaître la raison afin de retrouver un certain équilibre dans ses rapports avec lui.

En lui donnant ce double message, il exerce un pouvoir sur elle. Elle, en le harcelant pour obtenir qu'il lui dise ce qui l'a mis en colère, fait pression sur lui, utilisant à son tour un jeu de pouvoir. Il reprend alors le pouvoir en se fermant ou en se réfugiant dans un mutisme complet.

Pourquoi cet homme lui répond-il : « *Je ne suis pas en colère* », alors que son langage non verbal exprime le contraire ?

Il peut y avoir plusieurs raisons à cela, dont celle d'éviter un conflit. Ce peut être aussi une façon de lui faire payer une frustration dont il la tient responsable. Il se peut également que cet homme ait peur d'éprouver de la colère, parce qu'il ne veut pas ressembler à son père, qui était souvent en colère contre sa mère. C'est ainsi qu'il nie la colère qui l'habite lorsqu'il lui dit : « *Je ne suis pas en colère.* » Une autre raison, et non la moindre, est que beaucoup d'hommes n'ont jamais appris à exprimer leurs sentiments et leurs émotions. Ainsi donc, sans mauvaise volonté de leur part, ils peuvent être en colère mais ne pas savoir identifier avec précision ce qu'ils ressentent, encore moins le verbaliser.

À cet égard, les femmes auraient intérêt à développer plus d'indulgence envers leur conjoint en les aidant à identifier les sentiments qu'ils n'ont pas l'habitude d'exprimer, en lui demandant, par exemple : « *Se pourrait-il que quelque chose te préoccupe ?* », lui laissant le temps d'en prendre conscience, sans attendre de réponse immédiate.

On pourrait dire qu'il y a double message chaque fois que l'on pense une chose et que l'on en dit une autre.

- Un homme et une femme sont en vacances. La femme propose à son mari d'appeler leurs enfants au moment où ce dernier s'apprête à rejoindre des amis avec lesquels il s'est lié d'amitié. Devant l'hésitation de son mari, elle lui dit : « *Fais comme tu veux.* »

Cette phrase qui, a priori, veut dire : « *Tu es libre d'opter pour le choix qui te plaît* », peut cacher ce message : « *Si des étrangers passent avant tes enfants, eh bien, va les rejoindre.* » Cela peut être culpabilisant, mais surtout déstabilisant pour celui qui le reçoit, car il ne sait plus s'il doit se fier à ses oreilles, et à son intellect qui décode le message, ou à ce qu'il ressent et qui est contradictoire au message entendu.

Comment reconnaître les doubles messages ?

Les doubles messages nous placent toujours dans un état de perplexité, de doute ou d'hésitation face à l'action à poser.

Une personne se plaint de sa situation à sa sœur, qui est financièrement à l'aise : « *Tu as de la chance, toi, de pouvoir t'offrir un voyage au Mexique ! Moi, ce n'est pas avec la petite pension alimentaire que me paie mon ex-mari que je pourrais m'offrir cela. Je ne peux même pas m'acheter un nouveau manteau d'hiver. Comme je n'ai pas les moyens, je vais tenter d'arranger celui que je possède déjà, pour qu'il tienne une saison de plus...* »

Y a-t-il ici un double message ?

Y a-t-il là un jeu de pouvoir ?

La réponse est oui, dans les deux cas. La personne qui reçoit ce message est déstabilisée puisqu'elle ne sait pas ce que veut dire l'autre. Elle peut se demander : « Se réjouit-elle vraiment que je puisse aller au Mexique ? Veut-elle de l'argent ? Si oui, combien ? Peut-être veut-elle l'un de mes manteaux ? Si oui, lequel ? »

Elle exerce un pouvoir sur sa sœur, espérant que celle-ci s'avancera pour lui offrir quelque chose. Car, en effet, si l'autre ne reconnaît pas ce jeu de pouvoir, subtilement culpabilisant, qui peut exprimer : « *Toi, tu as tout, moi je n'ai rien, il y a quelque chose d'injuste là-dedans...* », elle sera portée à s'avancer en lui faisant une proposition comme lui donner ou lui prêter de l'argent, ou encore lui offrir l'un de ses manteaux.

Celle qui se plaint aura ainsi gagné à court terme, mais sera perdante à long terme, car on finit toujours par fuir ce genre de personne. C'est pourquoi elles se retrouvent habituellement seules et démunies.

« Personne n'est plus exigeant que celui qui ne demande rien... et le dit. »

Jacques Salomé

Réflexion et application

- Te serais-tu déjà fait piéger dans ce genre de situation ?

Il y a une différence entre se plaindre et formuler une demande honnête.

- À partir d'aujourd'hui, deviens vigilant lorsqu'une personne se plaindra à toi. N'hésite pas à lui demander ce qu'elle attend de toi. Peut-être veut-elle simplement être écoutée ?

Formuler une demande sans détour, c'est prendre le risque d'essuyer un refus. Se plaindre de sa situation en jouant sur les sentiments des autres pour qu'ils chaussent nos souliers nous évite d'avoir à demander.

C'est très souvent un jeu qu'utilise la victime.

La victime peut utiliser ce jeu pour avoir de l'attention, de l'affection, ou pour unir sa voix à ceux qui la plaignent d'avoir à supporter son bourreau.

Ce pouvoir de la victime n'est pas toujours verbalisé.

Prenons la mère qui n'arrête jamais. Elle sert son mari, ses enfants, elle coud, repasse le linge, fait le ménage, sans jamais demander d'aide ni se plaindre. Elle exerce un pouvoir sur sa famille en les culpabilisant de cette façon. Ses filles vont la supplier d'arrêter, ses fils lui offrir de la sortir, son mari la fuira pour ne plus se sentir autant coupable. Elle passera, aux yeux de son entourage, pour une véritable sainte, alors qu'elle les contrôle tous à leur insu.

Chaque fois qu'il y a excès dans un sens ou dans l'autre, il peut y avoir un jeu de pouvoir. Autant la personne qui ne dit pas un mot que celle qui parle sans arrêt peuvent exercer du pouvoir sur leur entourage.

Je me souviens d'une personne qui œuvrait dans une équipe de travail dont je faisais partie. Elle ne parlait pratiquement jamais, se contentant d'exécuter son travail. Je me sentais très mal de parler. J'avais l'impression de la déranger. Elle exerçait sur nous un pouvoir par son simple silence. Nous ressentions tous un malaise indéfinissable nous amenant à croire que c'était nous qui n'étions pas justifiés de parler.

C'est bien ce que crée un jeu de pouvoir, un malaise le plus souvent indéfinissable.

Il n'y a pas que le langage non verbal qui puisse servir de stratégie visant à déstabiliser l'autre.

Par exemple, on peut entraîner l'autre là où nous nous sentons fort par rapport à lui. Celui qui est très fort dans son intellect, mais faible dans l'écoute de ses sentiments, tentera continuellement d'amener l'autre dans une lutte d'idées. Les femmes sont, en général, passées maîtres dans l'art d'attirer les hommes sur le terrain des sentiments, où elles se sentent fortes. Les hommes ripostent, la plupart du temps, en se réfugiant dans leur logique ou leur rationnel.

On peut déstabiliser l'autre, également, en le prenant par surprise, alors qu'il ne s'y attend pas. Une jeune femme téléphona à sa mère pour prendre de ses nouvelles et en profita pour lui dire : « *Quand je te verrai, je te parlerai de ce que j'ai découvert au cours de mon séminaire de libération de la mémoire émotionnelle.* » Sa mère, ayant peur de ce qu'elle pourrait lui révéler, insista pour qu'elle le lui dise tout de suite ; cela la déstabilisa car elle aurait mieux aimé le lui dévoiler dans un contexte plus approprié. Sa mère le prit très mal et lui raccrocha le téléphone au nez. Sa mère avait pris le pouvoir sur elle, par peur que sa fille n'en ait sur elle.

Mon mari me reprochait de revenir continuellement sur des problèmes non résolus. Je lui proposai donc de nous allouer une heure ou deux par semaine pour en parler, lui promettant que si nous en discutions, je ne reviendrais pas sur le sujet en dehors de ces périodes. Il accepta. Nous en fixâmes, d'un commun accord, le jour et l'heure pouvant convenir à l'un et l'autre. La veille du jour « J », alors que j'attendais le comptable et que j'avais tout plein de choses à faire, j'allai demander quelque chose à mon conjoint. Il était assis bien confortablement, un livre dans les mains. Moi, trop pressée pour m'asseoir, je me tenais debout à côté de lui. Il en profita pour me questionner gentiment : « *De quoi veux-tu absolument qu'on discute, demain ?* »

Moi : « *Je n'ai pas le temps d'en parler maintenant.* »

Lui : « *Je ne te demande pas de m'en parler, non plus, mais simplement de me dire de quoi il s'agit, au juste.* »

Je me fis prendre à son jeu et, ne l'ayant pas vu venir, j'entamai la discussion avec lui. Alors que je souhaitais discuter de ce problème calmement, dans un contexte qui s'y prêtait, préoccupée par l'arrivée du comptable et de ce que je devais lui remettre, tout cela me déstabilisa complètement, nous entraînant une fois de plus dans une lutte de pouvoir. Notre petit échange prévu n'eut jamais lieu. Une fois de plus, je ravalai ma frustration. C'est très souvent la peur de la confrontation qui amène l'autre à vouloir nous déstabiliser. C'est pourquoi il est important d'être vigilant, devant l'insistance de l'autre, pour se faire respecter. Sinon, nous lui donnons du pouvoir sur nous.

Une autre stratégie utilisée pour obtenir ce que l'on désire aux dépens de l'autre, consiste à le culpabiliser et, parfois, à le faire se sentir en dette vis-à-vis de nous.

Qui n'a jamais entendu cette phrase : « ***Après tout ce que j'ai fait pour toi.*** »

Un homme n'était plus heureux dans son ménage, mais il n'arrivait pas à se séparer. Sa femme ne cessait de lui dire qu'en partant, il briserait la cellule familiale et qu'il la condamnerait à la solitude puisqu'elle ne referait jamais sa vie avec quelqu'un d'autre.

D'autres menacent de se suicider si leur conjoint les quitte.

Répondre au chantage ou aux menaces que l'autre fait planer sur nous, c'est lui donner le pouvoir de nous manipuler.

*Personne ne peut avoir de pouvoir sur nous,
à moins que nous le lui donnions.*

Le sadique et le masochiste

Un sadique rencontre un jour un masochiste. Ce dernier, ayant un grand besoin de souffrir, supplie le sadique : « *Fais-moi mal !* », ce à quoi le sadique répond méchamment : « *Nooooon... !* »

Quel est le pouvoir détenu par le sadique sur le masochiste ? Seulement celui que lui accorde ce dernier.

Lorsque nous remettons à quelqu'un le pouvoir de nous rendre heureux ou malheureux, nous agissons comme le masochiste. Nous nous retrouvons donc, très souvent, avec quelqu'un qui, comme le sadique, refuse de nous donner ce dont nous avons besoin pour être heureux. Nous lui permettons de nous manipuler, de nous exploiter ou de nous blesser.

On donne son pouvoir à l'autre de nous manipuler lorsqu'on se sent coupable

François a entretenu une aventure extraconjugale pendant plusieurs années. Ne pouvant plus vivre avec cette culpabilité, il met fin à cette relation, puis l'avoue à Margot. Celle-ci ne peut lui pardonner et le culpabilise en se rendant malade et malheureuse.

François fait tout pour l'aider à s'en sortir ; il est prêt à payer n'importe quel prix pour se faire pardonner. Il ne réalise pas qu'en entretenant sa culpabilité, il donne à sa compagne le pouvoir de le culpabiliser davantage. Margot, pour sa part, ne se rend pas compte que c'est elle qui paie le prix le plus élevé en exerçant ce pouvoir de culpabilisation.

Tant que je ne m'étais pas affranchie des regrets causés par ma soi-disant ingratitude envers ma mère, ces mêmes regrets nourrissaient en moi un sentiment de culpabilité, donnant ainsi le pouvoir à ma mère de me culpabiliser en me rappelant que c'est à moi qu'elle en avait donné le plus et que j'étais celle qui était la moins reconnaissante.

On donne le pouvoir à l'autre de nous insécuriser si l'on a peur de le perdre. Si j'ai peur de perdre l'être que j'aime, il s'agit qu'il me menace de partir pour que je sois prête à faire tout ce qu'il désire.

L'autre peut nous insécuriser en laissant planer le doute face à la poursuite de notre relation, récupérant ainsi le pouvoir.

On donne le pouvoir à l'autre de nous décevoir lorsqu'on a des attentes envers lui

Judith attendait son père, le dimanche après-midi, assise sur les marches de l'escalier. Elle ne faisait rien d'autre que d'attendre. Très souvent, il ne se présentait pas au rendez-vous. Elle était alors terriblement déçue. Devenue adulte, elle s'attacha à un homme marié. De nouveau, elle attendit ses appels téléphoniques, les rendez-vous, vivant d'espoir et de déception.

Il peut nous arriver d'attendre que l'autre nous accueille dans nos émotions, qu'il s'ouvre à nos découvertes, qu'il partage nos intérêts, qu'il s'implique davantage dans la relation, qu'il nous témoigne plus d'affection, etc. Toutes ces attentes nous conduisent bien souvent à la déception et au découragement.

On donne le pouvoir à l'autre de nous manipuler lorsque nous voulons absolument maintenir une relation harmonieuse

Par le passé, lorsque ma fille voulait obtenir quelque chose de moi, sa façon était d'entrer à la maison de mauvaise humeur en faisant claquer les portes. Comme je souhaitais vivre dans un climat d'harmonie, j'allais la trouver dans sa chambre pour m'enquérir de ce qui se passait avec elle. Elle me répondait de manière impatiente : « *Oh, tu ne comprendrais pas... Je sais que si je t'en parle, tu ne voudras pas...* »

Je me demandais bien ce que je n'allais pas pouvoir comprendre ou vouloir, bien décidée à lui prouver le contraire. Je finissais toujours par lui accorder ce qu'elle voulait pour satisfaire le désir que j'avais de maintenir l'harmonie. J'ai marché dans ce jeu de pouvoir pendant des années, jusqu'à ce que je le reconnaisse et que j'y mette fin.

Nous donnons le pouvoir à l'autre

- d'abuser de nous lorsque nous ne fixons pas nos limites ;
- de nous contrôler lorsque nous voulons être pris en charge ou que nous nous soumettons ;
- de nous vider de notre énergie lorsque nous jouons au sauveteur ;
- de nous déstabiliser lorsque nous ne prenons pas position ;
- de nous séduire lorsque nous avons un grand besoin de plaire ;
- de nous manipuler lorsque nous nous sentons redevable.

On donne son pouvoir à l'autre lorsqu'on en dépend

La meilleure façon d'exercer un pouvoir sur une personne, c'est de la rendre dépendante de nous. Cette dépendance peut être d'ordre matériel, affectif ou spirituel.

Certaines dépendances peuvent être salutaires, comme celle du bébé vis-à-vis de sa mère, de l'élève vis-à-vis de son professeur ou celle du disciple vis-à-vis de son maître.

Les dépendances saines
conduisent toujours à l'autonomie.

Les dépendances malsaines conduisent toujours à la négation de soi, de son potentiel, et à la perte de sa liberté. Dans beaucoup de couples, l'un détient le pouvoir financier et l'autre le pouvoir affectif.

Le premier se sent continuellement frustré parce qu'il a l'impression de payer le gros prix pour le peu d'affection qu'il reçoit en retour, et le second se sent étouffé par les attentes et les demandes incessantes de l'autre. Ils sont constamment dans des luttes de pouvoir se traduisant ainsi : « *Si tu ne me donnes pas ceci, je ne te donnerai pas cela, mais si tu me donnes ceci, je te donnerai cela.* » Un véritable marchandage, en fait, qui n'est pas très loin de la prostitution. Ce type de relation finit tôt ou tard par éclater.

Réflexion

- Qu'est-ce qui émane de toi qui permet aux autres d'avoir du pouvoir sur toi ?

D'où proviennent nos jeux de pouvoir ?

Les jeux de pouvoir ont leurs racines dans l'infantilisme, qui peut se définir comme une absence de maturité affective caractérisée par des comportements égocentriques.

Au départ, le nourrisson est naturellement centré sur ses besoins de par sa situation de dépendance. Il n'a pas d'autres moyens que de faire pression sur son entourage par ses pleurs et ses cris pour obtenir ce dont il a besoin en vue d'assurer sa survie.

En grandissant, il dispose d'autres moyens, dont l'autonomie de ses mouvements ainsi que la parole.

Le rôle des parents est d'encourager le développement de cette autonomie, tant sur les plans physique qu'affectif. Mais si les parents sont eux-mêmes des adultes infantiles, comment pourront-ils enseigner à leurs enfants la manière de dépasser leurs comportements égocentriques, alors qu'eux-mêmes en font usage ?

Ce manque de maturité affective est, notamment, l'un des grands problèmes de nos sociétés modernes. Il génère au sein des couples bien des frustrations, de la colère, des conflits et du ressentiment. Il est à l'origine de maintes séparations.

Voyons quelques-uns de ces comportements égocentriques qu'utilise l'adulte infantile pour faire pression sur son entourage.

Si l'autre ne lui donne pas ce qu'il désire, ou encore s'il a le sentiment que l'autre ne tient pas compte de lui, il se ferme ou boude.

Il y a bien des manières de se fermer à l'autre : garder le silence, se cacher derrière un livre ou un journal, se laisser absorber par la télévision, travailler plus longtemps qu'à l'accoutumée pour éviter de rencontrer l'autre, etc.

Si l'autre lui demande quelque chose qu'il n'a pas envie de faire, il hausse le ton : « *Je n'ai pas que ça à faire !* », « *Laisse-moi tranquille !* », « *Fous-moi la paix !* », « *Je ne veux rien savoir !* », « *Trouve-toi quelqu'un d'autre !* »

Si l'autre ne répond pas à ses attentes, il l'accuse de ce qu'il vit : « *Tu n'es jamais là... Tu ne tiens jamais compte de moi... Je passe toujours après ta famille... (tes amis ou ton travail)* ».

Un conflit éclate. Il jette le blâme sur l'autre : « *C'était à toi de ne pas commencer... Tu sais que j'ai horreur de ce genre de discussion... Tu l'as cherché, eh bien, subis-en les conséquences... Il faut toujours que ça se passe à ta manière... T'es pas capable de prendre la moindre remarque sans te fâcher... T'es tellement susceptible, une vraie soupe au lait..., etc.* »

Si l'autre lui oppose un refus, il se met en colère, fait des crises, brise des objets, insiste, harcèle, fond en larmes ou se venge par des paroles ou des attitudes blessantes. Si l'autre veut prendre une certaine distance pour respirer, il s'accroche, supplie, joue à la victime ou se réfugie dans l'indifférence.

Ma mère me rappelait que lorsque j'étais toute petite et qu'elle m'emmenait dans un magasin, si je voulais qu'elle m'achète quelque chose et qu'elle me le refusait, je la menaçais, en lui disant : « *Si tu ne me l'achètes pas, je vais crier si fort, je vais te faire tellement honte...* » Cela suffisait généralement pour qu'elle me l'achète.

Par la suite, chaque fois que je désirais quelque chose, si elle me disait d'attendre, je la harcelais jusqu'à ce qu'elle acquiesce. J'exerçais sur elle un pouvoir par mes menaces, mes crises ou mon harcèlement.

À son tour, elle reprenait le pouvoir en me culpabilisant par des paroles de ce genre : « *Cette petite, elle va me rendre folle ! Je finis toujours par lui donner ce qu'elle veut, pour avoir la paix...* » Ou encore, exaspérée, elle utilisait la menace, en disant : « *Attends que Jacques arrive !* » (Jacques était mon frère aîné, dont j'avais si peur.)

D'autres parents reprennent le pouvoir sur leurs enfants en les dominant, en les battant ou en les écrasant de leur autorité. Dans un cas comme dans l'autre, l'enfant n'apprend pas à s'affranchir de ces luttes de pouvoir. Devenu adulte, il utilisera de nouveau les comportements adoptés dans son enfance pour récupérer le pouvoir.

Pleurer, bouder, se fermer, se réfugier dans le silence, hausser le ton, faire des crises, manipuler, séduire, chercher à avoir raison, blâmer, jouer à la victime, culpabiliser, menacer, voilà autant de façons d'exercer une pression sur l'autre pour parvenir à ses fins.

Il existe aussi des façons plus subtiles d'obtenir ce que l'on désire des autres. On peut utiliser la flatterie, donnant ainsi de l'importance à l'autre, lui montrant à quel point il peut nous faire plaisir, nous être d'un précieux secours... On lui dit, avec un sourire : « *Si c'est possible !* », ou encore : « *Faites votre possible !* » Cela peut être sincère tout comme il peut s'agir d'un double message, qui sous-entend : « *Faites tout pour me prouver que c'est possible !* », ce qui peut s'avérer une façon bien subtile de mettre la personne au défi afin d'obtenir d'elle ce que l'on désire.

On peut s'auto-accuser: «*C'est moi qui n'ai pas été correcte. J'ai été maladroite, je n'aurais pas dû te dire ces choses-là...*»

J'avais emmené une amie en voyage. Si je lui parlais de la possibilité d'aller à tel endroit ou de faire telle chose, elle me disait: «*Oh, j'aimerais tellement ça! Ça me ferait tellement plaisir!*» Dès lors, je me croyais obligée de réaliser ce qui n'avait été au départ qu'une éventualité. Car si je ne le faisais pas, elle risquait d'être déçue. Et s'il m'arrivait de ne pouvoir répondre à l'attente que j'avais créée, bien involontairement, elle me lançait: «*Je préfère que tu ne me promettes plus rien plutôt que de me décevoir.*»

Une personne me racontait qu'elle se retrouvait continuellement avec des patrons qui, au départ, lui faisaient miroiter plein de belles perspectives face à son emploi, mais qui ne se réalisaient jamais. Elle en ressortait toujours déçue.

Lorsque son patron tentait de lui expliquer ce qui s'était passé pour ne pas être en mesure de lui offrir ce qu'elle espérait, elle se mettait à pleurer. Elle reconnut, en thérapie, qu'il s'agissait d'une stratégie adoptée dans son enfance pour culpabiliser la personne qu'elle tenait responsable de sa déception.

Il est très probable que ces personnes, qui lui faisaient miroiter de si belles perspectives, avaient un grand besoin de plaire et d'être aimées et, en même temps, une grande peur de décevoir. Elles s'attiraient ainsi les situations les obligeant à être confrontées à leur peur.

Le besoin de plaire donne à l'autre
le pouvoir de nous culpabiliser lorsque nous ne pouvons
répondre à ses attentes.

Comment reconnaître qu'une personne tente d'avoir du pouvoir sur nous en exerçant une pression, même subtile ?

Il s'agit d'écouter ce que l'on ressent. Dès que l'on éprouve un malaise provenant de l'impression qu'on se sent obligé, manipulé, ou si l'on ne se sent pas respecté, c'est qu'il y a pression, laquelle nous avertit qu'on est en présence d'un jeu de pouvoir.

Comment en finir avec ces luttes de pouvoir ?

- En cessant de les alimenter, en renonçant à nos propres jeux de pouvoir et en devenant de plus en plus vigilant pour ne plus entrer dans les jeux de pouvoir des autres.
- En nous affranchissant de toute forme de dépendance malsaine.

  Une dépendance saine est celle que l'on choisit librement et dans laquelle nous recevons le soutien et le respect nous aidant à atteindre notre autonomie.

  Une dépendance malsaine est celle à laquelle on s'accroche parce que l'on croit ne pas avoir d'autre choix. Dans ce type de relation, on se sent brimé dans sa liberté, non respecté et encouragé à y demeurer par la peur, l'insécurité ou la culpabilisation.
- En assumant notre responsabilité pour ne plus permettre aux autres de nous accuser ou de nous culpabiliser.
- En transformant nos attentes en ententes, on s'évite ainsi bien des mésententes.
- En prenant position et en fixant nos limites. Pour ce faire, il faut savoir ce que l'on veut et ce que l'on ne veut pas, ce qui correspond au respect de nous-même et ce qui va à l'encontre de celui-ci.

- En apprenant à dire clairement ce que nous désirons et ce que nous ne voulons pas plutôt que d'utiliser des faux-fuyants. Pour cela, il nous faut dépasser la peur de l'opinion de l'autre, la peur de décevoir ou de faire de la peine.
- En demandant à l'autre d'être explicite dans ses demandes ou dans ses attentes plutôt que de tenter de deviner ce qu'il désire de nous.
- En n'acceptant plus de doubles messages et en évitant d'en formuler nous-même.
- En ne permettant plus aux autres de nous déstabiliser.
- En cessant de craindre la confrontation avec l'autre. Que de fois abdiquons-nous pour maintenir la paix ou une pseudo-harmonie dans nos relations. Une confrontation respectueuse de nos droits et de ceux de l'autre peut nous permettre de mieux nous connaître et d'améliorer nos rapports, en plus de nous aider à laisser tomber une façade ou une image dans laquelle nous nous sentons prisonnier.
- En développant l'honnêteté pour reconnaître nos propres jeux de pouvoir pouvant consister à exercer de la pression, à nourrir des attentes non formulées ou à vouloir que l'autre change pour obtenir ce que l'on désire.
- En étant de plus en plus à l'écoute de ce que nous ressentons afin d'établir l'harmonie entre ce que l'on ressent, ce que l'on pense et l'action qui en résulte, par le geste ou par la parole.
- En découvrant notre propre puissance intérieure afin d'en arriver au partage des pouvoirs.

Voici quelques exemples :

Un couple à ses débuts

Un partenaire dit à l'autre : « *Sache, chérie, que je ne mets jamais de fromage dans les pâtes* », ce qui sous-entend : « *Si tu veux que l'on s'entende bien, tu devras t'ajuster à ma manière de vivre* », ce qui est déjà un jeu de pouvoir. Elle reprend le pouvoir en lui rétorquant : « *Chéri, sache que je mets toujours du fromage dans les pâtes* », ce qui sous-entend : « *Je regrette, mais c'est toi qui devras t'ajuster à mon fonctionnement.* » Partager le pouvoir serait que l'un des deux propose à l'autre : « *Que dirais-tu si, lorsque nous cuisinons des pâtes, nous faisions un plat sans fromage et l'autre avec du fromage ?* »

Un couple vivant ensemble depuis des années

Lui : (par un langage non verbal, lui dit qu'il veut faire l'amour).

Elle : « *Ce serait tellement agréable si tu me massais.* »

Lui (déçu) : « *Ce serait agréable si toi tu t'occupais de moi, tu ne t'occupes jamais de moi.* »

Elle : (se sentant accablée par le reproche qu'il lui adresse, pensant qu'elle n'est pas assez bonne pour lui, qu'elle est égoïste, accepte le blâme et se sent coupable. Pour se déculpabiliser, elle va tenter de le faire se sentir coupable à son tour) : « *Si je ne te conviens pas, eh bien, je ne te retiens pas.* »

Lui : (en colère, se ferme, boude ou se lève et va dormir dans une autre pièce).

Le partage du pouvoir aurait pu être : « *Que dirais-tu si on se massait mutuellement, ou à tour de rôle ?* »

Dans le partage du pouvoir, toutes les parties sont gagnantes et il n'y a jamais de perdant.

- Enfin, en faisant preuve d'humilité, pour être capable de dire à l'autre : «*Je m'excuse, je te demande pardon*», pour ne pas chercher à vouloir à avoir raison sur lui. Pour y arriver, il faudra parfois lâcher notre tête pour se centrer au niveau de notre cœur.

  Mon mari a pour leitmotiv : «*Avoir raison ou être heureux ? Lequel est le plus important ?*»

  En te posant cette question, cela t'aidera à délaisser rapidement tes résistances ou ton désir d'avoir raison sur l'autre.

À l'époque où je suivais des cours de croissance personnelle, notre animateur avait l'habitude de dire à une personne qui lui parlait de quelque chose qui ne la concernait pas : «*Mais (Gertrude), ce n'est pas de tes affaires ! As-tu compris ? Ce n'est pas de tes affaires !*» Dans le contexte du cours, la personne à qui il s'adressait avait sans doute besoin de l'entendre de cette façon pour renoncer à cette manie qu'elle avait de s'ingérer dans les affaires des autres.

Mais comme je l'ai mentionné plus tôt, je prenais à la lettre ces enseignements, sans discernement. Voilà qu'un jour, mon mari et moi, ainsi que mes beaux-parents, sommes invités par le patron de mon beau-père et de mon mari, à dîner dans un grand restaurant en compagnie de sa femme.

Au restaurant, nous parlions de choses et d'autres lorsque la discussion porta sur mon fils. Celui-ci était venu dans notre chambre vers 5 h du matin. Nous l'avions grondé et il avait disparu dans sa chambre, nous laissant faire la grasse matinée, pour une fois. Ma belle-mère nous dit alors : «*Vous n'avez pas fait cela à mon bébé !*» Et moi de lui répondre, du tac au tac : «*Mais, belle-maman, c'est pas de vos affaires !*»

Ma belle-mère en fut insultée, humiliée au plus haut point, mais n'en dit rien sur le moment. J'ai toutefois perçu un changement sur son visage, mais sans plus.

Dans les jours qui suivirent, j'appris qu'elle souffrait d'une hypertension très élevée. Je me rappelai de cet événement et pensai que sa haute pression avait sans doute quelque chose à voir avec ce que je lui avais dit.

Je lui téléphonai pour lui offrir d'aller lui chercher du poisson, comme j'avais l'habitude de le faire. Elle me répondit : « *Non merci, j'en veux pas de poisson et, pendant que je t'ai au bout du fil, je veux que tu saches que je ne veux plus jamais te revoir du reste de ma vie !* » Elle était dans une de ces colères, au maximum de sa résistance vis-à-vis de moi.

J'aurais pu lui dire : « *C'est très bien comme cela ! Bonjour !* », mais je savais à quel point j'aurais été perdante. Mon conjoint aimait énormément sa mère.

Je me centrai au niveau de mon cœur et lui dis : « *Belle-maman, croyez-vous qu'une telle décision va rendre votre fils, votre petit-fils et vous-même heureux ?* » Elle me répondit : « *Non, je le sais, c'est épouvantable, mais je ne peux te pardonner, tu m'as humiliée devant ces gens...* » Je repris : « *Belle-maman, je vous demande pardon, je n'ai pas voulu vous offenser, ce que je voulais dire c'est de ne pas vous en faire au sujet de votre petit-fils. Je ne voudrais pas que vous vous inquiétiez pour lui. Je reconnais que la façon dont je vous l'ai dit a pu vous blesser, mais soyez certaine que je n'ai jamais eu l'intention de vous humilier.* » Ces mots venaient de mon cœur et, à la fin de notre conversation, elle me dit bien vouloir accepter mes excuses.

Par la suite, je n'ai plus jamais dit à qui que ce soit : « *Ce n'est pas de tes affaires !* », même s'il s'agissait de mes participants. Même après avoir été séparée de son fils, j'ai toujours conservé, par la suite, une belle relation avec cette femme, que j'aimais beaucoup.

Cette expérience m'avait démontré la puissance de l'amour sur le pouvoir de la raison.

Comment agir avec une personne qui cherche à avoir du pouvoir sur nous?

Un proverbe hindou dit: ***« Quand le vent souffle, il est sage d'aller dans la même direction. »***

Une personne me demandait: « *Comment dois-je m'y prendre pour faire entendre raison à mon conjoint, qui s'y refuse?* »

Plus nous voulons faire entendre raison à une personne, plus nous exerçons une pression sur elle, plus celle-ci résiste. Dès que nous lâchons cette pression, l'autre se détend et s'ouvre plus facilement.

Supposons que l'autre veut te démontrer qu'il a raison et que tu lui dises: « *Oui, tu as raison. Bien sûr, c'est comme tu le dis* », mais que tu lui donnes raison seulement pour avoir la paix. Persistant alors dans ta résistance, tu exerces, sans le vouloir, une pression sur l'autre par ce double message, alimentant de plus belle la lutte de pouvoir entre vous deux.

Alors que si tu abandonnes toute résistance en lui disant: « *Écoute, tu as peut-être raison, je vais y réfléchir. Je ne l'avais pas vu comme cela, mais je veux bien regarder le problème sous un autre angle* », si tu es sincère, l'autre, automatiquement, mettra fin à sa pression et se remettra peut-être lui-même en question.

Si nous sommes la personne sur qui l'autre exerce de la pression, il s'agit pour nous d'abonder dans le même sens, en cessant de résister, pour que cesse son insistance.

Il s'agit donc de lâcher autant la pression que la résistance, d'un côté comme de l'autre.

Voici un exemple: Tu veux que ton conjoint te parle et tu lui dis: « *Dis-moi quelque chose...* » Il te répond: « *Qu'est-ce que tu veux que je te dise?* », puis il ne dit plus rien. Tu as exercé une pression. Si, à l'inverse, tu abandonnes tes attentes et que toi, tu lui parles, lui disant: « *J'aime ça quand on est ensemble* », il y a de bonnes chances qu'il te dise, à son tour : « *Moi aussi, j'aime ça être avec toi.* » Il est fort probable que ce soit tout ce que tu avais alors envie d'entendre.

Certaines personnes se disent : « *C'est toujours moi qui dois faire les premiers pas après une dispute* », ou encore : « *Dans les relations sexuelles, c'est toujours moi qui dois m'avancer, sinon je n'ai rien, et ça, j'en ai assez !* » Elles finissent souvent par se dire qu'elles ne feront plus les premiers pas ou qu'elles ne s'avanceront plus pour amorcer une relation sexuelle.

Voilà une façon de résister qui ne fait que des perdants. Mieux vaut négliger qui fait les premiers pas, l'important étant d'être gagnants tous les deux.

C'est très souvent en lâchant prise que l'on voit tourner le vent en sa faveur.

Comment agir avec une personne qui veut avoir du pouvoir sur nous par le contrôle ?

Le contrôle provient toujours de la peur, alors que la maîtrise est toujours issue de la confiance. La personne qui cherche à détenir le pouvoir par le contrôle est donc une personne qui a peur.

Par exemple, la personne méfiante est une personne qui a peur d'être trahie ou qu'on abuse d'elle. Dans la relation amoureuse, elle peut tenter d'avoir le contrôle sur l'autre, soit en le surprotégeant pour le rendre dépendant d'elle, ou en se montrant inquisitrice, vérifiant les allées et venues de son conjoint.

Une femme rencontrait une psychologue régulièrement. Avant chaque rencontre, elle préparait ce dont elle allait discuter au cours de son entretien. Elle suivit cette thérapie pendant des mois, avec le sentiment de tourner en rond et que sa psychologue était inapte à l'aider.

Cette femme avait une peur panique d'être confrontée à elle-même, craignant de découvrir un monstre terré au tréfonds de son cœur. Alors, pour se protéger, elle gardait le contrôle. Sa psychologue attendait une ouverture de sa part pour entreprendre une véritable thérapie.

Le contrôle est un mur de protection
que l'on érige autour de soi pour se protéger
de la souffrance mais, paradoxalement, c'est à l'intérieur
de ce mur que l'on est le plus prisonnier d'elle.

Face à une personne qui veut avoir le contrôle sur nous, la meilleure attitude à adopter est la non-résistance et l'encouragement, qui viseront à la rassurer. Cela ne veut pas dire de devenir une belle poire pour autant, mais de rassurer l'autre, tout en se respectant.

Prenons l'exemple suivant : Michel a trompé sa femme à deux reprises. Depuis, sa femme vit dans la hantise que cette situation se reproduise.

Il ne peut plus sortir seul avec ses amis. Lorsqu'il s'attarde, elle exige qu'il lui téléphone pour lui dire où il est. Michel se dit : « *C'est moi qui l'ai rendue ainsi ; si je n'avais pas fait ces gaffes, elle ne réagirait pas ainsi* ». Il supporte donc ce climat de contrôle en silence, bien que cela lui soit très pénible.

Michel a trois choix. Il peut résister à sa femme, défier son contrôle. Ce qui risque d'arriver dans ce cas-ci, c'est une plus forte pression, avec menace de séparation.

Si, au contraire, Michel entre dans son jeu de pouvoir, il risque d'étouffer tôt ou tard et de la tromper de nouveau, dans le but de faire éclater cette relation afin de pouvoir respirer.

Cependant, Michel aime sa femme et tient à sa relation de couple. En cherchant ce qui l'a amené à tromper sa femme, il réalise que cela s'est produit au début de leur relation, alors qu'ils n'avaient pas encore d'enfant. Il était dans une période d'ambivalence, ne sachant plus s'il avait envie de poursuivre cette relation ou de rompre. Ces expériences lui ont permis de prendre position.

Suite à cette prise de conscience, il peut en discuter avec sa femme, lui expliquant que son choix, c'est elle, que la situation actuelle de méfiance et de surveillance l'étouffe, et que c'est plus cette attitude qui pourrait l'amener à vouloir partir que le fait de voir de jolies femmes. Il aura, en ce faisant, rassuré sa femme, et il se sera respecté lui-même.

Le besoin de contrôle, ou la recherche du pouvoir sur l'autre, est activé par la tête, le mental.

Il y a un endroit où le pouvoir fond comme neige au soleil : c'est au niveau du cœur.

Si une personne cherche à avoir raison sur nous ou à nous contrôler, il s'agit de se centrer au niveau de son cœur et d'y demeurer.

Parler avec son cœur, reconnaître que l'on s'est trompé, révéler ses sentiments, ne plus chercher à gagner aux dépens de l'autre, voilà comment désamorcer les luttes de pouvoir et y gagner en qualité dans ses relations.[1]

1. Pour en connaître davantage sur les luttes de pouvoir, lire l'excellent livre de Jean-Jacques Crèvecœur, « De l'amour du pouvoir à la Puissance de l'Amour », Éditions Le Troisième Iris.

Sixième chapitre

Se libérer de la dépendance affective

« C'est ce que nous voulions tous quand nous étions enfants – être aimés et acceptés exactement tels que nous étions alors, non lorsque nous serions plus grands ou plus minces ou plus jolis... et nous le voulons encore... mais nous ne l'obtiendrons pas d'autrui tant que nous ne l'aurons pas obtenu de nous-mêmes. »

Louise L. Hay

La dépendance affective est un sujet très récent dans le vocabulaire contemporain, mais sa problématique est loin d'être récente.

Pour comprendre notre dépendance affective, il nous faut nécessairement remonter jusqu'à notre enfance.

John Bowlby, auteur de « *La séparation, angoisse et colère* », s'est intéressé aux nourrissons et aux jeunes enfants temporairement séparés de leur mère, placés dans des pouponnières avec d'autres bébés. Ses observations lui ont permis de déceler, chez tous ces bébés, un processus de séparation en trois phases, soit : l'anxiété, le désespoir et, finalement, le détachement.

Les bébés séparés de leur mère manifestaient un degré élevé d'anxiété, en protestant par leurs pleurs et en criant leur angoisse. Si une autre personne que leur mère tentait de leur apporter un réconfort, ils demeuraient inconsolables. Ils avaient parfois des mouvements de colère violente qui s'adressaient à leur mère. Si elle ne revenait pas, ils se résignaient et traversaient une période de dépression, pendant laquelle ils devenaient apathiques et repliés sur eux-mêmes, se montrant indifférents aux efforts déployés par le personnel pour leur témoigner de l'affection. Cependant, quand cette phase se prolongeait, les bébés sortaient de leur dépression et créaient de nouveaux liens affectifs.

Si la mère revenait, le bébé entrait dans la troisième phase, celle du détachement. Le bébé se montrait froid envers celle-ci, refusait de l'approcher et ne s'intéressait pas à elle. Avec le temps, ce détachement aussi prenait fin et le bébé se rapprochait à nouveau de sa mère. Si elle s'éloignait, il cherchait à la retenir et montrait de nouveaux signes d'anxiété, ce que John Bowlby définissait comme étant un « ***attachement anxieux*** ».

Ce processus en trois étapes (**anxiété**, **désespoir** et **détachement**) est très semblable à celui de la dépendance affective.

Les dépendants affectifs, qu'ils en soient conscients ou non, vivent continuellement dans l'angoisse d'être de nouveau abandonnés, trahis ou laissés pour compte. C'est pourquoi, lorsqu'ils s'attachent à quelqu'un, l'anxiété les gagne et les conduits à craindre constamment de perdre la personne qu'ils aiment.

Tout éloignement les replonge dans la séparation qui les a faits souffrir par le passé. Ils s'en trouvent bouleversés, comme s'il s'agissait d'une rupture définitive. Certains réagissent par l'amertume, les pleurs, la perte d'appétit ou l'agressivité. Ils se montrent parfois jaloux, possessifs ou accaparants avec la personne qui représente leur source d'affection. Ils sont le plus souvent à l'affût des réactions de celle-ci, craignant continuellement de lui déplaire, de la fâcher ou de la décevoir. Ils peuvent vouloir être indispensables à cette personne, cherchant à deviner ses moindres désirs pour les combler. Subtilement, le dépendant affectif tente de rendre la personne qu'il aime dépendante de lui pour s'assurer qu'elle ne le quittera pas. C'est ainsi qu'il peut se charger de tous les frais du ménage, la couvrir de cadeaux, l'encourager à laisser son emploi, assumer ses responsabilités à sa place.

Il peut la valoriser à l'excès pour qu'elle sente qu'elle a une si grande valeur à ses yeux. Très souvent, il peut l'amener à son idée pour qu'elle doute de ses propres opinions et qu'elle en arrive à s'en remettre complètement à lui. Il peut aussi, pour ce faire, parler à sa place, décider pour elle, lui faire continuellement des suggestions ou des propositions. Il peut chercher à vouloir l'aider à la moindre occasion, de sorte qu'elle puisse croire qu'elle ne pourrait s'en tirer sans lui.

Le dépendant affectif vit le plus souvent dans la méfiance, cherchant continuellement à se protéger. Il est très affecté par les humeurs changeantes ou l'indécision de la personne qu'il aime concernant leur relation amoureuse. Si cette personne se ferme à lui ou veut mettre une distance entre eux, il peut aussi bien réagir par la colère, l'agressivité provocatrice, pour briser le mur du silence, ou pleurer pour lui montrer la souffrance qu'elle lui cause. Et si cette personne veut mettre fin à sa relation avec lui, alors il supplie, promet de changer, déploie maintes stratégies pour la ramener vers lui. Il peut lui écrire exactement les mots qui vont la toucher, lui offrir des fleurs, lui accorder tout ce qu'elle souhaite. Il y mettra toute son énergie jusqu'à ce qu'il sente qu'il l'a récupérée. Mais ses anciens modes de réaction, qui sont, en définitive, ses mécanismes de survie, reprendront le dessus dès que la menace sera passée.

Si, à bout de patience, l'autre en a assez et décide de rompre, le dépendant affectif peut alors jouer le grand jeu de la victime misant sur la pitié. Il peut s'accabler de tous les torts pour que l'autre le disculpe. Et si, malgré cela, l'autre ne se laisse pas atteindre et décide de partir, il peut menacer de se suicider.

Si, après toutes ces manœuvres pour tenter de retenir la personne aimée, celle-ci met un terme définitif à la relation, le dépendant affectif peut sombrer dans une profonde dépression, n'ayant plus envie de vivre. C'est la phase de désespoir, dont parle Bowlby.

À ce stade, beaucoup de dépendants affectifs font des tentatives de suicide, certains atteignant leur but. D'autres, cependant, se raccrochent à une raison de vivre, comme, par exemple, leurs enfants, leur travail ou le bénévolat, qui leur fait dire ou penser : « *Si les autres ont besoin de moi, je peux vivre.* »

Avec le temps, le dépendant affectif se crée de nouveaux liens, davantage pour ne pas souffrir de solitude, mais, la plupart du temps, son cœur est fermé pour se protéger de souffrir à nouveau. C'est la troisième phase du processus nommé par Bowlby : le détachement.

Il arrive qu'il se retrouve avec un dépendant affectif comme lui, qui l'accapare par son désir de vouloir le conquérir. Il réalise alors que les rôles sont inversés. C'est maintenant lui qui subit ce qu'il avait fait subir à la personne qu'il aimait et c'est à son tour, malgré lui, de faire souffrir celle qui s'est attachée démesurément à lui.

Lorsque sa douleur sera suffisamment cicatrisée, il ouvrira de nouveau son cœur pour revivre, une fois de plus, le genre d'attachement qui ravivera ses anciennes angoisses, faisant ressurgir tous ces vieux mécanismes qui le conduiront encore à l'abandon et à la solitude, et ce, jusqu'à ce qu'il puisse s'affranchir de sa dépendance affective.

Qu'est-ce que la dépendance affective?

Plusieurs auteurs s'entendent pour dire que la dépendance affective est une atteinte dans le domaine psychologique et comportemental d'un individu, qui se développe à la suite d'une exposition prolongée à un ensemble de règles agressives et à leur application répétée.

« C'est cela la codépendance, un symptôme de l'enfant intérieur blessé indiquant que, durant son jeune âge, les besoins de la personne concernée sont demeurés inassouvis et que par conséquent, il lui est impossible de savoir qui il est. » John Bradshaw (« *Retrouver l'enfant en soi* »)

« De tout temps des hommes ont présenté le comportement que nous appelons maintenant « codépendance ». Ils se sont rendus malades d'inquiétude pour les autres. Ils ont essayé de les aider en faisant exactement le contraire de ce qu'il fallait. Ils ont dit oui alors qu'ils voulaient dire non. Ils se sont efforcés d'amener les autres à leurs vues. Ils se sont donné un mal fou pour ne pas blesser les autres et, ce faisant, se sont blessés eux-mêmes. Ils ont craint de se fier à leurs sentiments. Ils ont cru aux mensonges qu'on leur disait, et par la suite se sont sentis trahis. Ils ont cherché à se venger et à punir les autres. Ils ont ressenti une telle rage que cela leur a donné envie de tuer. Ils se sont battus pour défendre leurs droits quand d'autres prétendaient qu'ils n'en avaient aucun. Ils ont vécu dans la toile grossière parce qu'ils ne pensaient pas mériter la soie. » Melody Beattie (extrait de « *Vaincre la codépendance* »)

Quant à moi, je définirais la dépendance affective comme étant une immaturité psychologique dans le domaine affectif qui conduit la personne qui en souffre à un besoin excessif d'être aimée et approuvée par celui ou ceux qu'elle aime et ce, quel qu'en soit le prix à payer.

Le besoin d'être aimé, c'est également le droit d'exister.

Es-tu un dépendant affectif ?

	OUI	NON
1. Es-tu issu d'un milieu familial perturbé, c'est-à-dire là où il y avait :	___	___
– de la violence (physique ou psychologique) ;	___	___
– des crises (de nerfs, de larmes, de colère) ;	___	___
– des accusations, de la culpabilisation ;	___	___
– du rejet, de l'indifférence, etc.	___	___
2. As-tu peur d'être rejeté, abandonné, ou encore que la personne que tu aimes prenne tout ce qu'elle veut de toi pour ensuite t'éloigner d'elle, lorsqu'elle n'aura plus besoin de toi ?	___	___
3. As-tu tendance à en faire trop pour la personne que tu aimes, allant parfois jusqu'à tenter de deviner ce qu'elle désire pour mieux y répondre ou à t'oublier pour elle ?	___	___
4. Cherches-tu à être indispensable à la personne que tu aimes ? Il peut s'agir autant de ton conjoint, de ton enfant, de ton ami que d'un confident.	___	___
5. As-tu un besoin démesuré d'être apprécié, valorisé ou encouragé ?	___	___
6. Cherches-tu à plaire à tout le monde, à être gentil ? As-tu peur de déplaire aux autres ?	___	___
7. As-tu peur de te retrouver seul ?	___	___
8. As-tu tendance à accaparer ou à t'accrocher à celui ou celle que tu aimes ?	___	___
9. Es-tu du genre rebelle lorsque tu te sens blessé ?	___	___
10. Te reproches-tu souvent ce que tu crois être, tes défauts ou tes limites ?	___	___
11. Ressens-tu un profond vide dans ta vie ?	___	___

	OUI	NON
12. T'arrive-t-il de te sentir seul parmi la foule ?	___	___
13. Éprouves-tu un sentiment de honte :	___	___
– Si tu t'emportes contre une personne ?	___	___
– Si tu te mets à pleurer ?	___	___
– Si tu as peur ?	___	___
14. As-tu déjà vécu ou vis-tu actuellement avec une personne ayant un problème de dépendance ?	___	___
15. Cherches-tu à éviter les conflits autant que possible ?	___	___
16. As-tu déjà pensé à te suicider suite à une rupture amoureuse, ou suite à un engagement relationnel dans lequel tu t'étais beaucoup investi et que tu considérais comme un échec ?	___	___
17. Éprouves-tu un besoin excessif de toucher les autres ou d'être serré dans les bras de quelqu'un ?	___	___
18. Es-tu porté à te culpabiliser de tout ce qui arrive dans ta relation de couple ?	___	___
19. Crois-tu qu'il faudrait que tu sois parfait pour que celui que tu aimes t'apprécie vraiment ?	___	___
20. T'arrive-t-il d'être obsédé par la personne que tu aimes, c'est-à-dire d'y penser sans arrêt ou d'en parler continuellement ?	___	___
21. As-tu tendance à protéger ou à assumer un rôle de sauveteur face à celui ou celle que tu aimes ? Par exemple : il s'est endetté et tu l'aides à régler ses dettes ou encore il a fait une dépense importante et tu le soustrais à ses obligations de payer ses frais de subsistance. Peut-être est-ce toi qui le loges, l'habilles, lui donnes de l'argent, cherches des solutions à ses difficultés ?	___	___
22. Cherches-tu à défendre celui ou ceux que tu aimes ? Par exemple, si l'on dit du mal de la personne que tu aimes, réagiras-tu plus fortement que s'il s'agissait de toi ?	___	___

	OUI	NON
23. As-tu tendance à te sous-estimer ? Peut-être as-tu une piètre image de toi-même ?	___	___
24. As-tu tendance à passer trop facilement l'éponge sur des attitudes ou des comportements qui te blessent, de la part de celui ou celle que tu aimes ?	___	___
25. As-tu tendance à t'en remettre aux autres (amoureux, mère, thérapeute, etc.) pour savoir quelle décision tu devrais prendre ?	___	___
26. Dans tes relations affectives, jusqu'à présent, t'es-tu le plus souvent retrouvé avec des personnes ayant des problèmes et que tu as voulu aider ?	___	___
27. T'arrive-t-il de penser que tu ne sais pas qui tu es et ce que tu veux vraiment ?	___	___

Si tu as répondu oui à plusieurs de ces questions, il est fort probable que tu puisses souffrir de dépendance affective.

Qu'est-ce qui a pu nous conduire à la dépendance affective ?

Ce sont nécessairement les carences affectives, les sentiments de rejet, d'abandon, le désintérêt des êtres de qui nous dépendions, qui ont marqué notre enfance. Lorsqu'un besoin est comblé, le sevrage suit son cours normalement. Mais lorsque le besoin n'a pas été comblé, il ne peut y avoir de sevrage et le besoin demeure. Tout enfant, comme nous l'avons vu, est dépendant de ses parents. Le rôle de ces derniers est d'aider l'enfant à acquérir son autonomie sur tous les plans, tant physique, matériel, affectif que relationnel. Pour y arriver, l'enfant a besoin d'être ***materné***, ***accueilli***, ***protégé***, ***reconnu*** et ***guidé***.

Materner

Cela suppose de donner à l'enfant les soins, l'affection et la tendresse nécessaires à son épanouissement.

Accueillir

- c'est assurer à l'enfant une écoute attentive afin de lui permettre de partager avec nous ses inquiétudes, ses chagrins, ses difficultés.

Si l'enfant dit à sa mère : « *Maman, je ne veux plus aller à l'école* » et qu'elle lui fait une leçon sur la nécessité d'y aller, elle ne l'a pas accueilli, ni n'a entendu la souffrance que son enfant tentait de lui révéler.

Si, au contraire, elle lui dit : « *Dis-moi, pourquoi tu ne veux plus aller à l'école ? Qu'est-ce que tu n'aimes pas à l'école ? Qu'est-ce qui te rend malheureux ?* », et qu'elle écoute sa réponse sans intervenir, alors l'enfant se sentira écouté et accueilli.

- c'est s'intéresser aux projets, aux rêves, aux réussites de son enfant.
- C'est lui donner le droit de vivre des déceptions, des frustrations ou de la colère, sans le condamner ou lui retirer notre affection.
- C'est lui permettre de vivre ses expériences, de faire des erreurs pour qu'il puisse apprendre et se dépasser.

Protéger

C'est créer un climat de confiance et de sécurité propice à l'enfant, c'est lui apporter un support quand il en a besoin. Si, au contraire, le parent lui fait vivre de la violence physique ou verbale ou qu'il permette aux grands d'abuser du petit, soit parce qu'il n'intervient pas, qu'il en rejette la responsabilité sur le petit, ou encore s'il agit comme s'il ne savait pas ce qui se passe, ce milieu peut être extrêmement insécurisant pour l'enfant.

Reconnaître

C'est aimer son enfant pour ce qu'il est, avec ses forces, ses faiblesses et ses limites. C'est le féliciter dans ses réussites, l'encourager dans ses difficultés, l'aider à s'accepter dans ses limites afin qu'il ne se dévalorise pas.

L'enfant, continuellement comparé défavorablement aux autres, ne se sent pas reconnu, tout comme celui qui, présentant son carnet de notes, se fait dire qu'il aurait pu faire mieux.

Un enfant qui n'a pas été reconnu a beaucoup de difficulté à croire en lui-même. Même quand les autres lui disent qu'il est formidable, lui, il en doute.

Guider

C'est aider l'enfant à se respecter, à respecter les autres et son environnement, en lui donnant des règles de conduite, en lui fixant certaines limites.

> « *Une bonne discipline est constituée d'un ensemble de leçons sur la manière dont nous pouvons vivre notre vie plus harmonieusement; elle sous-tend des règles qui permettent à la personne d'être ce qu'elle est.* » Scott Peck

Un enfant ayant grandi dans un cadre très sévère, exigeant et limitatif, aura beaucoup de difficulté, en grandissant, à exprimer ses besoins ou à demander quoi que ce soit. Il pourra devenir perfectionniste, obéissant à l'extrême, ultradiscipliné, cherchant à plaire à tout le monde, en s'oubliant, pour répondre aux attentes de son entourage.

C'est très souvent le genre de personne rigide, obsessionnelle, contrôlée, raisonnable, vivant très souvent dans un processus de privation, ne pouvant croire qu'elle peut recevoir beaucoup. Dès qu'elle a le sentiment d'avoir beaucoup à un endroit, elle se prive ailleurs.

Si, en plus, cette personne provient d'un milieu rigide, où elle a subi de la violence physique ou psychologique, elle peut avoir tendance à se replier complètement sur elle-même pour se protéger. Elle développe parfois une attitude de méfiance vis-à-vis des autres. Enfant, si cette personne avait osé répliquer à ce qu'on lui imposait, elle risquait d'être confrontée à une plus grande violence, ce qui l'a amenée à refouler complètement ses émotions. Elle passe très souvent pour la personne la plus gentille qui soit, mais sa peine et sa colère sont réprimées et même niées.

Une mauvaise haleine peut la trahir, ou des infections à répétition. De plus, ce sont les personnes les plus sujettes à de violents maux de tête et aux migraines. Ces personnes peuvent se retrouver avec leur opposé, c'est-à-dire à une personne qui a grandi dans un milieu très permissif, sans structure et sans encadrement, en raison de l'absence ou de la faiblesse de caractère de son ou ses éducateurs.

Le parent qui donne tout à son enfant pour avoir la paix, ou pour acheter son amour, n'agit pas en éducateur. Il en résulte qu'en grandissant, ces personnes sont souvent rebelles, butées, impulsives, ayant tendance à être irraisonnables, à perdre leur temps, à être à la dernière minute, à remettre tout au lendemain, à être indisciplinées et à ne pas tenir compte de leur entourage. Ce sont leurs besoins et leurs désirs qui priment, les autres passent après. Elles demandent sans cesse et ne peuvent accepter un refus, auquel cas, elles peuvent aller jusqu'à exaspérer l'autre par leur harcèlement pour obtenir ce qu'elles désirent.

L'exaspéré, pour avoir la paix, finit par donner à ce genre de personne ce qu'elle désire, mais, pour ne plus se laisser engloutir, se ferme graduellement, s'éloigne ou élève un mur de silence pour se protéger. Cela fait revivre à l'exaspérant un terrible sentiment de solitude et d'abandon, qu'il a vécu par le passé. Il en souffre tellement qu'il fait tout pour briser ce mur ou pour faire cesser cette fermeture ou cet éloignement.

Pour ce faire, il utilisera autant les reproches, le blâme, que la colère. Il cherchera à atteindre la sensibilité de l'autre en se servant des confidences que ce dernier lui a faites, pour lui faire mal, et ce, dans le but de démolir ce mur entre eux, qui lui fait trop mal.

Quand un parent donne tout à un enfant pour avoir la paix, c'est une forme d'indifférence qui peut traduire : « *Tiens, voilà ce que tu veux. Maintenant, laisse-moi tranquille !* »

Le harcèlement exprime le plus souvent un besoin d'attention. Cet enfant grandira avec un sentiment de honte face à ces mécanismes qu'il a adoptés pour survivre. Il peut avoir honte de se mettre en colère, lorsqu'on lui fait remarquer qu'il y en a d'autres que lui sur la terre, lorsqu'il s'emporte contre une autre personne. Au sentiment de honte, s'ajoute la peur d'être abandonné, d'être confronté à l'indifférence ou rejeté à cause de son comportement égocentrique.

Dans une même famille, on a très bien pu être très autoritaire avec l'aîné et très permissif avec le cadet. Cela explique sans doute pourquoi il est fréquent qu'un premier de famille, ou celui qui assume le rôle d'aîné, soit raisonnable et le dernier, irraisonnable.

Guider l'enfant suppose la recherche d'un juste milieu, c'est-à-dire proposer à l'enfant une discipline où il y a place aux compromis, sans pour cela enfreindre les limites du respect des autres et de son environnement.

Donner une bonne éducation à son enfant,
c'est augmenter ses chances d'être heureux.

Si, au lieu d'offrir à l'enfant affection, accueil, sécurité, encouragement et soutien, on s'est contenté de le loger, de le vêtir et de le nourrir, si l'on ne s'intéresse pas à ce qu'il fait, à ce qu'il vit, à ce dont il a besoin sur le plan affectif ; si cet enfant doit faire face seul à ses chagrins, à ses peurs et à ses angoisses, qu'il ne peut compter sur personne de solide pour le guider mais qu'il doit continuellement chercher à survivre par ses propres moyens, cet enfant portera en lui une profonde carence affective.

Une fois adulte, extérieurement, il semblera fonctionner tout à fait normalement. Il pourra même très bien réussir sur le plan professionnel mais, à l'intérieur de lui, subsistera cet enfant carencé qui cherchera constamment à être materné, accueilli, protégé, approuvé ou pris en charge. Pour y parvenir, il sera prêt à tout sacrifier, au prix de son bien-être, de sa liberté et du respect de lui-même. C'est ainsi qu'il pourra être prêt à tout donner à la personne dont il souhaite être aimé, allant jusqu'à se soumettre pour répondre à tous ses désirs. Dans cette attitude, il finira par se sentir perdant, utilisé, apprécié seulement pour ce qu'il donne et non pour ce qu'il est.

Il pourra alors s'isoler, se couper de ses sentiments pour ne plus ressentir son besoin d'aimer et la souffrance de son manque affectif.

Voici un très beau témoignage d'une personne souffrant de dépendance affective :

« Étant donné ma carence d'amour depuis que je suis toute petite et reconnaissant mon intense fragilité, la délicatesse de mon esprit, le raffinement de mes émotions et toute cette tendresse intérieure, je désire maintenant goûter cet amour vrai, touchant et merveilleusement beau, qui sera délicatement ajouté comme une magnifique dentelle à la profonde douceur de mon âme.

Pour moi, être aimée à nouveau, serait avoir ce conjoint sur qui je puisse compter en tout temps, quelqu'un qui me cajole tout en me redonnant confiance en moi-même. Quelqu'un avec qui je pourrais surmonter ma vieille peur d'être abandonnée, en relation avec la mort de maman, alors que j'ai dû me battre comme une adulte, à treize ans et demi, avec huit frères et sœurs à ma charge ; et toutes ces peurs de petite fille, face à l'alcoolisme de papa : lorsque ce dernier partait déjà ivre et rentrait durant la nuit avec d'autres hommes, aussi soûls que lui, qui tombaient partout et qui faisaient tellement de bruit que tous les enfants se réveillaient... Ces derniers pleuraient et je devais les faire taire rapidement, sinon on m'injuriait et on se montrait agressif envers moi. J'ai rarement vécu dans le calme ou dormi en sécurité lorsque mon père s'enivrait.

Dans mon cœur de petite fille, à cette époque, je priais et j'avais tellement peur de tout. Je trouvais bien privilégiées les personnes qui n'avaient pas à vivre avec ce problème d'alcool. Je crois que j'ai appris à jalouser les autres à ce moment-là... Être aimée, pour moi, serait aussi ce quelqu'un qui me redonne la sécurité et qui m'aide à surmonter ces peurs face au manque d'argent, pour les paiements et le nécessaire de tous les jours. Lorsque j'étais petite, j'essayais de me débrouiller avec ces responsabilités et je mettais tout sur mes épaules d'enfant, j'endossais tout... Maintenant, par périodes, je vis encore cette grande insécurité financière.

Ce quelqu'un me prend dans ses bras et me fait vibrer, il me fait me sentir en sécurité. Il m'écoute, il prend du temps pour moi, comme j'en prends pour lui... Il me console, essuie mes larmes, il me redonne une sécurité affective et financière... Ce quelqu'un me comble comme je ne l'ai jamais été à tous points de vue. Il m'appelle sa grande et, malgré mes défauts, il perçoit mes qualités intérieures. Ce conjoint est fier de moi en tout temps.

Ce conjoint, je l'ai déjà eu, du moins au début de notre relation ! Car, par la suite, le problème d'alcool est apparu et s'est insidieusement infiltré dans notre couple. Cet homme, je l'ai tant aimé et je l'aime encore, je l'ai vu descendre aux enfers, j'ai été son ange, je l'ai tellement aidé, du mieux que j'ai pu, avec tout mon amour sincère, que je ne me suis gardé aucune réserve... Je lui ai donné mon cœur et toutes mes énergies ! J'ai tellement prié afin qu'il sorte de cette brume et qu'il redevienne le gars extraordinaire que j'ai connu.

Même si j'étais la seule à croire en sa guérison, j'y ai cru et j'en étais convaincue, car Dieu était avec moi... Et dans la tendresse que cet amour incarnait, malgré les profondeurs de la difficulté et du désespoir, j'ai continué le voyage avec cet homme dont le cœur était si souffrant... Je souhaitais tant revivre cette belle complicité de notre amour dans la sobriété... Puis, au plus profond de son abîme, il accepta d'entreprendre une thérapie qui le fit renaître à nouveau, lui redonnant espoir... J'en étais tellement heureuse, je ne cessais de remercier Dieu pour ce que je considérais un miracle. Mais, malheureusement pour moi, ce miracle au lieu de nous rapprocher, éloigna cet homme de moi. Il me demanda de respecter les distances qu'il mettait entre nous. Nous continuâmes à nous voir. J'espérais tant qu'il me revienne.

Au moment où je m'y attendais le moins, il m'annonça qu'il avait une autre femme dans sa vie. J'ai cru devenir folle, je ne pouvais plus me ressaisir, j'étais incapable de travailler. Mon cœur était écorché vif. Je me sentais paralysée, comme si une partie de moi avait cessé de vivre.

Je me suis sentie abandonnée, rejetée comme un vieux déchet... Je me sentais totalement vidée de mes énergies, je ne comprenais plus rien... Je me sentais glisser vers un vide énorme et je n'avais plus qu'une envie, celle de mourir.

J'ai demandé l'aide de Dieu, le suppliant de venir à mon secours, de m'aider à comprendre, pourquoi après avoir tant aimé, tant aidé cet homme dans les phases les plus dégradantes et les plus humiliantes de sa maladie, je me retrouve seule, abandonnée, rejetée pour une autre, qui va profiter du meilleur que j'ai contribué à construire et que j'ai tant désiré. Je croyais sincèrement pouvoir revivre cette complicité amoureuse avec cet homme dans la sérénité et la sobriété. C'est trop injuste, mon Dieu !

J'aurais tellement aimé que cet homme réapprenne à m'aimer et à me respecter à nouveau et qu'il me considère comme sa grande dame du début. Mais c'est son choix, je le respecte. Même si je crois que tout est possible à Dieu, je sais aussi que s'il est pour moi sur le plan divin, il me reviendra grandi ; s'il n'est plus pour moi, j'accepte la volonté divine, je lâche prise sachant que Dieu, mon Père céleste, me comblera à nouveau d'un conjoint merveilleux et extraordinaire... Pour moi, être aimée à nouveau serait tellement merveilleux, super, me redonnerait des ailes, m'aiderait à revivre, me redonnerait le sourire, me rendrait plus autonome, moins dépendante, plus libre avec un cœur plus léger, je me sentirais plus en sécurité et tellement bien ; j'ai tellement besoin d'être aimée par quelqu'un de spécial, que je mérite et qui me mérite... Et j'ai aussi tellement d'amour à donner... »

On recherche très souvent dans une relation amoureuse ce que l'on n'a pas eu et que l'on aurait tant aimé recevoir.

Cette personne aurait tellement voulu avoir des parents attentifs, qui lui auraient procuré de l'amour, de la sécurité, qui auraient été fiers d'elle, avec lesquels elle aurait partagé une belle complicité.

N'ayant pu vivre cette relation de complicité, elle l'a idéalisée. C'est ce qu'elle recherche avec un compagnon, cette relation idéale dans laquelle cet homme pourrait lui offrir la tendresse, la douceur, l'accueil et le soutien d'une maman, l'encouragement et la protection d'un papa.

Cette recherche de la relation parfaite n'est pas réaliste. Car tout être humain ne peut être continuellement compréhensif, gentil et amoureux. Sans compter qu'il est parfois sous l'emprise de ses émotions.

Tenter d'être, de manière continue, le gentil conjoint est complètement inhumain, ce qui amène tôt ou tard ce gentil à fuir dans ses activités, en se fermant ou en s'éloignant pour ne pas laisser voir les frustrations et la colère contenues sous cette image de gentillesse.

D'autres oscillent entre la retenue, où ils font tout pour plaire à l'autre, et l'explosion, quand ils ne peuvent plus continuer de jouer ce rôle. De plus, cette personne qui m'offrit ce touchant témoignage se croyait remplie de défauts et, par conséquent, indigne d'être aimée, ce qui explique qu'elle est attirée par des hommes à problèmes. Elle se fait croire qu'en y mettant tout son cœur, elle arrivera à aider cette personne, et qu'ainsi ils pourront bâtir la relation idéale.

Tant qu'elle croit que la solution à sa détresse réside dans le fait d'être aimée d'un homme, qui comblera toutes ses lacunes, elle demeure prisonnière d'une illusion. Au fond, c'est la petite fille en elle qui croit aux contes de fées et attend le Prince Charmant.

Son imaginaire, ayant ses racines dans les histoires qu'elle a lues ou entendues enfant, lui fait croire que si elle embrasse un crapaud, il se transformera en prince. Le problème, c'est que ce qu'elle prend pour un prince se transforme vite en crapaud...

L'illusion conduit toujours à la déception.

La seule façon d'obtenir ce qu'elle désire consistera à se l'apporter d'abord à elle-même.

La vie d'Éliane allait d'espoir en déception

Mariée à Jean-René, dont elle a deux fils, sa relation avec lui battait de l'aile. Souhaitant retrouver son autonomie financière, elle se mit à la recherche d'un emploi. On lui offrit un poste de secrétaire de direction. Elle devint amoureuse de son patron. Au début, leur relation était passionnée. Tout était prétexte à se retrouver dans l'intimité.

Cependant, son patron, étant marié, commença à ressentir de la culpabilité vis-à-vis de sa femme. Il se rendait compte que cette idylle avait des répercussions plutôt néfastes dans sa vie de couple. Il demanda à Éliane une période de réflexion. C'est alors que commença pour elle une longue période d'attente. Elle attendait ses appels téléphoniques et ne vivait plus que pour le moment de le revoir. Entre-temps, elle tentait de s'occuper du mieux qu'elle pouvait, mais plus rien n'avait d'intérêt en dehors de ces instants où elle pouvait le voir.

Chaque fois qu'il lui disait souhaiter mettre un terme à cette relation, pour pouvoir se réinvestir dans son couple, elle s'organisait pour entrer au bureau parée de ses plus beaux atours, afin de le reconquérir. Il se laissait prendre à son jeu de séduction. Elle obtenait quelques heures d'intimité avec lui et l'attente recommençait, avec son lot de déceptions. Cette situation ne pouvait que la ramener dans ce qu'elle avait vécu petite fille, lorsqu'elle attendait son père, le dimanche après-midi. Parfois il ne venait pas, sans même se décommander. Elle avait cru, dans sa petite tête d'enfant, que si elle était jolie et très sage, il reviendrait toujours la chercher. Le drame, c'est qu'en dehors de ces moments, elle ne savait pas comment exister pour elle-même.

C'est ce qu'elle revivait dans cette relation avec son patron : l'espoir, l'attente et les déceptions.

La dépendance affective,
c'est remettre le pouvoir de son bonheur
entre les mains de quelqu'un d'autre.

Normand s'était fait la promesse de faire tout ce qu'il pouvait pour rendre sa femme heureuse

Normand avait fait une dépression nerveuse après sa séparation. La seule responsabilité qu'il s'octroyait dans l'échec de son mariage était d'avoir épousé une femme atteinte d'un désordre de personnalité de niveau intermédiaire.

Il met sa dépression sur le compte d'un profond sentiment d'avoir été utilisé, trompé et trahi.

Leur relation avait, selon Normand, commencé sur une base de mensonge et de manipulation. Elle lui fit croire qu'elle était enceinte pour l'amener à s'engager avec elle. Une fois marié, il fit tout pour lui plaire, mettant de côté tout ce qui avait de l'intérêt pour lui afin de mieux répondre à ses attentes. Il chercha à la protéger, car il réalisait bien que sa femme avait des problèmes. Avec le temps, il se rendit compte qu'elle se servait de ses problèmes pour mieux le manipuler. Dès lors, il commença à lui accorder moins d'attention. C'est là que les crises débutèrent. Elle s'enivrait, tentait de séduire les autres hommes. Elle faisait tout ce qu'elle pouvait pour l'inquiéter ou le rendre jaloux. Après six années de vie commune, il en eut assez. Graduellement, il se ferma de plus en plus à elle. Plus il se fermait, plus elle lui en faisait voir de toutes les couleurs. Exaspéré, il la quitta. Même séparé, il se préoccupait encore de ce qui lui arrivait.

Normand n'avait jamais vu sa propre dépendance affective. De plus, il n'avait pas compris que ce que les médecins avaient diagnostiqué comme un désordre de personnalité était en fait l'expression d'une profonde carence affective que portait sa femme. Pour tenter de combler son énorme vide affectif, elle utilisait la manipulation, tentait de l'inquiéter, de le rendre jaloux pour vérifier s'il l'aimait.

Lorsqu'il refusait de répondre à ses jeux de manipulation ou qu'il se fermait, elle lui faisait des crises, des reproches, tout pour qu'il s'occupe d'elle à nouveau.

Il était aussi dépendant affectif qu'elle, mais sa façon de vouloir recevoir de l'amour consistait à s'oublier, à surprotéger, à excuser l'autre et à lui permettre de lui manquer de respect. Il était ainsi confirmé dans son rôle de gentil mari, croyant que ses difficultés de couple étaient dues au désordre psychologique de sa femme.

Normand avait eu un père alcoolique qui était dur envers sa mère. Il aurait tant voulu aider son père pour que la famille vive en harmonie. C'est ce qu'il revivait dans son ménage. Il croyait qu'en aidant sa femme l'harmonie régnerait dans sa petite famille. De plus, il s'était fait la promesse de tout faire pour rendre sa femme heureuse. C'était en quelque sorte un désir de ne pas ressembler à son père qu'il avait jugé.

Voici l'histoire de ma propre dépendance affective

Cette histoire débuta bien avant mon arrivée en ce monde, puisque mes grands-parents paternels et maternels étaient eux-mêmes des dépendants affectifs. Ma grand-mère paternelle faisait des scènes et des crises lorsque son besoin d'affection n'était pas entendu, alors que ma grand-mère maternelle se consolait avec ses enfants et, plus particulièrement, avec ses fils. Quant à mes grands-pères, tous les deux fuyaient leur femme, l'un dans ses affaires, l'autre dans sa surdité et son intérêt pour les autres femmes.

Naquirent d'eux des enfants qui devinrent aussi des dépendants affectifs, dont mes parents.

Mon père noyait ses carences affectives dans l'alcool et avec ses maîtresses. Ma mère se consolait avec l'amour de ses enfants.

Quelques mois avant ma naissance, éclata un conflit des plus violents, forçant ma mère à s'enfuir de son foyer, en pleine nuit. Ma mère avait dû renoncer à ses enfants, en fuyant le foyer conjugal. Elle les reprit toutefois, quelques mois après ma naissance, pendant un certain temps, mais elle dut, déchirée, s'en séparer de nouveau, ne pouvant plus les nourrir.

Comme j'étais la plus jeune, elle me garda auprès d'elle. C'est donc avec moi qu'elle épancha sa douleur et qu'elle trouva sa consolation. Dans cette période difficile de sa vie, j'étais tout pour elle. Elle me traitait comme une petite princesse. Quand nous sortions ensemble, elle faisait en sorte que je sois très jolie. Elle m'habillait de beaux vêtements, qu'elle me confectionnait, bouclait mes cheveux agrémentés de rubans. Elle était très fière de moi.

Dans mon inconscient, cette équation s'enregistra : « ***On m'aime lorsque je suis jolie et que l'on est fier de moi.*** » Toute ma vie, j'ai voulu être jolie, bien mise, afin de procurer un sentiment de fierté aux hommes que je fréquentais, puisque c'est ainsi que j'avais appris à être aimée.

Cette relation idyllique se transforma, au cours de ma cinquième année, puisque ma mère trouva une nouvelle source d'affection dans les bras d'un amant. Dès lors, son intérêt pour moi diminua. Lorsque j'eus six ans, mon père décéda dans un accident de voiture. À la même époque, ma grand-mère qui me gardait, avait déjà la charge d'un enfant de mon âge, et ne pouvait plus supporter les chamailles de deux jeunes enfants. Ma mère ne voyait pas d'autre solution que de me placer au pensionnat. Étant maintenant veuve, elle pouvait bénéficier d'un programme d'aide aux mères nécessiteuses, qui lui offrait gratuitement la prise en charge de ses enfants dans un pensionnat. C'est là que j'entrepris ma première année de scolarité. On m'amena dans ce couvent sombre, bien astiqué, d'où s'échappait des cuisines l'odeur de la nourriture préparée en quantité.

On monta ma grosse malle d'aluminium bleu foncé. Je ne comprenais pas encore ce qui m'arrivait. On m'assigna un lit dans ce grand dortoir qui m'impressionnait. On me retira ma poupée, que je tenais contre mon cœur pour me rassurer. Elle alla retrouver les vêtements d'hiver dans la grande malle. On m'informa rapidement que je devrais me plier à la discipline sans désobéir.

Ma mère partit. J'aurais voulu la retenir mais les mots « *Maman ! Maman !* » restèrent dans ma gorge. Seuls mes grands yeux bruns, d'où perlèrent des larmes, la suivirent jusqu'à la porte de sortie du dortoir. Je ne comprenais pas pourquoi, après avoir été tout pour elle, je n'étais maintenant plus rien. Je le vivais comme si elle ne voulait plus de moi.

Toutefois, je l'attendais chaque dimanche après-midi, pendant la période des visites. Mais elle ne venait pas. Je continuais néanmoins à l'attendre, me disant, d'un dimanche à l'autre : « *Peut-être que la semaine prochaine, elle viendra...* », et je vivais toute la semaine dans cet espoir. J'ai passé une grande partie de ma vie à attendre les êtres que j'ai aimés.

Tout comme dans les observations de John Bowlby, concernant les jeunes enfants séparés de leur mère, j'éprouvai, dans ma souffrance, de la colère envers ma mère, qui s'exprima par une bronchite.

Une nuit, ma toux empêchait fort probablement de dormir la religieuse responsable du dortoir. Elle vint vers moi, me recommandant d'aller m'installer dans la chambre que l'on réservait pour les enfants malades. Je m'y rendis, pour constater qu'il y avait déjà une pensionnaire couchée dans l'unique lit. J'allai vers la religieuse, lui demandant ce que je devais faire. Ne sachant peut-être pas elle-même ce qu'il fallait faire, et souhaitant sans doute ne plus m'entendre tousser pour enfin trouver le sommeil, elle me répondit : « *Va t'asseoir dans ta classe.* »

En petite fille docile, parce que j'avais peur de désobéir, j'allai m'installer à mon petit pupitre. J'étais infiniment triste. Je ne comprenais pas que cette religieuse me punisse alors que j'étais malade. J'aurais voulu crier: «*Maman, maman, pourquoi m'as-tu abandonnée dans ce couvent? Qu'ai-je fait de mal pour que tu ne veuilles plus de moi?*» Je me sentais si seule dans ce pensionnat endormi. Ce sentiment intense de solitude et d'abandon me donna envie de mourir. C'est la phase de désespoir dont parle Bowlby. Je sombrai dans un profond découragement et je m'endormis dans les larmes.

Pendant des années, j'ai eu le sentiment d'être seule parmi la foule.

Le lendemain, on me retrouva, le souffle haletant, brûlante de fièvre: je faisais une pneumonie. On me conduisit à l'infirmerie. Mourir m'était égal. À quoi bon vivre, si personne ne voulait de moi? La fièvre ne baissait pas. Les religieuses étaient très inquiètes. Elles firent venir ma mère à l'infirmerie. Je crois que si elle n'était pas venue, je me serais laissée mourir.

Au début, je me montrai indifférente à sa présence. C'est la troisième phase décrite par Bowlby: le détachement. Mais comme elle me prodigua toute l'attention et l'affection d'une mère attendrie devant son enfant malade, je m'ouvris peu à peu à elle. Cette fois, j'enregistrai que pour être aimé, il fallait être malade, et suffisamment pour inquiéter ceux que l'on aime, puisque lorsqu'on va bien, ils nous ignorent. C'est ainsi que je refis des pneumonies à répétition. Selon les médecins, ces affections pulmonaires s'expliquaient par le fait que je ne pouvais respirer par le nez. L'intervention chirurgicale s'avérait, selon eux, la meilleure solution à mon problème.

Ma mère est donc revenue, cette fois, pour me conduire à la clinique. Que m'importait ce moment désagréable à passer, puisqu'il me permettait de quitter ce pensionnat, qui me paraissait être une prison pour enfants.

J'eus alors droit à quelques jours à la maison, après l'opération, à me laisser câliner et dorloter par ma mère. Par la suite, chaque fois que je me sentais seule ou abandonnée, je développais une infection. J'étais prête à supporter bien des souffrances pour jouir de la présence de celle que je considérais comme ma source d'amour et d'affection.

Plus tard, dans ma vie d'adulte, je puisais encore dans cette référence pour retenir l'attention des êtres que j'aimais. Ayant toujours utilisé ce stratagème, je ne connaissais pas d'autre façon de combler mon manque affectif.

Un enfant croit qu'il ne peut pas vivre s'il n'est pas aimé. La maladie était devenue, sans que j'en sois consciente, un mécanisme de survie qui se déclenchait chaque fois que je me sentais abandonnée. Ce mécanisme était perçu, par ceux que j'aimais, comme un jeu de manipulation affective qui ne les incitait qu'à s'éloigner davantage. Cela réveillait ma vieille douleur d'abandon, celle où je n'avais plus envie de vivre.

À la fin de ma première année scolaire, je quittai définitivement ce pensionnat. La période de symbiose paradisiaque, vécue par le passé avec ma mère, était maintenant bien révolue. Celle-ci était de plus en plus occupée par son travail et son amant comblait ses besoins affectifs. De plus, elle avait repris la plupart de ses enfants. Je fus donc remise aux bons soins de mes sœurs aînées.

Lorsque arrivait la période des grandes vacances, comme mes sœurs aînées travaillaient, ma mère nous plaçait, ma jeune sœur et moi, dans un camp de vacances pour familles défavorisées. Cet endroit ressemblait au pensionnat, à peu de chose près ; la liberté d'expression y était également réprimée. Là encore, nous attendions ma mère, le dimanche après-midi. Elle n'est jamais venue.

En rentrant de ce camp, où je m'étais tellement ennuyée d'elle, ce n'est pas ses bras que je trouvais, mais un cadeau. C'était sa façon de compenser pour ce qu'elle ne pouvait nous donner, ni en temps, ni en tendresse.

J'ai grandi dans son entourage, essayant tant bien que mal de survivre dans ce milieu d'ignorance mutuelle et de violence, où elle ne nous offrait aucune protection.

Pourtant, j'essayais de lui plaire. Par exemple, si je m'étais appliquée à l'école pour obtenir de bons résultats, en lui présentant mon bulletin de notes, fière d'avoir obtenu une moyenne de 90 %, j'avais droit à la même remarque que lorsque j'avais 50 % : « *C'est bien beau, c'est bien beau...* » En fait, elle ne prenait même pas le temps de le regarder. Ce qui lui importait, c'était de le signer le plus rapidement possible, pour pouvoir passer à autre chose.

Son manque d'intérêt ne m'incitait nullement à vouloir obtenir de bons résultats. J'appris à perdre mon temps et à attirer l'attention en faisant le clown, ou en défiant mes professeurs. Par la suite, j'imitai sa signature pour signer mes bulletins. Elle ne s'en rendit jamais compte.

Elle avait tant de soucis personnels dans ses relations amoureuses que mes problèmes d'enfant étaient, certes, le dernier de ses soucis. Que j'aie des problèmes avec mes professeurs, que je sois faussement accusée de vol devant toute ma classe, ou que je m'inquiète au sujet des menstruations chez la femme, jamais elle ne prit le temps d'en discuter avec moi.

Ce n'est pas que je n'aie pas essayé d'en discuter avec elle, mais elle n'avait jamais le temps ou bien, lorsqu'elle l'avait, ce n'était pas le bon moment. Elle me rabrouait alors en me disant : « *Oh, laisse-moi tranquille avec tes histoires !* » J'appris assez rapidement à ne compter que sur moi-même pour faire face aux situations difficiles. Nos seuls véritables moments d'intimité dont je me souvienne, à cette époque, étaient lorsqu'elle m'autorisait, le vendredi soir, à l'accompagner pour l'aider à faire le ménage des bureaux qu'elle entretenait.

Ce trajet, à l'aller et au retour, dans l'autobus où nous échangions quelques mots, me rendait heureuse, à la fois de pouvoir contribuer à l'aider du mieux que je pouvais, mais également parce que, pendant ces moments, il me semblait que je l'avais pour moi toute seule. Dès l'âge de onze ans, j'ai voulu continuer à l'aider en déployant mon énergie et ma créativité pour gagner mon propre argent, de façon à lui demander le moins possible.

Je n'étais encore moi-même qu'une enfant lorsque j'appris à assumer la responsabilité de jeunes enfants par le gardiennage. L'endroit où j'allais garder était situé à quelques kilomètres de chez moi. Lorsque ceux qui m'employaient revenaient aux petites heures du matin, ils ne me ramenaient jamais à la maison. C'est à pied que je rentrais par les rues désertes, où j'avais tellement peur. Je n'avais d'autre choix que de faire face à mes peurs. Si je n'étais pas rentrée, ma mère ne s'en serait même pas aperçue, car jamais elle ne m'a attendue. Comme je gardais surtout pendant la fin de semaine, elle n'était pas à la maison, de toute façon.

À quinze ans, j'assumais déjà une large part de mes frais de scolarité et j'ai payé toutes mes études supérieures en travaillant. J'ai grandi en continuant à faire face seule à mes difficultés, à me battre pour me tailler une place dans la vie, à affronter ce qui me faisait peur et à me confronter à ceux qui ne répondaient pas à mes attentes ou qui voulaient m'en imposer.

J'appris ainsi à déployer beaucoup de courage. Ce courage était l'un des mécanismes que j'avais développés, bien malgré moi, pour survivre dans un monde où je ne pouvais compter sur personne pour me protéger.

Sur le plan professionnel, ce courage, allié à ma volonté, m'a bien servie et conduite de succès en succès. Mais l'abandon que j'avais vécu, lui, m'a menée d'échec en échec sur le plan relationnel.

J'ai déjà pensé que le sentiment d'abandon se résumait au fait d'être séparé de la personne qui représente notre source d'amour. Après toutes ces années de thérapie, que j'ai offerte et que je me suis donnée à moi-même pour arriver à guérir de ce passé, j'ai été à même de constater que le plus grand abandon est celui où se répètent fréquemment la fermeture, le rejet ou l'indifférence de celui qui représente la source d'affection, d'attention et de soutien pour l'enfant.

Je connais des personnes qui ont été confiées à l'adoption et qui, par la suite, ont eu des parents qui les ont maternées, accueillies, protégées, reconnues et guidées. Ces personnes fonctionnent très bien sur le plan relationnel. Si je regarde simplement le cas de ma famille, l'un de mes frères fut confié, à l'âge de deux ans, à un couple uni qui l'élevèrent comme leur propre fils, dans un climat de sécurité, d'amour et de partage. C'est le seul de notre famille qui ne s'est pas retrouvé pris dans les imbroglios des relations affectives.

Pour ma part, ce manque d'interaction avec un père ou une mère qui n'étaient pas là, soit physiquement ou psychologiquement, fit que je ne savais pas comment entrer en relation avec les autres et que j'en avais peur. Je me cachais derrière une façade, voulant donner de moi l'image d'une femme sûre d'elle-même, bien dans sa peau, indépendante, pouvant avoir autant d'hommes qu'elle le souhaitait. J'affichais un air de supériorité. On me surnommait « ***la grande snob*** ». Derrière cette façade, se cachait une petite fille, souffrante à l'extrême, qui craignait tellement d'être rejetée qu'elle rejetait les autres avant même qu'ils le fassent, pour se protéger de souffrir. Cette petite fille était réellement convaincue qu'elle ne valait rien, qu'elle n'avait rien d'intéressant à dire aux autres et que personne ne l'aimerait le jour où l'on découvrirait comment elle était détestable.

Je nouais donc des relations superficielles avec ce que j'appelais mes amies. Elles ne savaient rien de moi. Elles croyaient me connaître, mais tout ce qu'elles voyaient, c'était ma façade. Je me souviens qu'à l'époque, l'une de mes compagnes de travail disait que j'avais une bien belle philosophie de vie. Elle appelait ça « ***faire du claudéisme*** ». Selon la perception qu'elle avait de moi, les problèmes me glissaient sur le dos comme l'eau sur l'aile d'un canard. Une autre collègue allait dans le même sens. Ça me faisait mal de les entendre. J'aurais tellement voulu leur crier : « *Si vous saviez à quel point je ne suis pas ce que vous croyez... Hier, j'avais juste envie de me suicider !* » Je craignais qu'en démolissant cette fausse image, je perdrais leur estime. Je continuais donc de me cacher derrière ma façade, m'y enfonçant d'année en année.

Là où cette image était beaucoup plus difficile à maintenir, c'était dans une relation intime suivie. Dès qu'une personne du sexe opposé me manifestait un certain intérêt, j'étais prête à me jeter dans ses bras tant j'étais assoiffée d'affection. C'est ainsi que je m'engageais très vite dans une relation amoureuse. Au début, je cherchais à éblouir celui qui s'était intéressé à moi, tentant de lui démontrer comme il allait être comblé d'avoir une femme telle que moi. J'étais prête à l'aimer plus que sa propre mère ne l'avait jamais aimé.

Cela me rappelle cette chanson « ***Je vais t'aimer*** », de Michel Sardou : « *Je vais t'aimer comme personne n'a osé t'aimer, je vais t'aimer plus loin que tes rêves l'ont imaginé, je vais t'aimer comme j'aurais tellement aimé être aimé...* » Je cherchais à recréer, avec cette personne, le lien symbiotique vécu dans mes premières années de vie avec ma mère.

Au début, cet homme, pour être aimé de moi, ou du moins pour prendre de moi ce qu'il souhaitait, répondait à mes attentes. Cela me faisait vivre une véritable euphorie. Je me sentais renaître. Cela me donnait des ailes, stimulait ma volonté et ma créativité. Sauf que, tôt au tard, il finissait par se sentir étouffé par mes insatiables demandes pour combler mon énorme vide affectif, ce qui l'amenait à prendre de la distance vis-à-vis de moi. L'angoisse s'emparait alors de moi. Je revenais à la charge, le harcelant pour obtenir ce qui représentait ma survie. Pour cela, je déployais toutes les stratégies de manipulation que je connaissais, allant de la petite femme-enfant désemparée qui supplie, implore, mendie l'amour, jusqu'à la déchaînée qui, dans sa furie, reproche, rejette, méprise et menace celui que, pourtant, elle croit tant aimer. J'aurais très bien pu devenir alcoolique, j'en avais tous les comportements.

La différence entre l'alcoolique et le dépendant affectif, dit Janet Geringer Woititz,[1] est que : « *Le partenaire chimio-dépendant anesthésie ses sentiments, tandis que le non-toxicomane, lui, est plié en deux de douleur, une douleur que seuls la colère et les fantasmes occasionnels peuvent soulager.* »

« *Si les codépendants ont cette sobriété, c'est parce que leur calvaire, ils l'ont enduré sobre.* » – Melody Beattie[2]

Le résultat est que je l'éloignais encore plus, vivant, une fois de plus, un douloureux sentiment d'abandon. Je lui en voulais, l'accusant d'avoir pris de moi tout ce qui faisait son affaire, pour ensuite me laisser tomber comme une vieille paire de chaussettes. Je lui fermais alors mon cœur, m'empressant d'aller me consoler dans les bras d'un autre, pour ne pas ressentir la souffrance et la honte qui m'habitaient.

Je n'avais pas besoin de drogue ou d'alcool pour geler mes sentiments et mes émotions... Ma tête était plus efficace que de la morphine ! Mon mental me faisait croire que cet homme n'était pas celui qui m'était destiné et qu'au fond, j'étais bien détachée de lui.

Après avoir répété ce scénario à plus d'une reprise, il en vint à avoir un goût des plus amers. J'en avais assez de passer de l'extase à l'enfer. J'aspirais à vivre une relation de couple qui m'apporterait une plus grande stabilité émotive, où je ne craindrais pas constamment de perdre l'être que j'aimais. C'est alors que j'ai choisi la sécurité.

Comme j'avais fait l'association **amour = passion**, dans cette nouvelle relation de couple, je ne retrouvais que bien peu de passion. Bien vite, je me rendis compte que mon

---

1. Janet Geringer Woititz. « Co-dépendency : The Insidious Invader of Intimacy », in Co-Dependency, An Emerging Issue, Hollywood (Fl.) : Health Communications Inc., 1984, p. 59

2. Mélody Beattie. « Vaincre la codépendance », Collection Hazelden « Cheminement », Éditions Sciences et Culture, Montréal, Canada.

petit côté sentimental n'était nullement comblé. Je tentai de me faire croire, pendant un certain temps, que c'était mieux ainsi.

Graduellement, la petite flamme qui m'avait fait désirer cet homme s'éteignit. Les luttes de pouvoir prirent la relève. Mon amour pour lui n'étant pas assez fort pour les surmonter, j'optai pour la séparation.

Quelques jours seulement après avoir pris cette décision, je fis la connaissance de celui qui allait de nouveau faire battre mon cœur. La passion en moi se réveilla avec une fougue renouvelée. J'étais prête à prendre tous les risques. J'avais l'impression d'émerger d'un long sommeil où, depuis trop longtemps, mon cœur était endormi.

Soudain, le monde m'apparaissait plus beau, plus merveilleux. Ce nouvel amour me faisait renaître. Dans les mois qui suivirent, nous nous installions ensemble. Nous n'avions pratiquement rien du point de vue matériel, mais l'amour qui nous unissait valait plus que toutes les richesses, tous les conforts. Je retrouvai l'euphorie paradisiaque. Mais l'enfer m'attendait à chaque détour... J'étais prête à supporter bien des blessures pour connaître le délice de ces moments d'extase. Car c'est bien ce que je vivais avec Laurent, mon nouveau compagnon, qui pouvait se comporter en prince charmant ou en crapeau. Dans cette dernière attitude, j'avais le sentiment de ne plus exister pour lui.

Nous nous amusions à décrire notre couple comme « *le couple en ébullition* ». Entre nous, il n'y avait pas de longueur ni de monotonie ! Tout se vivait dans l'intensité : les rires, les aventures, mais aussi les douleurs que l'un réveillait chez l'autre.

Lorsqu'il voulut quitter son emploi, je ne fis rien pour l'en dissuader. Que m'importait le prix à payer ! Pour rien au monde, je n'aurais voulu le perdre. Je me retrouvai ainsi à assumer la majorité des dépenses relatives à notre ménage. Plus je payais, plus j'avais d'attentes en retour. Je devins exigeante et réprobatrice face à ce que je considérais de l'irresponsabilité de sa part. En agissant ainsi, je réveillais chez lui une douleur d'incompréhension et il n'eut plus qu'une idée, celle de partir.

Son départ fut une véritable déchirure, réveillant ma douleur d'abandon. Je ne pouvais l'accepter. Je vécus un véritable processus de deuil. Puis la solitude eut raison de moi.

Je laissai entrer un autre homme dans ma vie, non par désir de m'engager sérieusement avec lui, mais pour combler le vide que m'avait laissé le départ de Laurent. Dès le début, je lui dis: « *Si tu es capable de vivre avec moi, sachant que j'en aime un autre, ça me convient.* » Il me répondit: « *Je ne peux pas me permettre d'être jaloux.* »

En effet, je représentais sa bouée de sauvetage et il s'y accrochait de toutes ses forces. J'achetais sa présence, mais au prix de ma paix intérieure, de mon bien-être et de mon potentiel, puisque je lui permettais de siphonner une grande partie de mon énergie. Il me vidait littéralement. N'en pouvant plus, je lui demandai de partir. Il pressa le bouton de ma culpabilité tant qu'il le put. Il a fini par se suicider.

Pendant ce temps, tel un oiseau migrateur, Laurent apparaissait épisodiquement dans le décor, me laissant croire qu'il reviendrait. Mon cœur se remettait à battre, tout comme la petite fille au pensionnat qui attendait sa mère. À la date prévue de son supposé retour, il m'annonçait qu'il repartait encore plus loin. Je lui en voulais de jouer avec mes sentiments. Je n'arrivais pas à me le sortir de la tête, ni du cœur. Mais j'étais consciente qu'il était là pour m'apprendre le détachement.

La meilleure façon que j'avais trouvée pour y arriver, c'était de donner tout cet amour à mes participants. Toutefois, je ne m'autorisais pas à aimer qui que ce soit d'autre. Il n'était cependant plus question de meubler ma solitude au prix de mon bien-être et du respect de moi-même. Je suis restée seule pendant plus d'une année, à attendre secrètement Laurent.

Puis un jour, alors que je me préparais à aller donner une conférence, j'eus l'intuition que j'y ferais la connaissance de mon dernier mari. À mon arrivée dans la salle de conférence, un homme m'y attendait déjà, assis. Il se leva et vint me saluer. Je me demandais bien qui était cet homme. Cette intuition était si forte que je la partageai avec l'assistance. À la fin de la conférence, il se procura mon premier livre, me demandant de lui écrire une dédicace conçue spécialement pour lui. Il voulut également savoir si le séminaire que j'offrais pourrait l'aider dans ses difficultés affectives. Cela me fit sourire. Toutefois, je l'assurai que oui. J'ignorais, à ce moment-là, jusqu'où cette réponse allait nous conduire. Cet homme, c'est Richard, mon époux actuel.

Au moment de notre rencontre, j'étais, vue de l'extérieur, une femme accomplie, qui connaissait le succès. Ma carrière était florissante et allait en progressant. J'étais complètement autonome sur le plan financier. Je vivais seule avec ma fille Karina. Je me sentais bien et j'étais persuadée d'avoir atteint mon autonomie affective.

Intérieurement, cependant, persistait à vivre une petite fille portant une profonde carence affective, tant du côté paternel que maternel. Pour sa part, Richard semblait être, du moins en apparence, un homme heureux, libre, optimiste, qui croyait en la vie et en attendait le meilleur. Il était autonome sur le plan financier et croyait également avoir atteint son autonomie affective. Intérieurement, cependant, vivait un petit enfant blessé, qui avait tellement peur de déplaire et d'être rejeté qu'il cherchait continuellement à se protéger. Dès le début, dans sa peur de me déplaire, il alimenta ma dépendance affective en me comblant d'attention, de tendresse, de disponibilité. Il répondait à tous mes désirs. Cela réveilla la petite fille en moi, puisque cette conjoncture me ramenait dans la période idyllique que j'avais connue avec ma mère. Nous alimentions nos dépendances mutuelles, mais nous nous sentions si heureux.

Cependant, plus j'étais heureuse avec lui, plus j'avais peur. Toutes mes vieilles peurs, dont je me croyais affranchie, refirent surface. J'avais peur de le perdre, peur qu'il m'abandonne, etc.

Après quelques semaines de fréquentation, je fis ce rêve : il y avait un très bel homme qui m'offrait tout plein de bijoux, dont un pendentif en forme de cœur serti d'émeraudes. Cet homme, dans mon rêve, n'avait pas l'apparence de Richard. J'eus soudain peur. Et si le compagnon qui m'était destiné n'était pas Richard ? Ce rêve me plongea dans le doute. Je sais aujourd'hui que cet homme, c'était lui.

De son côté, pendant que j'étais en voyage, il parla à son père de sa nouvelle relation. Son père lui dit : « *Mais penses-y donc deux minutes ! Pourquoi une telle femme s'intéresserait à toi ?* »

C'est ainsi que débuta notre relation de couple, dans le doute mutuel. C'est fort probablement pour cette raison que je me rendis consulter un médium, qui ne fit qu'amplifier mes doutes. Il me confirma que notre relation ne durerait pas trois années, ajoutant qu'il ne s'était jamais trompé.

J'étais prête à rompre cette relation, malgré le fait que j'aimais Richard. Il me dit : « *Claudia, tu ne dois pas te laisser influencer par ces « futurologues ». Ton avenir t'appartient et c'est à toi d'en faire ce que tu veux* ». Il avait tout à fait raison. J'étais très influençable, quoique convaincue du contraire, trompée que j'étais par mon petit côté sceptique.

Cette influence non favorable augmenta l'attachement anxieux que j'éprouvais à son égard. Voilà que maintenant j'avais peur de me tromper, de revivre un nouvel échec, d'avoir à recommencer. J'avais aussi très peur de le blesser advenant une séparation et qu'il songe au suicide comme le précédent.

J'acceptai néanmoins de vivre cette relation, un jour à la fois, en me faisant la promesse de ne pas abandonner tant que je n'y aurais pas mis tout mon cœur et tous mes efforts. J'avais tous les atouts en main pour réussir. Il était intéressé autant que moi à s'investir totalement dans cette relation.

J'aimais tout de lui, son sourire, sa voix, sa délicatesse, son humour, son ingéniosité, sa disponibilité. Il était toujours prêt à collaborer, que ce soit pour la préparation des repas, l'entretien de la maison, ou une tournée en Europe. Nous avions les mêmes goûts, les mêmes aspirations. Nous vivions une belle intimité, qui nous comblait l'un et l'autre. Nous éprouvions tant de bonheur à être ensemble. Nous voulions tous les deux concrétiser notre union par le mariage.

> **Selon John Gray,** *l'un des paradoxes se rattachant aux relations de couple, c'est qu'au moment où tout va bien, où chacun des partenaires se sent le plus aimé, l'un d'eux peut soudainement avoir envie de se distancer de l'autre émotionnellement, ou de réagir d'une manière moins aimante. Cela s'explique par le fait que l'amour fait ressortir nos sentiments refoulés. Les souvenirs douloureux de nos rejets passés refont surface au moment où nous devons accepter de placer notre confiance en l'amour de notre partenaire.*[3]

Voilà ce qui arriva. L'enfant blessé, assujetti, en Richard, l'amenait à s'oublier totalement pour me plaire. Il se sentait de plus en plus vide parce qu'il ne faisait que donner. Il ne savait pas demander, prendre sa place, fixer ses limites. En agissant ainsi, il donnait libre cours à l'enfant capricieuse en moi, laquelle ne savait que réclamer et qui harcelait lorsqu'on lui imposait un refus.

C'est ainsi qu'il a commencé à se fermer et à me résister. Cela réveilla en moi le sentiment d'indifférence qui, par le passé, m'avait fait si mal. Je lui rentrais alors dedans, avec mes crises et mes colères, ce qui l'amenait à s'éloigner encore plus. À ce moment-là, je jouais à la victime en devenant malade. Je le suppliais, lui demandais pardon. Il

---

3. Extrait du livre « Les hommes viennent de Mars, les femmes viennent de Vénus », John Gray, Les Éditions Logiques Inc. 1994

s'ouvrait alors de nouveau et je lui promettais, repentante, de ne plus recommencer. J'étais sincère et je n'aurais pu être plus déterminée, ne voulant le perdre pour rien au monde.

J'entrai donc dans une nouvelle dynamique, celle de m'autosurveiller. Dans cette surveillance, basée sur la peur de lui déplaire, j'ai commencé à renoncer à moi-même, vivant dans un stress presque continuel, me disant: « *Si je fais cela, il n'aimera pas. Si je dis cela, est-ce que je risque de le fâcher?* » Je passais mon temps à lui poser mille et une questions pour prévenir ses désirs, afin de lui plaire.

De plus, je m'employais à gonfler son ego, ne cessant de le valoriser et répétant à tous ceux qui voulaient l'entendre comme il était merveilleux. Pour mieux le hausser dans l'estime de lui-même, je me dévalorisais. Je lui disais, de cette façon: « *Aime-moi, car sans toi je ne suis rien et je ne peux plus rien.* »

Ce renforcement de son ego eut comme effet de l'amener à croire qu'il valait mieux que ce que j'avais à lui offrir. Il me dit: « *Je mérite mieux que ça!* », faisant allusion à mes crises de colère et de « *victimite* ». Il se ferma de plus en plus, devenant blessant par ses attitudes. Je lui demandais parfois où était passé le si gentil Richard de nos débuts. Il me répondait: « *Il est mort, celui-là!* » Plus il prenait de distance vis-à-vis de moi, plus je m'accrochais à lui de toutes mes forces; et plus je voulais le reconquérir par le biais de la sexualité, plus il se fermait. J'avais si mal. Je m'attribuais tous les torts. Je m'accablais de reproches pour qu'il me disculpe. Au lieu de cela, il me blâmait davantage, le tout dégénérant en une colossale crise de « *victimite* ».

Je vis alors du mépris dans son regard. Autant, à nos débuts, il avait eu de l'admiration et du respect pour moi, autant dans cette « ***victimite*** » perdais-je l'estime qu'il avait eue pour moi. Son amour se transforma en pitié, et il décida de me quitter.

Mon vieux programme d'autodestruction s'enclencha, et je fis un début de cancer du sein.

Après son départ, dans la douleur qui affectait mon corps, j'ai dû vivre le deuil de tout ce qui représentait mes rêves, mes espoirs concernant une vie de couple réussie. J'oscillais entre le refus, le marchandage, la colère et l'impuissance. Je finis par accepter son départ. Je n'avais plus vraiment le choix... J'étais en train d'y laisser ma santé, et plus encore, mon goût de la vie.

Cela fut suffisamment douloureux pour me conduire au cœur d'une grande souffrance, que j'avais toujours fuie, soit en m'étourdissant dans le travail, dans les voyages, ou en me consolant dans les bras d'un autre homme. Ces vieux mécanismes de défense ne tenaient plus. J'étais face à face avec ma souffrance. J'avais toutefois appris à demander de l'aide. Plutôt que de me laisser sombrer au désespoir, j'appelai donc une fois de plus ma thérapeute. Celle-ci procéda d'abord à un traitement d'énergie. Elle ne pouvait approcher ses mains à moins d'un mètre de mon sein, tant les mains lui brûlaient.

Au troisième traitement, elle me dit : « *Claudia, pourquoi est-ce si important que les hommes te regardent ?* » J'entends, dans ton corps : « *Papa, pose tes yeux sur moi pour que je puisse vivre !* » À ces mots, une émotion si intense s'empara de moi que je me mis à pleurer, si fort que j'en avais de la difficulté à respirer.

Je n'avais aucun souvenir de mon père vivant. Je croyais ne l'avoir vu qu'une seule fois, dans sa tombe au salon mortuaire, alors que j'avais six ans. Mais comment expliquer une telle émotion lorsque Ginette a prononcé ces mots ?

Si ces paroles n'avaient pas eu de résonance en moi, elles n'auraient pas déclenché une telle émotion. Suite à cette prise de conscience, je réalisai à quel point ma valeur dépendait de l'importance que j'avais aux yeux de l'homme que j'aimais. S'il me quittait, je le vivais comme si je ne valais plus rien. Ma valeur n'existait qu'en fonction du regard qu'il posait sur moi. C'est pourquoi j'avais tant besoin de plaire à l'homme que j'aimais, de le séduire.

Après cette thérapie, je mis en œuvre un processus pour m'aider à ne plus me dévaloriser, pour retrouver ma propre valeur, afin que celle-ci ne dépende plus uniquement du regard de l'autre. J'appris ainsi à poser un nouveau regard sur moi, à être fière de ce que j'étais et de tout ce que j'avais fait. Ce cheminement dura près d'un mois. Mes douleurs au sein disparurent. Peu après, j'allai rendre visite à ma mère et lui demandai si mon père était déjà venu à la maison quand j'étais toute petite.

Ma mère me raconta qu'effectivement, il était venu une fois, alors que j'avais sept mois. Il voulait qu'elle revienne vivre auprès de lui, ce que ma mère ne voulait pour rien au monde. Marchant à quatre pattes, je me traînai vers mon père, lui tendant mes petits bras pour qu'il me prenne. À ce moment-là, il tourna les talons et partit en claquant la porte.

Je fus étonnée que ma mère se rappelle de cet événement en détail. Car, en général, elle se souvient rarement d'événements aussi précis.

C'est sans doute lors de cet événement que la petite fille que j'étais avait exprimé en pensée : « *Papa, pose tes yeux sur moi pour que je puisse vivre !* »

Je suis donc allée retrouver, par imagerie mentale, cette petite fille de sept mois. Je l'ai prise dans mes bras, je l'ai consolée et lui ai dit : « *Ton papa ne peut pas t'accueillir, car il ne s'est jamais senti accueilli lui-même. Désormais, je serai là, moi, ta grande Claudia. Je vais t'aimer, je vais prendre soin de toi. Moi, je te donnerai ce que tu as tellement attendu des hommes. Moi, je poserai mes yeux sur toi, je t'aiderai à renaître, à être heureuse. Tu verras comme la vie sera belle...* »

Cette petite fille m'a regardée avec un grand sourire. Elle m'a dit : « *Je comprends maintenant que mon papa ne pouvait pas m'accueillir, il avait tellement besoin d'être accueilli lui-même. Je sais que s'il avait été heureux, il m'aurait prise dans ses bras.* »

Suite à ce travail intérieur, je me fis la promesse solennelle que même si la personne que j'aimais le plus au monde m'abandonnait, moi, je ne m'abandonnerais plus jamais. Je repris goût à la vie. J'avais envie de vivre pour moi, cette fois, de me donner le meilleur.

À mon retour de vacances, au cours desquelles j'étais allée compléter ma guérison, Richard vint me chercher. Ce temps de recul lui avait permis de se retrouver, de faire redescendre la pression et de vider son trop-plein d'émotions. Dans la voiture, je lui dis : « *Richard, à présent, tu n'es plus mon besoin. Je vais m'en occuper. Mais si tu le désires, je veux bien que nous partagions encore des moments agréables ensemble.* » Il revint et l'harmonie régna pendant une année entière. Cela nous incita à officialiser notre union par un mariage civil.

Juste avant ce mariage, j'avais demandé à l'Énergie divine que notre relation de couple soit anoblie. Je fis alors un rêve. Je nous voyais, Richard et moi, au pied d'une montagne. Je pouvais très bien voir le chemin qui menait au sommet. Il me semblait très abrupt. Une voix me dit : « *Vous allez pénétrer dans la montagne sacrée.* » Pour y accéder, il fallait atteindre le sommet, puis redescendre sur le côté droit de la montagne, en longeant un sentier étroit, pour enfin pénétrer dans ce lieu sacré.

Après ce rêve, les difficultés reprirent. Quelque temps avant notre mariage, Richard était morose. Je ne comprenais pas son attitude. Peut-être n'avait-il plus envie de ce mariage ? Plus je tentais de percer ce mystère, plus il se refermait. Je le harcelai donc, essayant de comprendre ce qui n'allait pas. Je le menaçai même d'annuler le mariage. Il changea d'attitude, temporairement. Le jour de notre mariage, à la mairie, il se força pour paraître de bonne humeur, mais dès le retour à la maison, il se ferma comme une huître. Heureusement que nous avions déjà célébré officieusement notre mariage, précédemment, en République Dominicaine, car j'aurais gardé un bien mauvais souvenir de cette journée, si importante pour moi.

Ce qui causait cette mauvaise humeur était le fait que je lui avais suggéré de partir une semaine en vacances, pour notre voyage de noces. Comme nous venions de passer près de quatre mois dans nos valises et que nous nous apprêtions à retourner en Europe, il n'avait nulle envie de ce voyage.

J'avais fait pression sur lui pour qu'il accepte. Avec les vieilles idées que j'entretenais, je ne pouvais me résoudre à partir sans lui. Je me disais : « *On se marie le samedi, et le dimanche l'un part en voyage de noces sans l'autre...* » Cela me paraissait inconcevable. Mais lui, ne l'entendait pas ainsi. Il ne se sentait pas respecté dans son besoin d'avoir du temps pour lui. J'ai gagné mon point, mais j'y ai perdu au niveau de la qualité de notre relation. J'en avais terminé avec ma « victimite », mais je me retrouvais, cette fois-ci, confrontée aux luttes de pouvoir.

J'avais eu du pouvoir sur lui en l'obligeant à faire ce voyage. Il reprit le pouvoir en n'étant plus autant coopératif et en se rebellant dans le travail que nous faisions ensemble. Un jour, avant un séminaire, il me dit : « *O.K. ! Je vais la faire, la job !* » Cela me blessa. J'ai pensé : « *Si ce travail te pèse, que tu ne le fais plus par amour, eh bien, tu n'es plus à ta place.* » Je l'ai congédié, lui remettant la responsabilité de se trouver un emploi. J'exerçai sur lui un pouvoir, il le reprit en se fermant à moi du côté affectif.

Je pris alors vraiment conscience de la codépendance dans laquelle nous étions. Je dépendais de lui affectivement et lui, dépendait de moi financièrement. Je décidai donc qu'il était plus que temps que nous sortions de cette codépendance dans laquelle nous étions tour à tour dominant ou dominé.

Je fus à même de réaliser que bien qu'ayant fait un énorme travail pour me libérer de ma dépendance affective, je n'en étais pas encore totalement affranchie. Cette fois-ci, cependant, je n'avais plus peur. J'étais décidée à aller au cœur de cette fameuse dépendance affective, voulant m'en libérer une fois pour toutes. J'étais prête à prendre le taureau par les cornes, et je l'ai pris.

Je suis partie loin de Richard pendant plusieurs mois, le laissant affronter ses insécurités financières. De mon côté, j'ai replongé dans cette douleur d'abandon, affrontant enfin celle que j'avais vécue avec ma mère, en extirpant toute la souffrance que je pouvais contacter.

Je suis revenue après deux mois. Les tests n'ont pas tardé à venir, pour me montrer tous les pas franchis, mais également ceux qui restaient encore à faire. Notre relation redémarra sur l'ouverture, l'amour et l'harmonie. Je voulais néanmoins poursuivre cette démarche. Je suis repartie encore trois mois, vivant merveilleusement bien cette épreuve de la distance. Richard n'était pas là, mais je n'étais plus obsédée par lui. Je pouvais pleinement profiter de chaque journée, en étant très heureuse.

Nous nous sommes retrouvés et ce fut sublime, pour un bon laps de temps. Puis, au moment où tout semblait tellement bien aller entre nous, une bombe éclata encore. Décourageant !

Oui, nous étions découragés. Après toute l'énergie investie, tout le travail que j'avais fait sur moi-même, comment se faisait-il que nous en soyons encore au même point, après six années ? Avec du recul, je dois bien constater que nous étions très loin d'être au même point.

J'ai connu Richard quelques semaines avant la sortie de mon livre « *Vivre en harmonie avec soi et les autres* ». J'écrivais, dans ce livre :

> *« La vie en couple n'est pas un havre de repos, mais une ascension à deux. S'asseoir n'implique que peu d'efforts ; monter en implique beaucoup. Cette montée peut se faire dans la joie et le partage, tout comme elle peut se faire dans un nombre incalculable de compromis et de déchirures.*
>
> *Si tu peux accepter que la vie à deux est comparable à une ascension vers un sommet qui fait de toi et de ton partenaire des alpinistes ayant besoin l'un de l'autre, tu accepteras plus facilement les efforts que cela implique. »*

Il est amusant de constater qu'au moment de notre rencontre, je venais d'emménager dans ma nouvelle résidence, située au sommet d'une petite montagne, et que Richard est venu m'y rejoindre.

Depuis notre rencontre, nous n'avons cessé d'être comme ces deux alpinistes. J'ai certainement fait plus de chemin en ce qui a trait à la connaissance de moi-même et à la guérison de mon passé au cours de ces six dernières années que pendant les quarante précédentes.

Heureusement qu'il y eut des plateaux pour nous permettre de refaire nos forces pour mieux continuer... Je ne peux que dire merci à ce merveilleux coéquipier qui, j'en suis convaincue, aurait préféré se la couler douce. Mais comme il avait décidé de me suivre, il n'avait d'autre choix que de partir ou de relever le défi que représentait l'ascension du sommet de notre réalisation.

L'ascension de l'immaturité à la maturité
ne se fait pas en quelques jours.
C'est un long processus, qui demande du courage,
de la volonté et de la persévérance.
C'est le prix à payer pour connaître
une véritable sérénité.

Comment se libérer de sa dépendance affective?

Tout processus de transformation comporte trois phases:

La première, c'est la **prise de conscience**.

La seconde, c'est l'**acceptation**.

La troisième, c'est l'**action**.

La prise de conscience

Il est certes plus facile à celui qui s'accroche, qui supplie, qui supporte l'insupportable, de reconnaître sa dépendance affective que pour celui qui se coupe de ses sentiments, qui joue à l'indépendant ou au sauveteur. Victime-sauveteur sont les deux facettes d'une même pièce. Lorsqu'on aide une personne, on finit par oublier nos propres problèmes. C'est ainsi qu'en jouant au sauveteur, on ne voit que la victime chez l'autre, oubliant notre propre condition de victime.

Il en va de même lorsqu'on se retrouve avec un dépendant affectif qui veut nous conquérir par ses jeux de séduction et de manipulation. On peut se faire croire que, comparé à cette personne, nous avons beaucoup plus de détachement. On peut même se montrer suffisant à son égard.

Mais, attention ! Si l'on se retrouve avec un dépendant affectif, il y a fort à parier que nous le soyons nous-même. Les comportements que nous adoptons lorsque nous sommes amoureux sont très révélateurs, par exemple, si nous avons tendance à en faire trop, à nous oublier pour l'autre, à ne plus nous respecter, à penser continuellement à l'autre, à passer outre à des comportements qui nous blessent, etc.

L'acceptation

L'acceptation, dont il est ici question, ne suppose pas d'être d'accord avec une situation mais plutôt d'admettre ce qui est. J'admets que je suis un dépendant affectif. Cette acceptation correspond à la première des douze étapes du manifeste des Alcooliques Anonymes : *« Nous avons admis que nous étions impuissant devant l'alcool, que notre vie était devenue incontrôlable. »*

Dans la dépendance affective, il nous faudra admettre que l'on porte en soi une profonde carence affective :

- parce que l'on n'a pas été materné, accueilli, protégé reconnu ou guidé ;
- parce que l'on a dû agir en adulte, alors que l'on n'était encore qu'un enfant, pour assurer notre subsistance ou prendre soin de nos jeunes frères et sœurs, ou encore pour assumer un rôle de mère pour notre mère parce qu'elle était absente ou complètement submergée par ses problèmes, sa maladie, ou encore parce qu'elle faisait de nous son confident ou l'objet de sa consolation.

Si l'on se raconte qu'en définitive, on n'a pas eu une enfance si traumatisante que ça, comment pourrons-nous être motivé pour entreprendre une démarche libératrice ?

Il n'est pas plus facile à l'alcoolique de reconnaître qu'il a complètement perdu la maîtrise de sa vie par l'alcool que pour le dépendant affectif de s'admettre que son besoin d'affection est devenu son maître.

Ce n'est qu'après avoir suffisamment souffert, et en étant prêt à faire preuve d'une grande humilité, que l'on peut y arriver. Mais ce sont là les premiers pas à faire, essentiels au processus de guérison.

Personnellement, j'ai dû m'admettre que j'étais handicapée sur le plan affectif, n'ayant eu ni père ni mère. Mais une personne ayant eu un père ou une mère qui n'a jamais assumé son rôle pourrait dire la même chose que moi.

Je n'ai pas connu mon père. Quant à ma mère, de l'âge de cinq à vingt ans, elle ne m'a pas maternée, ni accueillie, pas plus qu'elle ne m'a ni protégée, ni reconnue ou guidée. Elle en était bien incapable, ayant elle-même tant besoin d'amour, d'attention, de soutien et d'encouragements.

Je ne lui jette aucun blâme. Je reconnais simplement les faits. J'ai également chaussé ses souliers pendant une bonne période de ma vie, faisant vivre à ma fille ce que j'avais moi-même vécu.

Quand je me suis séparée de mon premier mari, ma fille avait six mois. Jusqu'à ce qu'elle ait cinq ans, je la traitais comme ma petite princesse. Elle aussi, était tout pour moi. Je la trouvais si jolie et j'en étais aussi très fière. Je passais beaucoup de temps avec elle. Je lui lisais des histoires au moment d'aller au lit, je riais beaucoup avec elle. Puis, lorsqu'elle eut quatre ans et demi, j'ai rencontré mon second conjoint. Après avoir emménagé avec lui, j'étais tellement occupée et préoccupée à vouloir lui plaire, j'avais tellement d'attentes, le plus souvent déçues, que je n'étais plus en mesure de lui offrir l'affection et l'attention dont elle avait besoin. Lorsque j'ai rompu avec cet homme, elle s'est également retrouvée dans un pensionnat.

À l'âge de dix ans, elle commença à se garder elle-même, en soirée, vivant une grande insécurité que, malheureusement, j'ignorais, comme ma propre mère ignorait les peurs que j'avais à surmonter.

Elle disposait d'une entière liberté. Les seules limites qu'elle ne pouvait franchir étaient la malhonnêteté ou me manquer de respect. Tout comme moi, elle a imité ma signature pour valider ses travaux scolaires, car je n'étais même pas là pour les regarder. Elle a aussi manqué de maternage, d'accueil, de protection et de soutien. Un jour, alors qu'elle avait quatorze ans, elle me raconta que, quelques années auparavant, alors que nous habitions à l'étage supérieur d'un immeuble de onze étages, par l'une de ces journées où, de nouveau, elle était complètement laissée à elle-même, elle s'est assise sur le garde-fou du balcon en se disant : « *Je saute ou je ne saute pas ?* »

J'en fus stupéfaite ! Comment ma fille avait-elle pu avoir une telle pensée ! Je croyais que l'amour que j'avais pour elle était suffisant pour qu'elle se sente aimée. Je la croyais heureuse, parce que son père et moi lui donnions tout ce qu'elle voulait.

Il m'a fallu toucher à ma propre souffrance pour me rendre compte que je ne lui avais pas donné ce dont elle avait vraiment besoin. J'avais plutôt acheté son amour, en plus de me déculpabiliser en lui offrant des études dans des collèges privés, des voyages, de l'argent et tout ce qu'elle désirait.

J'ai compris la stupéfaction de ma mère lorsque j'avais tenté de lui dire tout ce dont j'avais manqué dans mon enfance. Elle s'était sentie accusée et m'avait répondu: « *Pourtant, c'est à toi que j'en ai donné le plus...* »

Pendant des années, cette remarque de sa part faisait ressurgir en moi une profonde culpabilité, liée à un sentiment d'ingratitude, qui me voilait la réalité. Que m'avait-elle tant donné au juste? Un toit pour être abritée, un lit pour dormir, des vêtements, de la nourriture, des objets pour lesquels je la harcelais. Mais où était la tendresse, l'écoute, la protection, le soutien, les encouragements et la reconnaissance dont j'avais tant besoin?

> Swami Muktananda racontait: *« À l'époque où j'étudiais le Védenta, j'avais un ami qui, par la suite, devint Swâmi. Chaque fois que nous évoquions nos parents, je parlais des miens avec fierté. Je lui racontais qu'ils s'étaient toujours occupés de moi avec beaucoup de tendresse, qu'ils m'avaient offert de merveilleux cadeaux et nourri de manière somptueuse. Quand il entendait cela, il se mettait en colère et se plaignait que ses parents l'avaient totalement négligé, qu'ils ne lui avaient jamais rien donné. Un jour, je lui demandai: « Avais-tu une grande famille? Possédait-elle de nombreuses terres? » « Nous n'avions aucune terre, répondit-il, mon père était mort et ma mère gagnait quelques sous en faisant des travaux domestiques. Malgré tous ses efforts, elle pouvait à peine me nourrir et, finalement, c'est une autre famille qui dut subvenir à mes besoins. » « Tu es vraiment stupide! lui dis-je. Tu reproches à tes parents de ne pas t'avoir donné ce qu'ils n'avaient pas. Ma famille était très riche et pouvait donc me donner n'importe quoi. Mais tes parents n'avaient rien; comment auraient-ils pu te donner quoi que ce soit? »*

Que pouvait me donner ma mère, que pouvais-je donner à ma fille ? Toutes les deux étions en attente de compréhension, d'amour et d'accueil.

Un dépendant affectif n'est pas une personne
en mesure d'aimer,
c'est une personne en attente d'être aimée.

Lorsque ma mère connut une meilleure stabilité affective et une plus grande harmonie dans sa relation de couple, elle devint une mère plus chaleureuse, plus accueillante. Elle garda ma fille lorsqu'elle était petite, à maintes reprises, parfois pendant de longues périodes, lorsque je partais en voyage.

À la naissance de mon fils, j'ai subi une importante intervention chirurgicale. Elle prit soin de moi, tout en s'occupant de ma fille et de mon bébé, nous prodiguant tout son amour.

Si les circonstances avaient été différentes lorsque j'étais enfant, elle aurait certainement été une mère très aimante, tout comme je l'aurais été pour mes enfants. Mais les situations que nous avons traversées ont fait de moi et de ma fille des dépendantes affectives, qu'il nous fallait guérir, en souhaitant que ce scénario, amorcé voilà bien des générations avant nous, s'arrête avec nous, pour que notre descendance n'ait pas à en souffrir.

L'avantage que possède ma fille, par rapport à moi, c'est qu'elle a pu amorcer son processus de transformation avant l'âge de vingt ans, alors que moi, j'avais plus de quarante ans lorsque je m'y suis mise.

« Être un bon parent est une tâche très difficile. Je crois même que c'est l'œuvre la plus ardue que nous puissions jamais accomplir. Pour être un bon parent, nous devons jouir d'une bonne santé mentale. Nous

devons être en mesure de satisfaire nos besoins à l'aide de nos propres ressources et nous avons besoin que notre conjoint ou une autre personne importante à nos yeux nous appuie tout au long de ce travail de longue haleine. Par-dessus tout, nous devons avoir guéri notre propre enfant intérieur blessé». John Bradshaw, (extrait de: «Retrouver l'enfant intérieur»)

L'action ou la démarche libératrice

Pour tout handicap physique, la science a réussi à perfectionner des prothèses de plus en plus sophistiquées, visant à redonner l'autonomie à la personne affectée. Mais pour les handicaps psychologiques, la science est beaucoup plus en retard. On se contente le plus souvent de faire taire la souffrance par une médication, des électrochocs, ou parfois même des interventions au niveau du cerveau. Voici les prothèses que je te propose.

Si, comme moi, tu n'as pas eu de père ou de mère parce qu'ils n'étaient pas là, ou parce qu'ils étaient incapables d'assumer leur rôle, il te faudra donner à ton enfant intérieur une mère ou un père qui va l'aimer, l'accueillir et le protéger, le conseiller, l'encourager et le guider dans sa vie.

Un thérapeute pourrait très bien jouer ce rôle. À court terme, pour nous aider à laisser émerger notre souffrance, cette aide s'avère très précieuse. À long terme, toutefois, cette approche risque d'entraîner une nouvelle dépendance, cette fois-ci envers son thérapeute. C'est ainsi que tu risques de passer des années à tourner en rond dans une thérapie, ne prenant plus aucune décision par toi-même sans l'accord de ton thérapeute.

De l'aide thérapeutique, oui. Mais pas une nouvelle dépendance!

On peut devenir la mère ou le père pour notre enfant intérieur. Comment?

Il y a, en chacun de nous, trois personnes.

Il y a un homme. C'est notre partie rationnelle, notre logique, notre façon d'aborder les problèmes de manière concrète. C'est lui qui est aux commandes lorsque nous sommes direct, sans détour, que nous recherchons le côté pratique, fonctionnel des choses. L'homme en nous est celui qui ose, qui entreprend, qui entraîne, conseille, dirige, fixe les limites. Il correspond à l'hémisphère gauche de notre cerveau.

Il y a une femme. La femme, c'est notre sensibilité, notre réceptivité, notre douceur, notre capacité à exprimer notre tendresse, notre vulnérabilité. C'est celle qui peut accueillir, créer un climat de confiance, une ambiance chaleureuse. C'est celle qui recherche la quiétude, la beauté, la poésie, le charme, la romance. Elle correspond à l'hémisphère droit de notre cerveau.

Il y a un enfant. L'enfant en nous, c'est notre dépendance, notre spontanéité, notre curiosité, notre ouverture, notre capacité à nous émerveiller. C'est celui qui recherche le plaisir, qui aime rire, jouer, expérimenter, apprendre. Il vit dans le moment présent, ne se préoccupant pas plus du passé que de l'avenir. Il correspond à notre divinité.

Beaucoup d'hommes ont nié l'homme en eux au profit de leur femme intérieure. Par exemple, un garçon, ayant été blessé par son père, pourra avoir rejeté sa partie masculine pour ne pas ressembler à celui-ci, développant ainsi davantage sa partie féminine. On les décrit le plus souvent comme des hommes roses. Ces hommes, pour la plupart, sont doux, tendres, accueillants, ayant beaucoup de difficulté à fixer des limites aux autres, ayant peu de confiance en eux, n'osant pas entreprendre des projets à risque, préférant la sécurité de ce qui est acquis. Ces hommes ont peur de se mettre en colère ou de perdre leur image de gentilhomme, laquelle les maintient dans la croyance qu'ils ne sont pas comme leur père. Ils reprochent très souvent aux autres de vouloir les contrôler, sans se rendre compte que ce sont eux qui contrôlent continuellement l'homme en eux. Ces hommes se retrouvent fréquemment unis à des femmes qui veulent faire taire la partie féminine en elles, car pour rien au monde elles ne voudraient subir ce qu'a subi leur mère de la part de leur père. C'est ainsi qu'elles donnent préséance à l'homme en elles, se réfugiant dans leur mental pour avoir raison de l'autre.

Ces femmes sont dynamiques, actives. Elles ont continuellement plusieurs projets en tête, qu'elles mènent de front, ne reculant devant aucun obstacle. Elles savent très bien ce qu'elles veulent, où elles vont. Elles occupent le plus souvent des postes de direction, elles savent prendre position, fixer leurs limites, traiter les problèmes, diriger les autres. Ce qu'elles redoutent le plus, c'est leur vulnérabilité. Lorsque leur sensibilité prend le dessus, elles perdent tous leurs moyens ; dans ce cas-ci, elles crient, commandent, ordonnent. Elles reprochent à leur compagnon leur manque de responsabilité, de confiance en eux, de détermination, et leur apathie.

Tant que l'homme et la femme en nous
ne se sont pas réconciliés,
nous ne pourrons accueillir notre enfant intérieur.

Pour ce faire, il nous faudra donner autant de place à nos sentiments, qui correspondent à notre partie féminine, qu'à notre volonté, qui relève de notre partie masculine. Il nous faudra cesser de rejeter l'une ou l'autre, en faisant la paix avec l'homme qui dominait, dans notre père, ou la femme qui subissait, en la personne de notre mère.

Par le passé, il était très mal vu qu'un homme laisse vivre sa partie féminine, et il était très bien vu qu'une femme s'en remette entièrement à son mari. Un homme, un vrai, ne devait jamais pleurer, tandis qu'une femme ne devait surtout pas se mettre en colère.

La génération qui a suivi a rejeté, en grande partie, ces manières d'être qui l'avaient tant fait souffrir. Ce changement dans les mentalités a donné naissance à des femmes ayant un côté masculin très fort, et à des hommes ayant développé davantage leur partie féminine. Les chiffres parlent d'eux-mêmes : il y a de plus en plus de femmes qui font vivre leur homme.

En 1967, au Canada, 2 % des femmes mariées faisaient vivre leur famille. Aujourd'hui, il y en a dix fois plus.[4]

Martine appartient à cette catégorie de femmes que l'on qualifie de « superwomen »

Vue de l'extérieur, Martine nous apparaît comme une personne dynamique, remplie de confiance en elle, qui sait où elle va. Elle a toujours tout plein de projets en tête. Elle a su se mériter un poste de direction dans un important ministère.

Son conjoint est tout l'inverse d'elle. Il est passif, a peu confiance en lui et se satisfait assez bien d'un emploi qu'il aime mais qui ne lui rapporte pas suffisamment d'argent pour contribuer aux frais de leur ménage. C'est Martine qui gère les finances de la famille.

Son conjoint Yves, lui reproche très souvent de prendre les décisions en ce qui les concerne et de vouloir tout contrôler. Elle, de son côté, lui reproche son manque d'ambition, ses indécisions et son irresponsabilité.

Martine, extérieurement, laisse vivre l'homme en elle, mais intérieurement, elle est une petite fille carencée qui a tellement besoin de se sentir aimée pour exister.

Yves, de son côté, se réfugie dans sa femme intérieure en étant doux, gentil et disponible, mais intérieurement, c'est un petit garçon insécure, qui a peur de déplaire, qui se protège en fuyant, en se fermant ou en résistant.

---

4. Selon une étude publiée en décembre 1995 par Statistique Canada.

Tous les deux vivent un profond vide dont ils attendent que l'autre vienne combler. Voilà qu'un événement inattendu vient bouleverser ce couple: Martine a perdu son emploi suite à une accusation dont elle fut l'objet.

Complètement atterrée, elle vint me consulter. Ce qui lui faisait le plus mal n'était pas la perte de cet emploi prestigieux, pour un motif non fondé, mais plutôt la réaction de Yves.

Elle aurait tant espéré qu'il la soutienne dans ces moments difficiles qu'elle traversait. Mais au lieu de lui apporter un support, il s'éloignait davantage d'elle.

C'est exactement ce qui se passait en elle. Son homme intérieur n'avait jamais accueilli sa femme intérieure. Elle n'écoutait pas ses sentiments, se poussait toujours jusqu'à la limite de ses forces. C'est ce qu'elle revivait avec son conjoint, qui la retournait à elle-même, comme pour lui dire : *« Allez, tu n'es pas le genre à t'apitoyer sur ton sort, tu t'es battue toute ta vie et tu es toujours sortie gagnante. »*

Je lui ai demandé si, avant qu'elle ne soit congédiée, elle avait pensé en avoir assez d'être celle qui devait tout assumer financièrement. Elle me confia qu'effectivement, peu avant de perdre son emploi, elle se disait qu'elle en avait ras le bol de jouer le rôle du pourvoyeur. Elle se disait : *« Je n'ai jamais de temps pour moi, pour faire ce qui me plairait. Lui, il a le temps de lire, de faire du sport, de rendre visite à ses amis... »*

Ces pensées qu'entretenait Martine lui avaient attiré cette situation pour qu'elle ait davantage de temps pour elle et, ainsi, forcer son conjoint à se chercher un emploi plus lucratif. Mais au lieu de cela, ce dernier semblait plutôt vouloir s'éloigner d'elle. Pour celle-ci, ce fut l'effondrement.

Pourquoi Martine avait-elle accepté d'endosser un rôle de pourvoyeur pendant des années? Parce que Martine est une dépendante affective.

Voyons l'histoire de sa dépendance.

Ses parents étaient tous deux des dépendants affectifs. Sa mère étouffait son père par ses nombreuses demandes et attentes. Ce dernier la fuyait, se fermait à elle. Elle lui faisait des crises, lui lançait des reproches et des injures. Il la blessait à sa manière. Les conflits étaient fréquents dans leur foyer.

Martine voulait tellement aider ses parents. Mais dans sa souffrance, sa mère se montrait violente à son égard. Lorsque Martine eut neuf ans, sa mère partit en disant : « *Je n'ai rien à faire de ces enfants-là !* », les laissant aux soins de leur père.

Martine étant l'aînée, c'est elle qui endossa le rôle de la mère auprès de son père, qu'elle consola et encouragea, ainsi qu'auprès de ses jeunes frères et sœurs. Elle n'avait que neuf ans, qu'elle préparait les repas, faisait la lessive, entretenait la maison, tout en poursuivant ses études. Martine a agi en adulte alors qu'elle était en âge d'être une petite fille.

Il lui fallait, dans un premier temps, réconcilier son homme et sa femme intérieurs, pour ensuite aider cette petite fille en elle à se libérer de ses chagrins, de ses culpabilités, dont celle d'avoir cru qu'elle n'en avait pas fait suffisamment pour que sa mère demeure auprès d'eux, mais également de sa peur d'être abandonnée.

Comment, de manière concrète, pouvons-nous réconcilier l'homme et la femme en nous ?

Si un homme prend conscience qu'il a nié sa partie masculine au profit de sa partie féminine, il pourra, graduellement, donner de la place à l'homme en lui en s'autorisant à vivre sa colère, en établissant davantage ses limites, en prenant des risques, en cessant d'attendre après les autres pour décider des actions à prendre le concernant. Bref, en devenant plus yang, sans pour autant renoncer à sa partie féminine.

C'est l'équilibre qu'il lui faudra trouver. Il est fort probable que, pour ce faire, il oscillera pendant un certain temps entre les deux extrêmes, tantôt assumant trop sa partie masculine, tantôt trop sa partie féminine. Cependant, en demeurant attentif à sa façon d'être, il trouvera peu à peu son équilibre.

La femme, dont la partie féminine a été niée au profit de sa partie masculine, pourra cesser d'endosser seule toutes les responsabilités. Elle fera en sorte que son partenaire assume sa juste part, se donnant ainsi le droit de recevoir. De plus, elle apprendra à être davantage à l'écoute de ses sentiments, s'autorisant à les vivre et à être vulnérable. Elle renouera avec sa douceur, sa tendresse, en permettant aux autres de lui en donner, de vouloir la protéger. Elle déposera les armes de son mental et laissera parler son cœur. C'est ainsi qu'elle pourra laisser vivre davantage sa partie féminine, sans pour autant nier sa partie masculine.

Elle aussi oscillera entre les deux extrêmes. Mais en demeurant attentive, elle parviendra également à l'équilibre.

Lorsque nous avons du chagrin, c'est la femme en nous, notre sensibilité, qui s'exprime. Si l'homme en nous dit à la femme en nous: « *Oh, arrête donc de t'en faire, tu te plains inutilement; bouge, tu vas voir, ça va s'arranger...* », notre homme intérieur n'accueille nullement sa femme intérieure. C'est ainsi que l'on se retrouve avec un partenaire qui agit exactement comme l'homme en nous. Mais si, au contraire, l'homme en nous dit à notre femme: « *Tu es triste, tu as le droit d'avoir du chagrin. Pleure-la, ta peine...* », notre femme intérieure se sentira accueillie.

La femme en nous, de son côté, cessera de mettre des bâtons dans les roues de notre homme intérieur avec toutes ses inquiétudes. Elle se calmera et dira à son homme intérieur: « Tu as envie de le faire? Pourquoi pas? Vas-y, ose! Qu'as-tu à perdre? Tu es capable, tu as tout ce qu'il faut pour réussir! », lui donnant ainsi l'encouragement dont il a besoin.

En réconciliant l'homme et la femme en nous,
nous accédons à une fréquence vibratoire propice à vivre
une meilleure harmonie dans notre relation de couple.

Une fois que notre homme et notre femme intérieurs auront appris à se donner mutuellement ce dont ils ont besoin, ils pourront accueillir et aider l'enfant en nous à guérir ses souffrances et grandir.

Ainsi, la femme en nous, par sa douceur, sa tendresse, son accueil, assumera un rôle de mère auprès de notre enfant intérieur pour l'accueillir, le consoler, et lui apporter du support.

L'homme en nous, par sa force, sa volonté, son dynamisme, endossera le rôle de père auprès de notre enfant intérieur en le valorisant, en l'encourageant et en le guidant.

En reconnaissant et en laissant vivre ces trois personnes en nous, nous réharmonisons nos trois instincts de base. On peut aussi parler de réunification de la «***Sainte Famille***» en nous. Le père, la mère et l'enfant.

Lorsque l'être humain a harmonisé ces trois instincts,
il est centré, son cœur est ouvert et son esprit est clair.

Comment réharmoniser ces trois instincts de base en nous ?

Le premier instinct, appelé instinct physiologique ou de conservation, est associé au rôle de la mère qui nourrit, réchauffe, soigne, donne de l'amour et un sentiment de sécurité. Il se situe dans la région de l'ombilic et répond à la question : «***De quoi ai-je besoin ?***»

Si la mère a tenu son rôle de manière adéquate, l'enfant, devenu adulte, pourra utiliser cet instinct pour prendre soin de lui, pour avoir suffisamment confiance en lui pour ne pas s'en remettre aux autres.

Un excès de maternage et de protection peut être aussi nuisible qu'un manque.

S'il y a eu manque ou excès de cet instinct de conservation, la personne peut :

- avoir le sentiment de ne pas exister si elle n'est pas aimée ;
- ne pas savoir qui elle est ;
- avoir tendance à se perdre dans les autres ;
- à croire qu'elle est incapable de prendre soin d'elle-même ;
- rechercher continuellement à être prise en charge, que ce soit par un conjoint, des amis, un instructeur ou encore par des groupes.

Le second instinct est celui de l'instinct émotionnel ou de relation affective. Il est associé au rôle du père qui apprend à l'enfant comment entrer en relation avec le monde. Il est situé dans la région du cœur et du plexus solaire. Il répond à la question : «***De quoi l'autre a-t-il besoin ?***»

C'est en sachant comment répondre à cette question que l'enfant, devenu adulte, peut entrer en contact avec les autres.

Si le père a bien tenu son rôle en partageant sa vision du monde avec son enfant, en lui enseignant la manière de se comporter dans la société et d'en saisir les règles, l'enfant, une fois adulte, se sentira à l'aise dans ses rapports avec les autres.

S'il y a eu manque d'instinct émotionnel ou de relation affective, l'enfant, devenu adulte, peut :

- ne pas savoir de quoi l'autre a besoin et en être effrayé ;
- avoir tendance à ne pas tenir compte des autres ;

- avoir des comportements égocentriques ;
- avoir un sentiment de solitude ;
- avoir de la difficulté à se faire des amis ou à fonctionner en groupe ;
- avoir le sentiment d'accumuler des échecs relationnels.

Il pourra parfois être trop attentif aux autres, afin d'en recevoir de l'amour, mais en même temps, pas suffisamment attentif à leurs véritables besoins.

Le troisième instinct, ou instinct mental ou de syntonie, est situé dans le cerveau et répond à la question : « ***Que se passe-t-il autour de moi ?*** » Ou encore : « ***Qu'est-ce que cette situation ou cet événement veut m'apprendre ?*** »

L'enfant ayant été bien soutenu par ses parents dans ses premières actions dans le monde, aura développé son instinct de syntonie. Une fois adulte, il sera naturel, responsable, bien dans sa peau, en harmonie avec lui-même et les autres.

S'il y a eu manque à ce niveau, parce que les parents n'étaient pas d'accord, se querellaient, ou étaient aux prises dans des luttes de pouvoir, l'enfant devenu adulte :

- n'accordera pas de valeur à ses propres actions ni à celles des autres ;
- se sentira fréquemment en dehors du jeu social ;
- ne comprendra pas pourquoi il se retrouve face à telle situation ;
- ne saura pas quelle leçon tirer de telle expérience.

Même s'il y a eu manque à différents degrés, de l'un ou de ces trois instincts de base, on peut les réharmoniser en devenant sa propre mère et son propre père pour notre enfant intérieur. De plus, l'harmonie entre l'homme et la femme en nous contribuera à aider notre enfant intérieur à développer son instinct de syntonie.

Sylvain le mal-aimé

La mère de Sylvain n'a jamais désiré cette maternité. À sa naissance, elle refuse de s'en occuper, le privant des soins essentiels à un nouveau-né. Sylvain sera confié à sa grand-mère, qui lui procurera un toit, de la nourriture, des vêtements et la possibilité de faire des études.

Sylvain portera en lui, pendant bien des années, les carences vécues lors de sa naissance et durant son enfance. À la mort de sa grand-mère, il se réfugie dans la drogue et finit en prison.

Les carences au niveau de ses instincts de base faisaient que Sylvain se croyait incapable de prendre soin de lui ; c'est pourquoi il opta pour la fuite face à la vie.

Que pouvons-nous faire si comme Sylvain, nous ne nous sommes pas senti accueilli avec amour et tendresse au moment de notre naissance ?

Il est possible que nos parents aient désiré un garçon et qu'ils furent déçus en apprenant que nous étions une fille, ou l'inverse. Il se peut également que l'un d'eux ait eu un mouvement de recul vis-à-vis de nous parce qu'il nous trouvait laid, ou trop petit.

Lors d'une régression d'âge, j'ai revu ma naissance. J'ai été très surprise de revoir, dans les détails, l'endroit où j'étais née.

Ma grand-mère agissait comme sage-femme auprès de ma mère. Au moment de ma naissance, j'avais le cordon noué autour du cou. Ma grand-mère était très inquiète, étant peu habituée à pratiquer des accouchements. Ma mère, elle, ne s'intéressa pas vraiment à moi. C'est ma grand-mère qui s'occupa de moi. Ce désintérêt de sa part avait laissé son empreinte en moi.

Après cette régression d'âge, j'interrogeai ma mère pour vérifier si ce que j'avais vu était exact. Je lui demandai comment elle avait vécu le moment de ma naissance. Elle me répondit : « *Oh, j'étais très heureuse...* » Je lui fis part de ce que j'avais vu. Soudain, elle se rappela qu'à ce moment précis, elle était très préoccupée en songeant au baptême. Elle s'était séparée de mon père dans des conditions dramatiques quelques mois auparavant. Elle avait très peur de le revoir.

La petite fille en moi ne savait pas pourquoi sa maman ne l'avait pas accueillie. Elle l'avait ressenti comme de l'indifférence de sa part.

Un jour, j'ai tenté une expérience pour faire revivre une nouvelle naissance à cette petite fille en moi. En état de détente, j'ai imaginé que moi, Claudia l'adulte, j'étais la mère de cette petite Claudia qui allait naître. Je caressai mon ventre en parlant à cette enfant, lui disant combien j'avais hâte qu'elle soit là, comme la vie allait être belle, à quel point j'allais l'aimer et en prendre soin. Je la rassurai sur la peur qu'elle avait de naître et de vivre. Je lui dis : « *Quoi qu'il arrive, même si les autres te délaissent, moi, je t'aimerai toujours.* » Je l'ai sentie rassurée, ayant envie de naître. Je l'ai sentie glisser hors de mon ventre. Je l'ai accueillie avec beaucoup d'amour et de tendresse. Je caressais son petit corps en lui disant combien elle était importante pour moi.

Pour les personnes bien ancrées dans leur rationnel, ce travail peut sembler complètement farfelu. Mais pour la personne qui l'a expérimenté et qui en a constaté les résultats, ce n'est pas une utopie.

Il est important de se rappeler que notre cerveau limbique ne fait pas la différence entre les images qu'il reçoit de l'extérieur ou de l'intérieur. C'est le sentiment qui est déterminant pour l'inciter à vouloir revivre une expérience ou l'éviter.

Une expérience de rejet vécue à la naissance peut avoir donné lieu à une équation du genre : **vivre = souffrir**, et créer chez la personne concernée la peur de vivre, l'amenant à s'accrocher à des mécanismes de survie.

Une renaissance vécue dans la joie, l'amour et l'accueil peut, par contre, engendrer une nouvelle équation qui peut être : **vivre = une merveilleuse aventure**, et ainsi, déclencher chez cette personne un goût de vivre qu'elle n'avait jamais eu par le passé.

Toutes les expériences que nous avons vécues depuis notre conception ont été mémorisées dans notre mémoire émotionnelle.

Au cours de mes séminaires de libération de la mémoire émotionnelle, il m'est arrivé, à maintes reprises, d'aider des personnes qui, au cours d'une régression d'âge, revivaient avec une grande intensité leur propre naissance.

Pour réharmoniser nos instincts, on pourra également retrouver dans notre mémoire un événement où, enfant, on s'est senti malheureux, abandonné, rejeté, humilié, rabroué, trahi, honteux, etc.

Pour ce faire, voici ce que je te suggère : choisis un moment et un endroit propices à ce travail intérieur. Ferme les yeux et détends-toi bien. Tu peux, si tu le souhaites, utiliser une musique de relaxation. Détends toutes les parties de ton corps. Tu peux inviter tes guides spirituels à t'accompagner dans ce processus. Tu peux aussi t'imaginer entouré d'un beau dôme de lumière cristalline, qui te protège.

Puis, entre à l'intérieur de toi-même pour visionner ton propre film intérieur. Laisse les images ressurgir de ton passé, te ramenant dans un événement où tu te serais senti complètement seul, désemparé, découragé.

Voici un exemple qui pourra t'aider.

Rémy en était à sa seconde relation de couple. Dans celle-ci comme dans la précédente, il sacrifiait le respect de lui-même pour obtenir le sentiment d'être aimé. C'est ainsi que ses partenaires s'arrangeaient bien de sa grande générosité, mais ne répondaient pas pour autant à ses attentes, ce qui l'amenait à se sentir le plus souvent utilisé et abandonné.

J'invitai Rémy à se détendre et à laisser remonter, de sa mémoire, des images relatives à un sentiment d'abandon. Rémy se revit à l'âge de trois ans. C'était la guerre. Ses parents avait jugé plus prudent de le placer chez des gens qu'ils connaissaient à la campagne.

Son père alla l'y reconduire. Rémy, croyant qu'il s'agissait d'une balade avec son papa, était tout heureux. Quelle ne fut pas sa stupéfaction lorsqu'il vit son père remettre une petite valise à la dame de la maison, puis, lui toucher la tête en lui disant : « *Tâche d'être un gentil petit garçon.* » Il démarra la voiture et partit. Rémy se mit à pleurer, complètement désemparé que son père l'ait laissé à cet endroit.

Des hommes âgés, qui le virent pleurer, se moquèrent de lui : « *Quoi, tu pleures ? Un garçon, ça ne pleure pas ! Tu dois être une fille avec l'apparence d'un garçon...* »

Quand arriva l'heure du repas, on l'invita à table. La dame déposa un œuf dans l'assiette de Rémy. Il la repoussa d'un geste brusque, et l'œuf tomba par terre. Le mari de cette femme le prit par le bras et l'enferma dans une remise.

Rémy se revoyait à la fenêtre, le visage inondé de larmes. Il appelait « M*aman ! Maman !...* » Dans ces images, j'ai invité Rémy, l'adulte, à jouer un rôle de papa pour accueillir et consoler ce petit garçon malheureux qui vivait toujours en lui.

Il est donc entré dans ces images, se voyant aller auprès de ce petit garçon désemparé qui avait peur et qui croyait que ses parents ne voulaient plus de lui. Il le prit sur ses genoux, le consola, le berça, puis lui dit : « *Pleure petit, tu as le droit d'avoir du chagrin. N'écoute pas ces vieux qui se sont moqués de toi parce qu'eux ont nié leurs émotions. Un garçon, c'est un être humain, et tous les êtres humains peuvent éprouver du chagrin à un moment ou à un autre. Ton papa et ta maman ne t'ont pas abandonné, ils t'ont placé ici pour s'assurer que tu serais en sécurité. Dès que le danger sera écarté, ils reviendront te chercher. Tu n'es pas seul, je suis là moi, ton grand Rémy ! Et puis, il y a ces gens, qui ne demandent pas mieux que de t'aimer...* »

Le petit Rémy : « *Mais je n'ai pas été gentil, ils ne voudront plus de moi.* » Le petit garçon avait honte de ce qu'il avait fait. Rémy l'adulte continua d'agir en « papa », mais cette fois, avec sa partie masculine, afin d'aider son petit garçon à apprendre comment se comporter dans le jeu social, et lui dit : « *Tu sais, petit Rémy, tous les humains peuvent être habités par des sentiments de colère lorsqu'ils sont blessés. Ils ne sont pas pour autant mauvais ou indignes d'être aimés. Cependant, ils peuvent reconnaître que leur comportement de colère a pu blesser l'autre et lui demander pardon. Que dirais-tu de le faire ?* »

Le petit Rémy : « *Je veux bien.* »

Le grand Rémy : « *Alors, viens avec moi ; allons retrouver ces gens qui t'ont accueilli dans leur maison.* »

Le petit Rémy a demandé à l'homme de la maison l'autorisation de sortir de la remise, en disant : « *Puis-je sortir maintenant ? Je m'excuse d'avoir jeté l'œuf par terre.* » L'homme a répondu : « *Oui, tu peux sortir. Je t'ai puni car je ne veux pas que tu gaspilles de la nourriture. Elle est rare, en ce moment... Je sais qu'il t'est difficile de comprendre cela. Cela m'a fâché que tu te comportes ainsi, mais je ne demande pas mieux que de t'ouvrir mon cœur, si tu veux bien être gentil.* » Cet homme le prit dans ses bras. Le petit Rémy n'était plus malheureux.

C'est ce qu'on peut appeler jouer au cinéaste pour se créer un nouveau scénario, en plus de se donner une mère en faisant intervenir notre partie féminine pour donner l'affection, l'accueil et la protection à notre enfant intérieur, ainsi qu'un père, par l'entremise de notre partie masculine, pour valoriser et guider notre enfant intérieur.

On pourra donc, par cette technique, aider notre enfant intérieur à guérir de ses blessures passées afin qu'il délaisse les anciens modes de comportement qui ne lui sont pas favorables.

Voici des exemples de modes de comportement en rapport avec des carences affectives que vivent bien des adultes.

Benoit a quarante-deux ans, il est ingénieur de profession. Spécialiste dans son domaine, il est très respecté de son entourage. Personne ne se douterait que sous l'apparence de cet homme mûr et plein d'assurance, se cache un petit garçon qui aurait tant besoin de l'attention d'une maman.

Benoit me consulte parce qu'on lui a dit qu'il faisait une dépression nerveuse. Lui, tout ce qu'il sait, c'est qu'il est malheureux et qu'il n'a plus d'intérêt à rien.

Benoit a eu une première épouse, envers laquelle il avait beaucoup d'attentes. Au fil des années de leur vie commune, il sentit un désintéressement de sa femme à son égard. Cela l'amena à s'intéresser à d'autres femmes en dehors de sa relation de couple. C'est ainsi qu'il fit la connaissance de celle qui devint sa seconde épouse. Au début, tout était merveilleux, puis elle devint enceinte. Quand l'enfant fut là, il sentit qu'il perdit la place privilégiée qu'il occupait auprès de sa femme. Son besoin d'attention et d'intérêt exclusif, il alla le combler auprès d'une maîtresse. Pendant un certain temps, il s'arrangea de cette double vie, se sentant comblé des moments de fusion qu'il connaissait avec sa maîtresse. Il n'eut bientôt plus qu'une idée, vivre avec elle à temps plein, espérant qu'elle le souhaitait autant que lui, car elle était aussi engagée de son côté. Il quitta donc sa femme, acheta une nouvelle maison pour s'y installer avec sa nouvelle flamme.

Au moment où il fut libre de s'engager totalement avec sa maîtresse, elle lui annonça qu'elle avait décidé de se réinvestir dans sa relation avec son mari. Cette décision de sa part le replongea dans un vieux sentiment d'abandon, qu'il avait fui pendant une grande partie de sa vie en passant d'une femme à une autre.

En thérapie, il m'avoua qu'il n'avait jamais pensé souffrir de dépendance affective, mais là, avec du recul, il voyait bien que, chaque fois qu'une femme cessait de lui porter de l'intérêt, il en cherchait une autre pour avoir le sentiment d'exister pour une femme. C'était le petit garçon qui aurait aimé dire à sa mère : « *Maman, regarde-moi ! Prends-moi dans tes bras, sinon, la vie n'a plus d'intérêt pour moi.* »

Les jeux de séduction ne sont, en définitive, qu'une recherche d'attention et de valorisation. « *Si j'attire son regard et son intérêt sur moi, c'est que je suis séduisant, donc, que j'ai de la valeur* », pense le dépendant affectif.

La maîtresse de Benoit se complaît dans ce jeu de séduction. Chaque fois qu'ils se rencontrent, elle est à son meilleur. Ils partagent, en quelques heures, une passion qui lui fait croire qu'elle est la plus jolie, la plus désirable. Pour rien au monde, elle ne voudrait sacrifier cette passion pour une vie au quotidien. Elle se protège de sa peur de s'engager en demeurant avec un mari qu'elle n'aime plus depuis longtemps, mais cette situation l'arrange bien.

Un séducteur me révélait sa stratégie de mâle, laquelle consistait à s'intéresser à une femme qui lui plaisait en lui manifestant de l'intérêt, pour ensuite s'en désintéresser complètement. Il me disait que cette tactique marchait à tout coup.

Ce qu'il n'avait pas réalisé, c'est que dans sa stratégie, il ne s'attirait que des dépendantes affectives, qui finissaient par lui coller après, comme une mouche.

Une personne autonome sur le plan affectif, ne s'enflamme pas dès qu'on lui porte un peu d'intérêt et, par conséquent, n'entre pas dans un tel jeu.

Le paradoxe de la dépendance affective,
c'est qu'autant notre besoin d'être aimé est grand,
autant nous ne nous en croyons pas digne.
Voilà pourquoi nous mettons
tant d'efforts à vouloir conquérir l'autre.

Annie était ambivalente entre son mari et son amant

Annie était mariée depuis plus de vingt ans. Elle et son mari vécurent, au début, une relation très passionnée qui, avec le temps, se transforma en lutte de pouvoir, les amenant à se fermer l'un à l'autre. C'est ainsi qu'elle prit un amant pour combler son besoin d'affection. Son mari était froid vis-à-vis d'elle mais lui offrait une certaine aisance financière, alors que son amant ne pouvait lui offrir que sa tendresse et son affection, puisque c'est elle qui l'aidait financièrement.

Elle se sentait partagée dans cette situation. Elle aurait bien aimé avoir les deux, soit l'argent de son mari et l'affection de son amant. Elle en parla à son médecin, qui lui répondit : « *Mais de quoi vous plaignez-vous, madame ? Vous avez les deux !* »

En réalité, elle n'avait rien qui dépendait vraiment d'elle. Elle était autant dépendante sur le plan financier qu'affectif. À tout moment, elle pouvait perdre l'un et l'autre, ce qui lui causait des problèmes d'anxiété.

> « *Souvent les gens qui ont une dépendance se fuient eux-mêmes, et ils se servent de cette dépendance pour remplir leur espace intérieur.* » Louise L. Hay

---

Toute forme de dépendance
qui ne nous conduit pas à l'autonomie est une prison.

S'accrocher, c'est se limiter. La vie avance librement. Si tu veux vivre pleinement, rends-toi libre.

Comment acquérir son autonomie affective ?

Nous avons déjà vu l'importance de transformer nos scénarios de souffrances du passé pour aider notre enfant intérieur à guérir de ses sentiments de rejet, d'abandon, de trahison, d'indifférence et autres...

Maintenant, il nous faudra aider cet enfant intérieur à grandir pour qu'il puisse atteindre sa maturité affective.

L'importance de la phase de sevrage chez l'enfant

Lorsque naît un bébé, il est totalement dépendant, pour sa survie, de ceux qui prennent soin de lui. Cette dépendance est normale. Le rôle principal des parents consiste à aider l'enfant à atteindre son autonomie tant sur le plan physique, matériel, que sur le plan affectif. Dans les premières années de vie, ce rôle est surtout dévolu à la mère. La maman qui allaite son enfant doit tôt ou tard le sevrer, ce qui est conforme à la nature. Il en va de même du côté affectif. Le père qui réclame sa femme participe indirectement au sevrage que doit vivre l'enfant.

Un sevrage sain fait toujours suite à un besoin comblé et s'effectue au fur et à mesure que l'enfant est prêt à assumer un peu plus de liberté. Un sevrage radical amène presque toujours une cassure sur le plan psychologique. C'est pourquoi un excès de maternage et de surprotection peut s'avérer aussi nuisible qu'un manque. Car l'excès amène tôt ou tard la cassure, au même titre que l'abandon.

Beaucoup de femmes, comme nous l'avons vu au début avec l'histoire d'Antoine, comblent leur besoin d'affection avec leur enfant. C'est ce qu'a fait ma mère lorsqu'elle se retrouva seule avec moi, privée de ses autres enfants.

En agissant ainsi, la mère prolonge la période symbiotique avec son enfant, le privant ainsi du sevrage graduel dont il a besoin pour acquérir son autonomie affective.

Dès que survient une circonstance où la mère ne peut plus répondre à cette dépendance qu'elle a elle-même nourrie chez son enfant, ce dernier peut le vivre comme un abandon ou une trahison de sa part. Il peut penser: «*J'étais tout pour elle et maintenant, je ne suis plus rien, elle ne veut plus de moi.*» Cela peut correspondre à l'arrivée d'une tierce personne (par exemple: la naissance d'un autre enfant, la venue d'un amoureux, d'un grand-parent ayant besoin de soins, etc.). Il peut s'agir de l'entrée de l'enfant à l'école, où ce dernier s'accroche désespérément à sa mère. Cela peut également correspondre à un éloignement forcé (l'hospitalisation de l'enfant ou de la mère, un voyage, un décès, etc.).

La mère qui occupe un emploi à la maison ou à l'extérieur de chez elle, peut offrir cette occasion à l'enfant de vivre un sevrage favorable si, bien entendu, cela se fait de manière graduelle et qu'elle rassure l'enfant sur son amour pour lui, sur le fait que même si elle s'absente, elle ne l'abandonnera jamais.

Mais que faire lorsque nous n'avons pas vécu cette période de sevrage parce que nos besoins d'être aimé, materné, accueilli, rassuré, protégé, n'ont pas été comblés, ou encore parce qu'à un moment donné, il y a eu cassure dans notre lien affectif ?

Il nous faudra repartir de ce moment de cassure, ou de ces périodes de carence, pour apporter à notre enfant intérieur cet amour inconditionnel, dont il a un besoin vital pour se sentir aimé et pour croire qu'il a le droit d'exister. Ce n'est qu'une fois ces besoins comblés qu'on pourra aider notre enfant intérieur à réaliser son sevrage affectif, pour qu'il cède de plus en plus la place à l'adulte.

L'enfant heureux en nous s'exprime par notre joie de vivre, notre capacité à nous émerveiller, notre désir d'apprendre. Ce dernier a naturellement grand plaisir à collaborer avec notre adulte.

Alors que l'enfant malheureux en nous a peur. Il est continuellement sur le qui-vive ou en réaction ; c'est ainsi qu'il prend toute la place lorsqu'il croit qu'il y va de sa survie. Il sera donc impératif de ne pas rejeter cet enfant, même lorsqu'il réagit par des comportements tout à fait disproportionnés par rapport à l'adulte que nous sommes.

C'est dans ces moments-là qu'il a le plus besoin de se sentir aimé, rassuré et guidé vers l'action la plus appropriée à prendre. Ce sera le travail que pourront accomplir les parents intérieurs que nous nous serons donnés.

> *« Chacun de nous travaille toujours avec l'enfant de trois ans qui vit en chacun de nous. La plupart, malheureusement, passent leur temps à gronder cet enfant, et puis, s'étonnent que leur vie ne marche pas. »* Louise L. Hay

Comment travailler avec notre enfant intérieur?

Une image de l'enfant que nous étions peut s'avérer très utile pour amorcer cette démarche vers une plus grande maturité. Aussi, je t'invite à retrouver des photos de toi prises à différentes périodes de ton enfance. Choisis la photo correspondant à la période où tu as le plus manqué d'affection, d'attention, de protection, où tu t'es senti blessé, abandonné ou mis à l'écart. Puis, accompagne cet enfant à différentes périodes de sa vie. Tu peux d'abord travailler avec l'enfant naissant, puis avec celui de deux ans, cinq ans, neuf ans, douze ans, etc. S'il advenait que tu n'aies pas de photographies de toi enfant, tu peux pallier à cette lacune en recherchant dans des revues ou catalogues une image d'enfant qui ressemble au petit enfant que tu étais.

Place cette photo ou cette image bien en évidence. Souris à cet enfant. Dis-lui que tu l'aimes. Demande-lui ce qui lui ferait plaisir et fais en sorte de répondre à ce désir.

Plus tu apporteras à cet enfant intérieur, moins tu auras d'attentes vis-à-vis des autres. En répondant à ce dont tu as besoin pour être heureux, tu ressentiras un plus grand bien-être et tu seras en mesure de donner de l'attention, de l'intérêt et ton écoute à celui que tu aimes. C'est ainsi qu'à son tour, se sentant plus rempli, il pourra te donner en retour.

Dans la situation inverse, moins l'on s'apporte, plus on est en manque, et plus on a d'attentes et de demandes vis-à-vis de la personne que l'on aime. En agissant ainsi, nous la vidons : c'est pourquoi elle se ferme et s'éloigne de nous.

Si ton enfant intérieur ressent un grand vide, une grande solitude, un besoin insatiable d'attention et d'amour, rassure-le, dis-lui qu'il n'est plus seul à présent, que vous êtes deux, toi, son grand, et lui, ton tout-petit.

Pendant des années, j'ai eu ce que j'appelais « mes ennuyites aiguës ». Dans ces moments, je ressentais un tel ennui m'envahir. Pourtant, je n'étais pas seule ! J'avais un mari, des enfants, et tout ce qu'il me fallait pour me distraire. Rien n'y faisait. Je croyais que cela avait un lien avec le père que je n'avais jamais eu. Je pensais que c'était de lui dont je m'ennuyais.

J'ai fini par découvrir de qui je m'ennuyais tant. C'était de moi-même. Je m'étais tellement perdue, à vouloir rendre les autres heureux, à vouloir leur plaire pour qu'ils m'aiment, que je ne savais plus qui j'étais ni ce que je voulais vraiment.

Prends maintenant du temps avec cet enfant. Prends le temps de converser avec lui. Alloue-lui du temps pour s'amuser, se bercer, pour chanter, s'émerveiller...

Si l'enfant que tu étais n'a pas pu jouer ou être un enfant, parce qu'il devait continuellement travailler ou faire face à des responsabilités d'adulte, aide-le à redécouvrir le rire, les jeux, le plaisir. Apprends-lui à prendre la vie moins au sérieux.

Offre-lui ce jouet dont il rêvait. Achète-lui la plus belle poupée ou le plus bel ourson pour remplacer ce jouet qu'on lui avait brisé, enlevé ou qu'il n'a pas eu.

Aime-le tel qu'il est, sachant qu'il est aussi parfait qu'il puisse l'être en fonction de son niveau de conscience, et là où il est rendu dans son évolution.

Donne-lui le droit d'être déçu, impatient, en colère. Dis-lui qu'il a le droit de faire des erreurs, d'hésiter, d'avoir des doutes, de se tromper, de recommencer ou d'être changeant.

Deux amies voyageaient ensemble. L'une d'elles demanda pour une troisième fois une explication au guide qui les accompagnait. L'autre, impatiente, lui lance: « *Tu n'as pas compris? Ça fait trois fois qu'il te le dit...* » Son amie lui répondit alors, bien calmement: « *C'est vrai que je lui ai demandé par trois fois, j'ai le droit de ne pas comprendre immédiatement, je ne suis pas idiote pour autant...* » Celle qui s'était impatientée se mit à pleurer. Elle venait de prendre conscience qu'elle ne se donnait jamais le droit de se tromper et qu'elle ne le donnait pas davantage aux autres. Elle avait cru qu'il fallait être parfaite pour avoir de la valeur ou être aimée.

Ne permets plus à qui que ce soit de maltraiter l'enfant en toi, de le blesser ou de lui manquer de respect. Rassure-le quand il a peur. Dis-lui que tu seras toujours là pour le protéger, le défendre et l'encourager. Dis-lui que quoi qu'il arrive, toi, tu l'aimeras toujours et que tu ne l'abandonneras jamais.

Apprends-lui à ne pas se dévaloriser. Rappelle-lui que nous avons tous des forces, des limites et des faiblesses, et que la seule différence d'un être à l'autre, c'est que ce ne sont pas les mêmes.

Félicite-le le plus souvent possible, autant pour ses bonnes idées, ses bonnes actions, que ses petites et grandes réalisations.

Lorsqu'on a été très peu félicité enfant, on a tendance à croire que pour avoir de la valeur, il faille absolument performer. C'est ce qui conduit ceux qui n'atteignent pas le succès à croire qu'ils sont sans valeur.

Dis-lui combien tu es fier de lui pour tout ce qu'il a accompli jusqu'à présent, et surtout pour les efforts qu'il a déployés pour être là où il est rendu.

Rappelle-lui que l'important, c'est de faire constamment de son mieux et de tenter de toujours s'améliorer pour y gagner en confiance, en paix intérieure et dans nos relations avec notre entourage.

Guide-le en lui donnant les clés d'une bonne hygiène relationnelle, qui consiste à lui apprendre :

- à être attentif à ses besoins, mais également à ceux des autres ;
- à se demander : « *Qu'est-ce que l'autre a besoin ?* », « *Me l'a-t-il demandé ou se plaint-il seulement de sa situation ?* », « *Comment pourrais-je respecter ou répondre à ce besoin de l'autre ?* », « *Et si j'y réponds, est-ce que je me respecte ?* » ;
- à formuler honnêtement ses demandes plutôt que d'utiliser la manipulation ;
- à vérifier si ses pensées et ses sentiments sont en accord avant de parler ou d'agir ;
- à être plus flexible, à renoncer à vouloir gagner aux dépends de l'autre ou à vouloir que les choses se passent toujours selon ses désirs.

Rappelle-lui que la vie est une merveilleuse aventure où, à chaque jour, nous est donnée l'opportunité d'être heureux et de célébrer la vie.

Plus tu aimeras l'enfant qui vit en toi de manière inconditionnelle, plus il te sera facile de t'aimer, et ainsi, plus les autres t'aimeront pour ce que tu es.

Quand tu appliqueras toutes ces recommandations, que je t'ai proposées pour aider ton enfant intérieur à grandir, imagine que c'est ton « papa » intérieur ou ta « maman » intérieure qui te les dicte.

N'ayant pas eu de père pour me guider, je n'avais donc pas reçu ces lignes de bonne conduite qu'un « *papa aimant* » aurait pu me donner. En faisant ce travail sur moi-même en vue d'atteindre ma maturité affective, j'imaginai que c'était mon père intérieur qui me guidait.

Par exemple, si je devais attendre en file, l'enfant impatiente en moi s'arrangeait pour se faufiler. Après m'être donné ce père intérieur qui m'aidait à grandir, je l'entendais me dire : « *Claudia, respecte les autres qui attendent déjà, développe un peu ta patience.* » Je renonçais volontiers à mes agissements égocentriques et reprenais bien sagement ma place, avec le sourire.

Quelle différence ce travail intérieur a fait dans ma vie ? Une énorme différence, dans mes relations avec les autres, où je n'ai été que gagnante.

Plus les besoins de ton enfant intérieur seront comblés, plus le sevrage vis-à-vis de la personne dont tu dépendais se réalisera.

Il nous arrive parfois, en faisant ce travail, de ne plus savoir si nous aimons encore la personne dont nous étions dépendant. Cette réaction est tout à fait normale puisque nous avions appris à aimer de cette façon. Le fait de ne plus dépendre de l'autre peut créer, au départ, une certaine confusion, mais c'est le prélude à une nouvelle façon d'aimer, où l'amour peut enfin être partagé.

Toutes ces règles pour aider notre enfant intérieur à grandir, ce sont les mêmes que l'on peut appliquer dans l'éducation de nos enfants.

C'est en ayant été un bon parent pour notre enfant intérieur que l'on pourra être un meilleur parent pour ses enfants.

Credo de mon autonomie affective.

À partir d'aujourd'hui,

- je me choisis et je prends soin de moi ;
- je m'estime, je me traite bien ;
- je reconnais ma valeur et celle des autres ;
- je n'ai rien de spécial à faire pour être aimé, je n'ai qu'à m'aimer et à être moi-même ;
- je me respecte et je respecte les autres ;
- je ne permets plus à qui que ce soit de me maltraiter ;

- je laisse les autres s'approcher de moi sans pour autant m'enflammer pour un peu d'attention ;
- j'exprime mes sentiments ;
- je pose mes limites ;
- je me libère autant du sentiment de culpabilité que celui de la honte ;
- j'élimine la victime ainsi que le sauveteur en moi ;
- je laisse la liberté aux autres ;
- j'agrandis mon cercle d'amis ;
- je prends le temps pour mieux profiter de ma vie ;
- dans une nouvelle relation, je me donne le temps de mieux connaître l'autre avant de m'engager ;
- j'ai maintenant un père et une mère pour aimer, accueillir et guider mon enfant intérieur ;
- je me donne le temps dont j'ai besoin pour apprendre et avancer ;
- j'expérimente le bonheur chaque jour.

Septième chapitre

Retrouver sa valeur

«Nous n'aurons de cesse de tout explorer
et le terme de notre exploration
nous ramènera au lieu de notre origine
et nous le verrons pour la première fois.»

T.S. Eliot, Little Gidding

Un professeur enseignait à des enfants comment se réalisait la fécondation. Il dessina au tableau un ovule et de nombreux spermatozoïdes, en précisant aux enfants que parmi ces millions de spermatozoïdes, un seul réussira à s'unir à l'ovule et que de cette union naîtra un bébé.

Une petite fille leva la main et demanda à son professeur: «*Est-ce que cela veut dire qu'au départ, nous étions tous des vainqueurs?*»

En quelque sorte oui, nous étions tous des vainqueurs, mais pas dans un sens de compétition. Le spermatozoïde qui a réussi à féconder l'ovule n'était pas nécessairement le meilleur, il a simplement occupé la place qui lui revenait.

Nous avons tous une place en ce monde. Nous avons tous quelque chose à offrir dont les autres ont besoin. Trouver sa place procure un sentiment d'accomplissement, une paix intérieure et une grande satisfaction de soi.

Lorsque nous croyons devoir nous battre pour obtenir ce que nous désirons, c'est que nous sommes en lutte avec nous-même : lutte entre nos pensées et nos sentiments, entre notre conscient et notre inconscient, entre nos désirs et nos aspirations, entre ce que nous sommes et ce que nous croyons être.

Combien de fois nous comparons-nous défavorablement aux autres en pensant ou en disant :

- « Moi, je n'ai pas son talent »
- « Je n'ai pas sa force »
- « Je n'ai pas sa volonté »
- « Je n'ai pas sa persévérance »
- « Je n'ai pas ses connaissances »
- « Je n'ai pas son expérience »
- « Je n'ai pas sa créativité »
- « Je n'ai pas son dynamisme »

oubliant ce que nous avons en nous.

Mais nous, qu'avons-nous, en fait ? Nous avons tout ce dont nous avons besoin pour nous réaliser et pour accomplir ce que nous sommes venus parfaire dans cette vie.

Nous n'obtenons pas toujours ce que nous désirons, c'est vrai, mais nous recevons toujours ce qui nous est nécessaire pour notre évolution.

Malheureusement, le temps que l'on passe à regarder les autres accomplir des performances n'est pas du temps qu'on investit pour découvrir son propre potentiel. Le véritable gagnant n'est pas celui qui dépasse les autres, mais celui qui se surpasse lui-même.

Cependant, pour arriver à nous surpasser pour trouver la place qui nous revient, il faut cesser de nous dévaloriser, de croire que nous sommes incapable de nous démarquer ou de changer notre vie.

Tout changement important commence toujours par une décision ferme qui engage tout notre être.

Pendant une bonne partie de ma vie, j'ai souffert de périodes de dépression, persuadée que j'étais impuissante à changer ma vie. J'en étais arrivée à croire que la seule solution pour en finir avec cette souffrance qui m'habitait, c'était le suicide. Cette pensée m'obséda à un point tel que j'ai fini par passer à l'action. Cette tentative de suicide, presque réussie, me fit comprendre que notre corps n'est qu'un véhicule et que ce n'est pas en le détruisant que nous trouverons la paix, la sérénité et le bonheur.

Cette expérience fut suffisamment forte pour m'inciter à faire un nouveau choix. En revenant chez moi, après ce séjour à l'hôpital, j'ai pris le peignoir dans lequel je traînais toute la journée quand j'étais aux prises avec mes idées noires. Je l'ai jeté à la poubelle en affirmant: «*Je jette mes dépressions avec ce peignoir. Je ne sais pas comment, ni quand, mais je sais que je vais m'en sortir.*» Sans en être consciente à ce moment-là, je m'étais syntonisée sur de nouvelles fréquences vibratoires, qui ne pouvaient que me conduire vers les personnes et les moyens appropriés pour quitter cet état défaitiste.

Réflexion et application

- Veux-tu changer ta vie?
- Quelle est la décision ferme qui pourrait t'aider à opérer ce changement?

- Maintenant, passe à l'action en t'engageant vis-à-vis de toi-même. Par exemple, tu peux écrire : Aujourd'hui, le ____________________, je débute une nouvelle vie et je décide que ________________________________

  ____

  Inscris ici la ou les décisions concernant tes nouveaux choix. Termine en remerciant pour tout ce que tu as reçu jusqu'à présent et pour tout ce qui est à venir, en ajoutant : et ce, avant le ____________(inscris une date).

« Quand vous faites une affirmation, vous sortez de votre rôle de victime. Vous n'êtes plus impuissant. Vous admettez votre propre pouvoir. » Louise L. Hay

Quand j'étais enfant, j'avais un rêve, c'était celui d'écrire. Je me souviens particulièrement d'un film que j'avais regardé à la télévision, qui avait pour titre « Retour à Peton Hill ». C'était l'histoire d'une jeune écrivaine qui avait relaté dans un roman ses propres expériences et celles des personnes de son village. Ce livre avait fait scandale. Il avait même été mis à l'index car elle y racontait entre autres, le drame qu'avait vécu l'une de ses amies : elle s'était fait violer par son beau-père et, devenue enceinte, avait dû se faire avorter.

Après le visionnement de ce film, j'avais décrété qu'un jour, je serais écrivain. Lorsque je me hasardais à parler de cette aspiration à mes professeurs, ces derniers me répliquaient : « *Toi, avec toutes les fautes d'orthographe que tu fais, tu rêves en couleur, ma fille !* » Ces remarques m'incitèrent à renoncer à ce rêve. Je n'en parlai plus. Quand vint le temps de choisir une carrière, je n'osai même pas y penser, étant persuadée que je n'avais pas les aptitudes qu'il fallait. C'est ainsi que j'ai opté pour un autre domaine.

Richard Bach dit, dans son livre « Illusion » : « Il ne t'est jamais donné un désir sans le pouvoir de le rendre réalité. »

Des années plus tard, ce rêve me revint. Lors d'un séminaire sur « la maîtrise de sa vie », notre instructeur nous invitait à chanter : « *Dream the Impossible Dream.* » (Rêve, même les rêves qui te semblent impossibles).

Après ce séminaire, je me suis construit un scénario correspondant à mon rêve. C'est ce qu'on peut appeler se fabriquer une forme-pensée. En alimentant ces formes-pensées, elles finissent la plupart du temps par se matérialiser.

On peut se construire des formes-pensées qui nous seront favorables ou défavorables, c'est notre liberté, mais nous aurons à assumer la matérialisation de ce que nous aurons créé. Ainsi, si nous entretenons la peur de perdre notre conjoint, nous pouvons nous attirer des situations pour matérialiser la forme-pensée de la solitude qui nous faisait si peur et que nous entretenions.

La forme-pensée, ou le scénario relatif à mon rêve, était celui-ci : je me voyais donner une conférence et, à la fin, des gens venaient vers moi pour me demander de dédicacer l'un des livres que j'avais écrit.

Au moment où, par le biais de mon imagination, j'avais créé ces images, je n'avais encore jamais donné de conférence ni rien écrit qui fut publié. Ce n'est que six années après avoir nourri cette forme-pensée que j'entrepris d'écrire un premier livre. Ces images, que j'avais visualisées avec intensité à plusieurs reprises, se matérialisèrent. En effet, par la suite, à la fin de chacune de mes conférences, des gens venaient vers moi pour que je leur dédicace l'un de mes livres.

Réflexion

- As-tu un vieux rêve au fond de ton cœur, que tu aurais tant aimé réaliser ?
- Quel est ce rêve ?

- Quelle action pourrais-tu poser pour le réaliser ?
- Quel scénario pourrais-tu te construire et entretenir qui correspondrait à la réalisation de ce rêve ?

Les rêves germent en nous pour être réalisés.

L'image que tu as de toi-même est une forme-pensée qui matérialise ce que tu expérimentes dans ta vie. Si tu crois que tu ne vaux pas grand-chose, comment peux-tu espérer recevoir beaucoup ? Si tu ne t'apprécies pas ou ne t'aimes pas, comment veux-tu que quelqu'un d'autre t'apprécie ou t'aime ? Si tu n'as pas confiance en toi, comment peux-tu croire que les autres te feront confiance ? Si tu n'écoutes pas tes sentiments, comment peux-tu espérer que les autres les écouteront ? Si tu te déprécies, comment veux-tu que les autres t'apprécient ?

Quelle image as-tu de toi-même ?

1. T'arrive-t-il de te comparer défavorablement aux autres ?
2. As-tu tendance à te sous-estimer ou à te déprécier ?
3. Doutes-tu des compliments qu'on t'adresse ?
4. Te sens-tu différent des autres ?
5. Cherches-tu à plaire ou à impressionner ton entourage par ton savoir-faire ou tes réussites ?
6. As-tu de la difficulté à recevoir des remarques ou des critiques, même constructives ?
7. As-tu peur de perdre l'amour ou l'estime de ceux qui te sont chers ?
8. Ressents-tu fréquemment le besoin d'être rassuré sur les sentiments que l'on te porte ?

9. Y-a-t-il près de toi une ou des personnes qui cherchent à te dénigrer ?
10. Es-tu entouré de personnes qui ne croient pas en elles ?
11. As-tu peur de révéler ce que tu considères comme tes manques ou les difficultés que tu traverses ?

Si tu as répondu oui à plusieurs de ces questions, il est fort probable que tu aies une piètre image de toi-même.

D'où vient l'image que l'on a de nous-même ?

Quand un enfant naît, il ne sait pas qui il est, n'étant pas encore identifié à un moi individuel. Il est l'appel de vie dans toute son authenticité. Ce n'est que graduellement qu'il apprendra à s'identifier à son sexe, à un prénom, à des caractéristiques qu'on lui attribuera en fonction des expressions de son caractère. C'est ainsi qu'on pourra dire qu'il est gentil, docile, silencieux, timide, espiègle, boudeur, querelleur, têtu, et encore...

L'enfant apprend à se voir à travers le regard des personnes qui l'entourent. Les parents ne sont pas toujours conscients de l'impact de leurs commentaires chez leurs enfants. Ces commentaires peuvent autant aider l'enfant à avoir une image saine de lui-même, qu'ils peuvent détruire complètement sa confiance en lui et l'estime de lui-même.

On peut faire des champions ou des trouillards de nos enfants, simplement par l'image qu'on leur renvoie d'eux-mêmes.

Og Mandino, un auteur américain à succès dont les livres ont été traduits en plusieurs langues, confiait dans une de ses conférences, que lorsqu'il était enfant, sa mère, voyant qu'il aimait écrire, lui répétait souvent : « *Og, plus tard, tu seras un très grand écrivain.* »

Au moment où il s'apprêtait à entrer à l'université, sa mère, qui était seule soutien de famille, mourut. Il dut renoncer à ses études pour se trouver un emploi. Il se maria et mit de côté son rêve d'être écrivain. N'étant pas là où il le souhaitait, il rencontra bien des frustrations, qu'il noya le plus souvent dans l'alcool. Au comble de la souffrance, il voulut en finir avec la vie. Il entra dans un magasin d'artillerie pour se procurer une arme. Au moment où il allait payer, il entendit une petite voix lui dire : « *Pourquoi tu ne te donnerais pas une autre chance ?* » Il laissa l'arme sur le comptoir et s'en alla. Il entra dans une librairie et se procura un livre ayant trait à la puissance du subconscient. Il le mit en application. Quand fut publié son premier livre, il se rendit à l'église ; à genoux, il remercia pour le bonheur qu'il connaissait, puis, pensant à sa mère, lui dit en pleurant : « *Maman, on l'a fait...* »

Si les parents disent à l'enfant, sous le coup de la colère, qu'il est stupide, méchant, détestable ou indigne de confiance, il les croira, persuadé que les adultes détiennent la vérité.

Carole se croyait stupide

Carole a sept ans. En se rendant à l'atelier de son père, elle découvre qu'il a acheté un cadeau pour la fête de sa mère. À l'heure du repas, elle rentre avec son père, et dans sa spontanéité et sa joie, elle s'écrie : « *Maman, papa t'a acheté un beau cadeau !* » Son père, en colère, lui dit : « *Tu es stupide, imbécile, sans cervelle...* », l'envoyant en punition dans sa chambre.

Carole aurait tellement espéré que sa mère vienne la retrouver pour lui dire que ce n'était pas vrai, tout ce que son père lui avait dit, mais elle ne vint pas. Carole en eut beaucoup de chagrin, croyant qu'elle avait commis une faute très grave.

Dans sa vie d'adulte, elle continuait à craindre de s'exprimer, de peur d'être prise en faute et de se sentir stupide.

Denise se croyait méchante

Denise avait quatre ans. Elle voulait jouer avec le tricycle de sa petite copine, qui repoussait tant qu'elle le pouvait son insistance. Au comble de la frustration, Denise la mordit au sang. La petite hurla de douleur. Le père de Denise, alerté, la prit brusquement par un bras et la fessa, en plus de l'enfermer dans sa chambre en lui disant qu'elle l'avait bien mérité.

Denise s'était crue méchante. Elle était persuadée qu'elle ne méritait pas d'être bien traitée. Elle se retrouvait continuellement avec des partenaires qui la maltraitaient. Quand son dernier conjoint la battait, elle se disait: «*Je l'ai bien cherché...*»

Les personnes qui se sont crues méchantes se retrouvent fréquemment confrontées à des situations de souffrance, persuadées, consciemment ou inconsciemment, qu'elles le méritent.

Manon est très sensible à la critique et croit qu'elle n'est pas vivable

Manon avait très peur de ses parents, qui se montraient très exigeants envers elle. Pour se protéger, elle se réfugiait dans un mutisme qui était perçu comme de la résistance de sa part, ce qui amenait ses parents à s'acharner davantage sur elle, croyant qu'elle cherchait à avoir raison sur eux.

Devant son mutisme, ils perdaient patience, lui disant qu'elle était têtue comme une mule, qu'elle n'était pas vivable et que personne ne voudrait jamais d'elle.

Manon grandit persuadée que personne ne l'aimerait jamais. Elle n'avait pas d'amies, ne sachant comment entrer en relation avec les autres, ce qui la rendait très malheureuse.

Beaucoup de personnes, comme Manon, qui réagissent à la moindre remarque ou craignant constamment d'être prises en faute, ont eu un père, une mère ou un professeur très exigeants vis-à-vis d'elles. Ces derniers, ignorant la peur de l'enfant, s'acharnaient parfois sur lui, croyant qu'il faisait preuve de mauvaise volonté et de résistance.

Si les parents de Manon se montraient autant exigeants avec elle, c'est parce qu'ils voulaient lui donner une bonne éducation afin de pouvoir se dire qu'ils avaient été de bons parents. Son attitude de mutisme les déconcertant, ils ne savaient plus ce qu'ils devaient faire avec elle.

Ces mots « tu n'es pas vivable, personne ne voudra jamais de toi » exprimaient leur désarroi et leur sentiment d'échec vis-à-vis de la bonne éducation qu'ils voulaient lui donner pour qu'elle soit heureuse.

Si seulement elle avait pu leur dire à quel point elle avait peur de ne pouvoir répondre à leurs attentes et qu'ils ne l'aiment pas. Et si eux, avaient pu lui dire qu'ils avaient peur de ne pas être d'assez bons parents pour elle, tout aurait été différent.

Lisette n'avait aucune confiance en elle

Une amie de Lisette lui avait demandé d'être l'une des filles d'honneur à son mariage. Lisette avait accepté. Mais voilà que plus la date du mariage approchait, plus elle avait peur et souffrait d'angoisse. En consultation, elle me dit : « *Je sais que c'est ridicule...: Être fille d'honneur se résume à faire partie du cortège d'accompagnement de la mariée à l'entrée et à la sortie de l'église, mais même pour une chose aussi banale, je n'ai aucune confiance en moi et cela m'angoisse au plus haut point.* » Je lui demandai ce qui pourrait arriver de pire dans le rôle qui l'attendait. Elle me répondit : « *Que je me mette à vomir.* »

Chaque fois, en effet, qu'elle se retrouvait dans une situation où elle ne se sentait plus en contrôle d'elle-même, elle avait la nausée. Lisette avait vécu une expérience traumatisante à l'âge de sept ans. C'était l'été. Il faisait très beau. Lisette voulait jouer avec sa petite bicyclette, qui était rangée dans la remise du jardin. Sa mère, qui était sur le point de partir, lui remit la clé de la remise, lui recommandant bien d'y faire très attention, car c'était la seule qu'elle possédait. Lisette prit la clé et alla récupérer sa bicyclette. Quand sa mère fut de retour, elle lui demanda la clé. Lisette lui indiqua où elle l'avait déposée, mais la clé n'y était plus. Sa mère entra dans une violente colère, la frappant à plusieurs reprises en lui disant : « *Je ne peux jamais te faire confiance, tu ne fais que des bêtises...* »

L'émotion, pour Lisette, fut tellement forte qu'elle alla vomir. Trente ans après cet événement, elle angoissait devant la moindre responsabilité, convaincue qu'on ne pouvait lui faire confiance.

Comment pourrions-nous croire que les autres puissent nous apprécier ou nous faire confiance, lorsqu'on s'est fait dire que l'on ne faisait que des bêtises ?

Comment pourrions-nous croire que nous sommes bon et gentil, alors qu'on nous a répété que nous avions mauvais caractère ou que nous étions méchant ?

Comment pourrions-nous penser que nous sommes attirant, lorsqu'on s'est fait dire que l'on était laid ?

Comment pourrions-nous imaginer que nous sommes intéressant lorsqu'on s'est fait traiter de stupide ou d'idiot ?

Comment pourrions-nous croire que les autres puissent nous aimer, lorsqu'on s'est fait dire que l'on était détestable ou pas vivable ?

Je me souviens d'une anecdote, survenue quand j'avais douze ans. Je marchais le long d'une rue lorsqu'un garçon, qui passait près de moi à bicyclette, me lança : « *Sais-tu que tu es jolie ?* » J'en fus insultée, croyant qu'il se moquait de moi. Pourtant, lorsque je regarde une photo de moi, à cet âge, je me rends compte que j'étais jolie. Mais comment pouvais-je le croire, puisque l'un de mes frères ne cessait de me dire que j'avais un gros nez et qu'il me surnommait « jarrets secs », parce que j'étais maigre ?

L'image que nous avons de nous-même provient donc, en grande partie, de ce que l'on nous disait ou de ce que l'on disait de nous lorsque nous étions enfant. Elle dépend des réussites que nous avons obtenues, mais également des échecs que nous avons rencontrés. Car des échecs répétés ont pu ternir l'image de nous-même.

Une image négative de nous-même peut résulter des comparaisons que nous avons subies ou que l'on se faisait à soi-même, et qui étaient défavorables à notre égard. Notre frère était peut-être plus beau, plus intelligent que nous ; notre sœur possédait peut-être un talent que nous n'avions pas. Il se peut que des comparaisons aient été faites concernant certains de nos camarades mieux nantis ou plus talentueux, ce qui nous faisait sentir inférieur.

Elle peut aussi provenir de ces situations où l'on nous culpabilisait : « *Regarde ce que tu m'as fait faire !* », « *Vous êtes des soucis permanents pour nous !* », « *Je ne peux jamais compter sur toi !* », « *Tu m'as déçu !* », ou encore de ces moments où l'on s'est senti dénigré, humilié, rejeté : « *Tu es nul !* », « *Tu ne vaux rien !* », « *Tu ne feras jamais rien de bon dans ta vie !* », « *Tu as un sale caractère !* », « *Personne ne voudrait d'un enfant comme toi !* », etc. Elle peut également avoir ses racines dans l'abus physique, émotionnel ou sexuel.

Lorsqu'on s'est senti humilié, dévalorisé ou accusé injustement, il arrive qu'on ait tendance à croire que si quelque chose ne va pas, c'est de notre faute et ce, sans même vérifier si ça l'est vraiment.

C'est exactement ce que faisait Michel. Il s'attribuait toujours d'emblée tous les torts, sans même vérifier si les accusations des autres étaient fondées ou non et ce, tant dans ses relations affectives que professionnelles, ce qui le conduisait à se dévaloriser continuellement.

En thérapie, il reconnut qu'il n'avait jamais fait le lien entre ce comportement et ce qu'il avait vécu dans son enfance. Au cours de ses premières années d'école, Michel eut pour professeur une religieuse qui battait ses élèves pour tout et pour rien. Il tenta à quelques reprises de parler à sa mère des mauvais traitements que son enseignante lui faisait subir. Sa mère lui répondait invariablement : « *Si tu as reçu des coups, c'est que tu as dû les mériter* », sans jamais intervenir. Michel fut traumatisé par cette religieuse, qui le terrorisa pendant les trois années consécutives où elle lui enseigna. Bien qu'il ne comprenait pas ce qu'il avait pu faire pour recevoir un tel traitement, il avait donné foi aux paroles de sa mère, croyant que quelque chose, à son insu, faisait qu'il méritait cette violence.

Comment retrouver une image saine de nous-même ?

Il nous faudra retrouver notre enfant blessé, dans une situation où il s'est senti rejeté, dévalorisé, puni, critiqué ou humilié. Il s'agira de laisser ressurgir ces images de notre passé, sans rien forcer, mais simplement en accueillant les souvenirs qui referont surface, puis d'entrer dans cette image et de parler à cet enfant qui se sent honteux, malheureux, ou qui voudrait disparaître. On pourra consoler ce petit cœur blessé et lui dire que ce n'est pas vrai qu'il est laid, méchant, pourvu d'un sale caractère ou indigne d'être aimé.

Il sera bénéfique d'aider cet enfant à exprimer sa souffrance, sa colère ou son désaccord à celui qui l'a fait souffrir. On devra également l'aider à prendre conscience que l'autre lui projetait sa colère, sa honte ou son humiliation. C'est de cette façon que l'enfant pourra retrouver sa fierté.

Mario portait un profond sentiment de honte

Mario avait fait un séminaire de libération de la mémoire émotionnelle avec moi. Il était plutôt discret. Il demeurait sur la réserve, s'impliquant très peu. Il ne participa pas à la séance de régression d'âge, persuadé que ça ne fonctionnerait pas pour lui. Il avait fait plusieurs thérapies, par le passé, et n'avait jamais pu lâcher sa tête. Je lui proposai mon aide pour l'aider à retrouver l'enfant souffrant en lui. Il accepta, bien qu'il n'y croyait pas. Je lui demandai de fermer les yeux pour se détendre et se retrouver dans une situation qui l'avait fait souffrir, l'invitant à mettre un mot sur le sentiment qui l'habitait. Il en était incapable. Chaque fois que je voulais l'amener à toucher à ce sentiment, il ouvrait les yeux en me disant : « *C'est inutile avec moi, ça ne fonctionne pas. Tant d'autres thérapeutes ont essayé avant toi, et je n'y suis jamais arrivé.* »

J'ai alors pris conscience de ce qui le bloquait. C'était sa croyance qu'il était incapable de contacter les sentiments qui le faisaient souffrir. Je lui ai donc proposé de se répéter à plusieurs reprises : « *Je veux et je peux arriver à libérer mes souffrances.* » Lorsque je sentis que cette affirmation commençait à porter fruit, nous avons repris et je lui ai demandé de fermer les yeux et d'entrer à l'intérieur de lui-même pour retrouver la situation qui l'avait le plus fait souffrir. Je lui demandai de visualiser les événements concernant cette période de sa vie et de me décrire les scènes du film qui se déroulait en lui. Il se détendit, laissant les images ressurgir et me raconta que ses parents étaient séparés. Son père appartenait à une communauté spirituelle. Il y avait prononcé des vœux de détachement total. Il n'avait donc que le strict nécessaire pour lui-même, ne pouvant rien donner pour ses enfants. Sa mère était sans travail et vivait avec lui, sa petite sœur, et ses grands-parents, eux-mêmes très pauvres. Non seulement n'avaient-ils pratiquement rien pour vivre, mais en plus, sa mère les négligeait, les laissant dans leur crasse. Lorsque Mario allait à l'école, les enfants se moquaient des guenilles qu'il avait pour vêtements : parfois, ils se pinçaient le nez en lui disant qu'il puait. Il vivait continuellement dans la hantise d'une visite des responsables des services de santé à l'école. Lorsque son professeur s'approchait, il remontait son col pour que ce dernier ne voit pas la crasse dans son cou.

Je demandai à Mario comment se sentait ce petit garçon dans cette école, avec ces gamins qui se moquaient de lui. Il me répondit : « *Honte, il a honte ce petit garçon. Il voudrait se cacher. Il est en colère contre sa mère qui n'en prend pas soin.* » Je l'invitai à entrer dans cette image, à aller retrouver ce petit garçon et lui dire qu'il n'était plus seul, que lui, son grand Mario, allait maintenant en prendre soin. Puis, je lui proposai d'aider son petit Mario à aller vers sa mère pour lui exprimer la colère qu'il ressentait à son égard.

Petit Mario à sa mère : « *Maman, pourquoi nous as-tu laissés dans un milieu aussi crasseux ? Tu ne peux savoir la honte que je ressentais quand j'arrivais à l'école, l'humiliation que je vivais. Pourquoi n'as-tu jamais fait le moindre effort pour nous sortir de cette misère ?* » Mario exprimait toute sa rage à sa mère en pleurant. « *Toute cette affection que tu nous donnais, j'en étais dégoûté. J'aurais nettement préféré que tu sois moins présente à nous mais que tu nous offres de quoi nous laver et nous vêtir convenablement. Ce n'est pas humain de laisser des enfants dans une crasse pareille.* » Mario pleurait tout le désarroi qu'il n'avait jamais voulu contacter depuis qu'il avait quitté la maison de ses grands-parents.

Je pris le rôle de sa mère : « *Mario, tu ne peux savoir ce que ça me faisait, à moi, de voir mes enfants dans une telle misère. J'ai grandi moi-même dans cette pauvreté et cette honte. Je n'avais aucune confiance en moi pour faire le moindre travail. J'avais si honte de ce que j'étais que je préférais vivre cachée chez mes parents. Vous êtes ce que j'ai de plus précieux. Je voulais que vous alliez à l'école, malgré le peu d'argent qu'avait ton grand-père, afin que vous puissiez vous en sortir mieux que moi et mes parents. Mais je ne savais pas que cette situation te rendait si malheureux. Si je l'avais su, j'aurais demandé de l'aide, j'aurais fait quelque chose.* »

Mario comprit que sa mère avait connu la même honte que lui. Il réalisa que, tout comme elle, il se mettait toujours à l'écart parce qu'il n'avait pas confiance en lui. Je lui demandai de revenir vers son petit garçon pour l'aider à retrouver sa fierté. Je lui suggérai de dire à celui-ci, que le Christ lui-même était né dans une étable, dans une très grande pauvreté, mais qu'aucun vêtement, aussi sale soit-il, ni même la mauvaise odeur ou la crasse qu'il aurait pu avoir sur la peau, n'aurait pu altérer la richesse de son cœur.

Je l'invitai à recontacter sa beauté intérieure, sa gentillesse, sa bonté, son honnêteté, et tout ce que la pauvreté et la saleté de son milieu familial n'avaient jamais pu altérer. Suite à ce processus, Mario retrouva sa fierté. Il n'avait plus honte.

Pendant des années j'ai cru que je n'étais pas digne d'être aimée

Vers l'âge de treize ans, un professeur que j'exaspérais me dit un jour, dans un accès de colère : « *Oh toi, tu es tellement détestable ! Personne ne t'aime et personne ne t'aimera jamais tellement tu peux être haïssable...* » Je lui répondis, d'un ton détaché : « *La pluie de vos injures n'atteint pas le parapluie de mon indifférence.* » J'utilisai un mécanisme de contre-attaque pour ne pas lui montrer à quel point ses paroles m'avaient blessée. Par la suite, dans ma vie, je fis plein d'actions altruistes pour me convaincre que j'avais bon cœur et que les autres m'appréciaient beaucoup.

Il arrivait parfois que la petite fille blessée en moi se montre arrogante ou fasse des crises à l'homme que j'aimais, lui en faisant voir de toutes les couleurs. Celui-ci se défendait en me faisant des reproches, me disant que j'étais égoïste, ou encore que j'étais « battable ». Ceci avait pour effet de renforcer ma croyance voulant que je ne sois pas aimable.

Après avoir vécu plus d'une relation de ce genre, j'avais fini par croire que je n'étais pas vivable, tout au plus fréquentable.

J'étais en lutte continuelle avec moi-même, dans ce sens que je faisais tout pour être aimée, mais lorsque j'étais aimée, je n'y croyais pas. Ne me sentant pas aimée pour moi-même, je me rebellais et je détruisais ma relation. C'est ainsi que je matérialisais la forme-pensée de la croyance à laquelle j'avais donné foi, celle que personne ne m'aimerait jamais.

Comment ai-je pu réussir à transformer cette image négative que j'avais de moi-même?

J'allai retrouver la petite fille que j'étais lors de cet événement qui l'avait blessée. Elle s'était réfugiée au bord de la rivière pour pleurer après ce que son professeur lui avait dit. Je m'installai près d'elle, lui entourant les épaules de mon bras, en lui disant qu'elle avait le droit de pleurer, d'être en colère et de détester son professeur. Je l'ai consolée puis je l'ai aidée à réaliser que ce que son professeur lui avait dit était faux.

Je lui dis: «*Te rappelles-tu de ton professeur de l'an dernier? Tu t'entendais très bien avec elle, tu lavais ses tableaux, tu l'aidais à transporter des choses, tu écoutais bien. Pourquoi agissais-tu ainsi avec elle?*»

Ma petite fille: «*Parce qu'elle m'aimait bien et qu'elle se montrait gentille envers moi.*»

Moi: «*Se pourrait-il que cette année, si tu as eu ces comportements dérangeants, c'est que tu avais besoin qu'on s'occupe de toi?*»

Ma petite fille: «*Oui, j'aurais tellement aimé qu'elle m'aime et qu'elle s'occupe de moi.*»

Moi: «*Si ton professeur t'avait donné de l'attention, comment crois-tu que tu te serais comportée vis-à-vis d'elle?*»

Ma petite fille: «*J'aurais été très sage.*»

Moi : « *Donc, ce n'est pas vrai que tu es détestable !* » Ces comportements dérangeants ne faisaient qu'exprimer : « *J'ai besoin qu'on s'occupe de moi.* »

Ma petite fille : « *Oui, c'est vrai, j'avais juste besoin qu'on me regarde.* »

Moi : « *Que dirais-tu de ne plus garder cela en toi et d'aller retrouver ton professeur pour lui exprimer ce que tu as sur le cœur ?* »

Ma petite fille : « *Je veux bien.* »

Puis, toujours par imagerie mentale, je prends la main de cette petite fille et ensemble, nous sommes retournées à l'école. Son professeur était seule, elle était sur le point de partir.

La petite fille : « *Madame, je viens vous remettre vos paroles. Ce n'est pas vrai que je suis détestable, c'est vous qui êtes une mauvaise pédagogue ! Si, au lieu de vous acharner sur moi pour tenter de me mâter, vous aviez seulement essayé de comprendre pourquoi j'agissais ainsi, vous auriez compris que j'avais tellement besoin qu'un adulte s'occupe de moi... Je n'ai pas de père, ma mère n'est pratiquement jamais là, et j'ai un frère qui me fait très peur. Si vous m'aviez donné juste un peu d'attention, j'aurais tout fait pour vous faire plaisir, j'aurais été sage comme une image...* »

Par visualisation, je vois mon professeur me répondre : « *Oh Claudia, je ne le savais pas. Je ne comprenais pas pourquoi tu agissais ainsi. Mais comme j'avais tellement à cœur que mes élèves réussissent, je ne pouvais supporter que tu déranges fréquemment la classe. Je t'ai dit que tu étais détestable parce que j'étais en colère. Ce que je voulais dire, c'est que si tu persistes dans ces comportements exaspérants, tu risques qu'on ne t'aime pas. En fait, ce n'est pas toi qui n'es pas aimable, ce sont ces comportements. Mais à présent, je comprends pourquoi tu te comportais ainsi et je te demande pardon ne pas t'avoir comprise et de m'être fâchée si souvent contre toi. Tu n'es pas détestable, tu es même plutôt attachante quand on te découvre.* »

La petite fille : « *Merci madame, je me sens beaucoup mieux à présent.* »

Si nous revenons à l'histoire de Lisette[1] qui avait été battue par sa mère parce qu'elle avait égaré la clé de la remise, celle-ci, comme bien d'autres enfants battus, dénigrés ou dévalorisés, avait très peur de sa mère. Il lui était très difficile de visualiser sa petite fille intérieure aller exprimer à sa mère la violence qu'elle lui avait fait vivre. Elle voyait sa mère devant elle comme un dragon et elle-même comme une petite souris cherchant à s'échapper.

Pour arriver à verbaliser sa souffrance à sa mère, il fallait qu'elle la voit moins menaçante. Je lui ai donc proposé de faire grandir cette petite fille de sept ans pour qu'elle soit de la même stature que sa mère.

Voici le dialogue entre la petite Lisette et sa mère.

La petite Lisette : « *Maman, je veux te dire à quel point j'ai peur de toi et combien je te trouve parfois dure et violente. La clé que tu m'avais confiée, j'y avais fait très attention. Je l'avais placée sur ton bureau, dans ta chambre, pour justement ne pas la perdre. J'ignore ce qui s'est passé, pourquoi elle n'était plus là. Au lieu de m'écouter quand je te disais où je l'avais déposée et de la chercher, tu t'es jetée sur moi en me frappant et en me répétant que j'étais indigne de confiance. Maman, tu m'as tellement atteinte, qu'après cet événement, je n'osais plus rien faire, tant j'avais peur de faire une bêtise. Il s'agit qu'on me demande une petite chose que je suis tout à l'envers. Maman, je n'avais pas fait de bêtise. J'avais fait ce que tu m'avais demandé. Tes reproches n'étaient pas fondés. J'étais digne de confiance et je le suis toujours.* »

Sa mère : « *Lisette, l'événement de la clé était une petite goutte dans un vase déjà bien rempli de situations exaspérantes pour moi. C'est sur toi que j'ai déversé ma colère, mais elle ne s'adressait pas à toi. Je n'étais plus maître de ce que je faisais. Je*

1. Lisette n'avait aucune confiance en elle, chapitre 7, page 344.

ne voulais pas te blesser. Je te demande pardon, Lisette, pour avoir douté de ce que tu me disais, pour t'avoir frappée, pour t'avoir dit que je ne pouvais jamais te faire confiance. Ce n'était que des paroles de colère, je ne les pensais pas. C'est à moi que j'en ai voulu, par la suite, car la clé était là où tu me l'avais dit. C'est moi qui l'avais déplacée sans m'en rendre compte, en déposant des choses dessus. Je ne te l'avais pas dit car je craignais que tu m'en veuilles. »

Lisette : « *Je ne t'en veux plus, maman, je me sens libre à présent.* »

Voyons maintenant l'histoire de Lucie

Lucie portait un profond sentiment de honte relié à l'inceste qu'elle avait connu avec son père. Ce dernier a commencé à abuser d'elle dès l'âge de huit ans. Ce fut tout d'abord par des jeux incestueux, mais lorsqu'elle eut onze ans, il s'adonna de plus en plus à des pratiques perverses avec elle. À l'âge de quinze ans, Lucie fit une fugue. C'était le seul moyen qui lui restait pour mettre un terme au harcèlement sexuel de son père.

Lucie n'en avait jamais parlé à qui que ce soit, tant elle avait honte de ce qui s'était passé entre son père et elle.

Je lui demandai pourquoi elle s'était prêtée à ces jeux incestueux. Lucie : « *Au début, c'était parce que, de cette façon, il me donnait de l'attention. Il me disait que j'étais sa petite fille chérie, que j'étais très gentille et que parce que j'aimais mon papa, je voulais bien lui faire plaisir en faisant ce qu'il me demandait. Il disait que ce serait notre secret à tous les deux. Avec le temps, je devins de plus en plus mal dans tout ce qu'il me demandait, mais je ne savais plus comment en sortir. J'avais peur. J'avais peur que ça se sache, j'en avais tellement honte... J'avais aussi peur que mon père ne m'aime plus si je ne lui donnais pas ce dont il semblait avoir besoin, et que si cela venait à se savoir, il puisse être emprisonné. J'aimais mon père, parce que je dépendais de son amour, mais je le détestais aussi pour la perversité dans laquelle il m'entraînait.* »

J'ai proposé à Lucie d'aller retrouver la petite fille abusée qu'elle était afin de lui dire qu'elle n'avait pas à avoir honte, que si elle s'était prêtée à ces jeux avec son père, c'est parce qu'elle avait peur.

Lorsque la petite Lucie a pu reconnaître et accepter que c'est parce qu'elle avait peur qu'elle permettait à son père d'abuser d'elle, elle fut libérée de son sentiment de honte. Elle s'admit à elle-même qu'elle n'avait pas à avoir honte d'avoir eu peur. De plus, elle comprit que son père n'était qu'un petit garçon qui avait appris à combler ses besoins d'affection dans des jeux sexuels, en plus de se donner l'illusion d'être un véritable « mâle ».

Lucie reconnut que dans cette situation, elle devait apprendre à se faire respecter et que si son père avait profité de son corps, son cœur lui, était resté pur. Elle retrouva sa dignité.[2]

Réflexion

- Sur quoi repose l'estime de toi-même, en ce moment ?

  Sur le fait :

  D'avoir réussi tes études ?

  D'être à l'aise financièrement ?

  De détenir un titre, tel que président, docteur, directeur, maître, etc. ?

  D'être reconnu socialement ?

  De posséder une entreprise ?

  D'avoir des enfants qui ont bien réussi dans la vie ?

---

2. Pour en savoir davantage sur le sentiment de honte, lire « La honte et ses manifestations : comment la dépasser », au chapitre 10 du livre « Métamédecine, La guérison à votre portée », de la même auteure.

Réfléchis bien à cette question !

Il est possible qu'au fil des années, tu aies appris à compenser une image défavorable de toi-même en performant dans tout ce que tu entreprenais, ou encore en te lançant des défis avec des exigences toujours plus élevées pour tenter de te faire croire que tu étais quelqu'un de très bien.

Peut-être que cette façade d'autonomie, de succès, de prestige ou de reconnaissance sociale cache un « moi » malheureux, qui se sent vide ? Un « moi » qui doute qu'il puisse être aimé pour lui-même ?

Une vedette bien connue de la chanson disait : « *Pendant une grande partie de ma vie, j'ai aspiré à être aimé et reconnu. Je m'y suis investi à plein régime, au détriment de ma santé. Lorsque le succès m'est tombé dessus, que tout le monde me réclamait et qu'enfin j'étais reconnu, moi, je ne m'aimais pas... Cherchez l'erreur !* »

Beaucoup de personnes comme les artistes, les hommes politiques, les vedettes de cinéma ou de la télévision, qui suscitent notre admiration, sont abités par un sentiment d'infériorité. Leur soif de pouvoir et de reconnaissance sociale n'est très souvent qu'un désir de pallier leur malaise ou de camoufler ce dont elles ont honte, soit :

- de la pauvreté du milieu d'où elles sont issues ;
- de la situation de leur famille (un père alcoolique, pédophile ou emprisonné, une mère toxicomane, dépressive ou prostituée) ;
- de leur orientation sexuelle ;
- d'expériences incestueuses qu'elles ont vécues ;
- de leur faible niveau de scolarité ;
- de la couleur de leur peau, de leur nationalité ;
- de leur apparence physique, etc.

Obtenir une certaine reconnaissance sociale peut nous faire croire que nous sommes une personne de valeur, digne de respect et même supérieure aux autres, ce qui a pour effet de nous faire oublier temporairement l'humiliation, les critiques et la dévalorisation que l'on a pu ressentir par le passé.

La recherche de l'appréciation des autres peut servir à masquer un sentiment d'infériorité. C'est ce qu'on peut appeler un mécanisme de contre-attaque.

Contre-attaquer signifie passer de la défensive à l'offensive, aller dans l'autre extrême pour éviter le contact de ce qui pourrait nous faire souffrir. Il y a bien des raisons pour utiliser la contre-attaque et de multiples façons de procéder.

Par exemple :

- pour ne pas éprouver un sentiment de rejet, c'est nous qui rejetons les autres, ou nous partons avant d'être abandonné ;
- pour éviter d'être critiqué, on ne fait rien du tout ou on performe ;
- pour ne pas faire face à ce qu'on pourrait se reprocher, on attribue tous les torts à l'autre ;
- pour ne pas permettre à personne d'avoir du pouvoir sur nous, nous exerçons un contrôle sur les autres et les situations ;
- pour ne pas souffrir d'abandon, on s'empresse de se jeter dans les bras d'une autre personne ;
- pour ne pas contacter notre vulnérabilité, on s'occupe des faiblesses des autres ;
- pour ne pas ressentir le sentiment d'impuissance qui nous habite, on endosse un rôle de sauveteur ;
- pour ne pas se sentir coupable d'avoir plus que les autres, on passe notre vie à aider les autres à s'en sortir.

Yolande avait contre-attaqué son sentiment de honte

Yolande avait éprouvé de la honte dans son enfance du fait que sa famille était pauvre. Lorsqu'elle eut l'âge de s'assumer, elle travailla très fort pour ne plus jamais ressentir ce sentiment d'infériorité qui l'avait tant fait souffrir. C'est ainsi qu'elle ne cessait de prendre des cours pour accéder à des niveaux sociaux toujours plus élevés. Elle habitait une maison luxueuse, était toujours bien vêtue, voyageait beaucoup. Elle s'était gagné le respect de son entourage. Ses enfants fréquentaient des collèges privés de bonne réputation. Elle se montrait très exigeante envers eux en ce qui concernait leurs résultats scolaires, leur habillement, leur coiffure, leur façon de se comporter. Ses enfants étant son prolongement, elle ne voulait d'aucune façon qu'ils puissent ternir l'image de personne bien qu'elle avait mis des années d'efforts à construire.

Mais voilà qu'à l'adolescence, son plus jeune fils se rebella contre les valeurs que lui imposait sa mère. Il se mit à perdre son temps à l'école, s'habilla et se coiffa en « punk », n'ayant plus aucune forme de respect pour qui que ce soit. Il s'adonna à la drogue et, pour couronner le tout, il fut arrêté pour une série de méfaits.

Yolande était désespérée. Son fils la ramenait, sans qu'il le sache, dans ce sentiment de honte qu'elle avait passé une partie de sa vie à contre-attaquer.

La contre-attaque est l'un des plus grands pièges dans lequel on peut se laisser prendre, car il nous fait croire que ce qui nous faisait mal est maintenant révolu, qu'on en est définitivement libéré. Ce n'est hélas qu'une illusion. Tôt ou tard, nos vieux scénarios refont surface. Nous réalisons, à ce moment-là, à quel point la maîtrise que nous pensions avoir acquise était fragile et notre sentiment de supériorité bien précaire.

J'ai aussi utilisé des mécanismes de contre-attaque pendant une grande partie de ma vie.

Il y a environ dix ans, j'avais été invitée à participer à une émission de télévision en tant que directrice d'un centre de croissance personnelle. Cette émission visait à inviter le public à répondre à cette question: « *Les cours de croissance personnelle sont-ils une supercherie ?* »

Pour réaliser ce débat, se trouvait d'un côté un ensemble de spécialistes en relation d'aide, composé en partie de psychologues, psychiatres et autres intervenants. Pour eux, on avait aménagé des fauteuils bien confortables.

De l'autre côté, installées sur des tabourets, prenaient place une autre directrice d'un centre de croissance et moi-même. Dès le début de l'émission, l'animatrice annonça la couleur du débat, en disant: « *Nos invitées (en parlant de nous deux) vont se retrouver sur la corde raide, dans l'eau bouillante.* » Je savais, au départ, que cette émission ne serait pas facile, mais elle représentait une excellente occasion de me faire connaître. C'est ce qui m'avait motivée à accepter l'invitation.

L'autre directrice invitée m'avait proposé de nous rencontrer avant l'émission afin de nous préparer à l'offensive dont nous risquions d'être la cible. Je déclinai son offre, choisissant de miser plutôt sur mon attitude. Lors de l'émission, j'utilisai un mécanisme de contre-attaque qui consistait à afficher un sourire de supériorité. Ce sourire exprimait: « *Vous pouvez dire ce que vous voulez, je sais qui je suis et cela me suffit.* »

Je m'en tirai très bien et je reçus même beaucoup de félicitations suite à cette émission. Je me fis ainsi croire que j'étais bien détachée de ce que les autres pouvaient dire ou penser de moi. Par cette contre-attaque, j'avais évité de rencontrer ce qui risquait de me faire souffrir.

La vie se chargea bien de me représenter une situation semblable pour me mettre face à ce que j'avais refusé de voir. Cette fois, je fus invitée à participer à une table ronde lors d'un Salon du livre, à Montréal.

Lorsque j'appris qui seraient les autres invités de cette table ronde, je me suis demandé : « *Qui suis-je, moi, pour être invitée aux côtés de ces personnes (que je considérais de beaucoup supérieures à moi) ?* »

Arriva le jour « J ». Cette table ronde, qui avait lieu devant une nombreuse assistance, était en même temps radiodiffusée sur les antennes d'une importante station canadienne.

L'animatrice fit les présentations, l'une des invitées était avocate et auteur de best-sellers, une autre détenait un doctorat de l'Université de Paris, un autre avait une formation de psychanalyste de l'école de Jung. Lorsqu'arriva mon tour, l'animatrice, avec un ton quelque peu méprisant (peut-être ne l'était-il pas, mais c'est ainsi que je le ressentis), s'adressa à moi en disant : « *Vous étiez laborentine, je crois...* », faisant référence au travail en microbiologie médicale que j'avais exercé avant de m'investir dans cette recherche du mieux-être.

À ces mots, une gêne indescriptible m'envahit. Je n'ajoutai rien. Je tentai de me reprendre par la suite, mais j'étais complètement décentrée. La confusion se mit de la partie. Plus j'essayais d'expliquer des choses, plus j'avais le sentiment de m'embourber. La gentille avocate présente reprenait mes propos et recevait l'appui de l'assistance, qui l'applaudissait. Bien que ces éloges faisaient suite à ce que j'avais tenté de dire, je ne les sentais pas dirigés vers moi.

Dans cette expérience, comme je ne m'attendais pas à une attaque du fait que le thème que nous devions discuter était : « *L'amour est-il dangereux ?* », je ne m'étais nullement préparée à utiliser mon ancien mécanisme de contre-attaque, ce qui leur permit de toucher un aspect vulnérable de ma personne. Lorsque j'ai quitté la table ronde, une seule personne est venue vers moi pour me saluer. C'était l'un des participants aux cours de croissance personnelle, à l'époque où j'étais assistante. Cela remontait à plus de douze années. Je le reconnus lorsqu'il me donna la main. Cet homme était né avec trois doigts à chaque main. Il me revint soudain à l'esprit ce qu'il m'avait déjà dit et que je n'avais pas oublié: «*Avec mes trois doigts à chaque main, j'en fais bien plus que bien des gens qui possèdent leurs dix doigts.*»

La vie me donnait, à travers cet homme, un très beau message.

Je n'avais pas encore identifié le sentiment qui m'habitait, tant j'étais aux prises avec mes émotions. Après ma participation à cette table ronde, j'étais attendue pour une séance de signature, mais je n'y allai pas. J'aurais voulu m'enfuir. Le mot qui monta en moi était «***honte***». Voilà le sentiment qui m'avait fait perdre mes moyens, déclenchant les émotions qui m'avaient submergée.

J'allai plutôt au restaurant avec l'une des participantes de la table ronde, pour qui j'avais beaucoup d'admiration. Au cours de notre conversation, elle me confia qu'elle avait beaucoup d'estime pour moi et qu'elle entendait fréquemment des commentaires élogieux à mon égard. Elle trouvait que je m'en étais très bien tirée au cours de la table ronde.

J'avais suffisamment utilisé le mécanisme de la contre-attaque par le passé. Il ne m'intéressait plus, ce qui m'importait à présent, c'était d'être vraie. Ce besoin d'authenticité était plus important que de tenter de sauvegarder l'image qu'on pouvait avoir de moi. Je lui répondis: «*Tout ce que tu me dis me fait plaisir, mais je vais te faire une confidence: moi, je n'y crois pas...*», faisant allusion à ma valeur.

Que de groupes j'ai eus, à mon image, qui se dévalorisaient. J'étais passée maître dans l'art de les motiver et de les aider à reconnaître leur valeur. Mais je n'arrivais pas à reconnaître la mienne. Même si le monde entier m'avait dit que j'étais formidable, même si j'avais vendu des millions de livres, je n'aurais pas davantage cru en ma valeur.

Je me suis alors demandé: «*Pourquoi est-ce que je n'arrive pas à croire en ma valeur? Que dois-je faire pour y arriver?*»

En méditant sur la question, je me suis rendu compte à quel point j'avais éprouvé de la honte dans mon enfance. Cette honte était reliée à la condition financière de ma famille, qui était pauvre par rapport à mes amies dont les parents étaient mieux nantis. Elle était aussi en lien avec mon apparence : j'étais maigre, j'avais les cheveux bouclés, difficilement coiffables, et ma mère n'avait pas le temps de me les peigner avant d'aller travailler. Lorsque j'arrivais à l'école, il était fréquent que mon professeur me demande devant mes camarades si j'étais « *en chicane avec le peigne et la brosse* ». Tous les élèves se mettaient à rire, et je riais avec eux pour cacher la honte que je ressentais. J'appris à faire le clown pour détourner l'attention des autres, pour ne pas qu'ils voient ce que je ne voulais pas leur montrer.

En agissant ainsi, je sabotais mon potentiel et je me suis retrouvée au second cycle (secondaire), au niveau général. Dans mon milieu, ce niveau avait comme réputation d'être pour les « cruches ». Toutes ces situations m'avaient amenée à me sentir inférieure.

Avant la fin de ce second cycle, j'ai voulu rattraper le temps perdu et j'ai travaillé d'arrache-pied pour me tailler une place parmi les premières, dans les niveaux supérieurs. Et c'est ce que j'ai fait, par la suite. Tout comme Yolande, je n'ai jamais cessé d'étudier et de travailler. J'ai voulu être toujours bien mise et vivre très à l'aise. Tout cela pour ne plus me sentir inférieure. Il n'a fallu qu'une petite phrase méprisante pour me replonger au cœur de ces sentiments de honte et d'infériorité, que j'avais passé une grande partie de ma vie à contre-attaquer.

Comment pouvais-je maintenant retrouver ma vraie valeur et me libérer de ces sentiments d'infériorité et de honte qui m'habitaient ?

Il me fallut, encore une fois, aller retrouver cette petite fille qui se sentait inférieure aux autres, et l'aider à voir tout ce à quoi, jusqu'ici, elle n'avait pas accordé d'importance. C'est vrai que sa famille était pauvre, mais sa mère, qui était seule soutien de famille, était courageuse et honnête. Elle faisait en sorte que ses enfants soient toujours bien vêtus et qu'ils aient une bonne nourriture. C'est vrai que cette petite fille était maigre, mais elle avait des yeux très expressifs et un beau sourire. C'est vrai qu'elle s'est retrouvée au cours général, mais elle n'était pas moins intelligente pour autant. C'est simplement parce qu'elle avait manqué de soutien et d'encouragement. Elle était même très douée en mathématique, en géographie et en composition française, même qu'un jour son professeur lui avait avoué avoir pleuré en lisant l'une de ses rédactions.

Oui, cette petite fille était différente de ses amies par son statut familial, son poids, son potentiel, mais elle avait tout autant de valeur.

Je compris que, par rapport aux personnes assises à cette table ronde avec moi, je n'avais pas suivi le même parcours qu'elles, mais ce que j'avais fait jusqu'à présent n'était pas d'une moindre valeur.

Je remerciai la vie pour cette belle leçon, qui m'avait permis de renoncer à mon mécanisme de contre-attaque pour retrouver ma vraie valeur.

Un sentiment de dévalorisation a parfois la vie dure. Lorsqu'on croit s'en être débarrassé, voilà qu'il lui arrive de se pointer le nez sans qu'on s'y attende.

En écrivant ce livre, à un certain moment, je me suis comparée à d'autres auteurs dont j'admirais l'œuvre, recommençant à me dévaloriser. Mon inspiration s'en trouva coupée. Heureusement que nous avons de merveilleux guides spirituels qui s'organisent pour nous envoyer de petits messages nous aidant à nous remettre en route !

Mon mari m'apporta un livre, «*Les pensées du cœur*», de Louise L. Hay. J'ouvris le livre au hasard et lus cette pensée: «*Il y a des gens qui cherchent exactement ce que vous avez à offrir, et vous vous rencontrerez sur l'échiquier de la vie.*»

Ce message m'enleva mes appréhensions. Ce que j'avais à dire à travers ce livre, par mes exemples et la simplicité de mon écriture, des gens en avaient besoin.

Il me revint en mémoire les paroles d'un comédien de vaudeville, Paul Berval, qui disait : «*J'ai commencé à aimer mon métier le jour où j'ai accepté que je n'avais pas besoin de plaire à tout le monde.*»

Trouver sa place ne serait-il pas aussi simple que d'aimer ce que l'on fait, en ayant la satisfaction d'avoir contribué, à notre manière, à apporter quelque chose aux autres.

Quand on a reconnu sa place,
on n'est plus en compétition avec qui que ce soit.

Réflexion et application

- Te serais-tu déjà dévalorisé par rapport à d'autres personnes ?
- Pour quelle raison ?
- Qu'est-ce qui aurait pu t'aider à te départir de ce sentiment d'infériorité ?
- Quelles sont tes forces ?
- As-tu un talent dans un domaine en particulier ?
- Comment as-tu exploité ce ou ces talents jusqu'à présent ?
- Comment pourrais-tu l'exploiter davantage ?

Quelles sont tes forces ?

- Dresse la liste de tout ce qui constituait ta valeur, enfant, comme je l'ai fait avec ma petite fille intérieure.
- Écris également les qualités que tu t'attribues, en commençant par celles dont tu es le plus fier. Si la liste est courte, pense à des personnes que tu admires et fais ressortir les qualités que tu apprécies chez elles. Toutes les qualités que tu vois chez les autres t'appartiennent, sinon, tu ne les verrais pas. En les acceptant, tu les manifesteras toi-même.
- Demande également aux autres les qualités et forces qu'ils voient chez toi, cela peut t'aider à les reconnaître.

Quelles sont tes limites ?

« Ta plus grande limite ne provient pas de ce que tu es, mais de ce que tu crois que tu n'as pas ou que tu n'es pas. »

- Qu'est-ce qui te manque pour être pleinement satisfait de ta vie ?
- Énumère les défauts que l'on te reprochait lorsque tu étais enfant ou adolescent et confronte-les afin de savoir s'il s'agissait vraiment d'un défaut ; peut-être était-ce même une qualité ?

Enfant, on me reprochait d'être bavarde. En confrontant ce que je croyais être un défaut, j'ai découvert que c'était l'une de mes forces. J'avais de la facilité à communiquer avec mon entourage.

Peut-être s'agissait-il d'un mécanisme de défense ? (Par exemple, faire le clown, être agressif, te fermer, etc.)

Utilises-tu encore ces mécanismes ?

Te sont-ils favorables ?

Sinon, quelle serait la meilleure attitude à adopter pour que cet aspect cesse de t'être défavorable ?

Énumère les défauts que tu t'octroies aujourd'hui ?

- Pour chacun de ces défauts, cherche la qualité correspondante que tu possèdes. Par exemple, une personne me disait qu'elle était lente à se décider. Je lui dis : « *Se pourrait-il, cependant, que lorsque tu prends une décision, c'est après mûre réflexion et tu ne regrettes jamais le choix que tu as fait ?* » Elle fut surprise de voir cet aspect, qu'elle n'avait jamais considéré.

En recherchant la qualité de ce que l'on croit être un défaut, on découvre que ce qu'on considérait comme tel était plutôt une particularité qui nous était propre, en fonction de notre évolution. Notre conjoint, nos enfants, nos amis, nos frères et sœurs, n'ont pas les mêmes particularités que nous, car nous n'avons pas les mêmes leçons à apprendre à l'école de la vie.

Reconnais ta valeur

Dresse maintenant la liste de tout ce que tu es fier d'avoir accompli jusqu'à présent. Dans cette liste, tiens compte des pas que tu as franchis dans la connaissance de toi-même, des peurs que tu as dépassées, des défis que tu as relevés, des difficultés dont tu es sorti grandi.

Il n'est pas nécessaire d'être une reine de beauté, un milliardaire ou un récipiendaire de prix Nobel pour être fier de soi. L'atteinte de la paix, de la joie et de la sérénité est amplement suffisante pour que nous soyons fiers de nous-même, et cela, même si nous sommes seul à le savoir.

Un haut degré de confiance en soi et une saine image de soi sont les caractéristiques essentielles au bonheur et à la réussite.

Donne-toi le droit d'être différent et vois la richesse de ta différence par rapport aux autres.

Écris-toi une longue lettre d'appréciation, comme celle que tu souhaiterais adresser à la personne pour laquelle tu as le plus d'estime.

« Celui qui a développé l'amour réel de lui-même devient progressivement autonome, unique et de plus en plus libre. » Colette Portelance

Souviens-toi que tant que tu cherches à prouver aux autres ce que tu vaux et ce dont tu es capable, c'est que tu n'y crois pas toi-même et, ce faisant, tu entretiens le doute vis-à-vis de tes capacités. Quand tu te seras reconnu toi-même, tu ne chercheras plus à prouver quoi que ce soit à quiconque. C'est là que les autres te reconnaîtront véritablement.

Accorde de l'importance à toute personne que tu rencontres, c'est ainsi que tu deviendras important pour les autres.

Fixe ton attention sur les forces et les qualités des autres plutôt que de t'attarder à leurs défauts, et apprécie ce qu'ils font pour toi. Tu y gagneras dans tes rapports avec eux.

« Le degré de soutien et de reconnaissance que vous accordez est à la mesure du degré de reconnaissance et de soutien que vous recevrez. » Sanaya Roman

À tous les jours, prends l'habitude d'envoyer, dès le lever, tes plus belles pensées d'amour aux êtres qui te sont chers, et plus particulièrement à la personne qui partage ta vie. Tu verras la différence que cela fera dans ta relation avec elle.

Laisse vivre l'enfant heureux en toi en cultivant la joie, la simplicité, le naturel et la capacité de t'émerveiller de tout et de rien.

Puis, avance dans la vie, le cœur rempli de confiance et de gratitude, sachant que l'évolution se fait avec des pas en avant et de petits pas en arrière, et tu verras tous les merveilleux cadeaux que tu recevras en retour.

Pour être libre de ton passé,
il ne te reste plus qu'à l'aimer et le remercier
pour tout ce qu'il t'a permis d'apprendre.

Épilogue

Te voilà arrivé au terme de ce voyage de retour dans ton passé. Il ne te reste plus, maintenant, qu'à composer avec ton présent pour que ta vie devienne une merveilleuse aventure dans le monde de la matière.

Je voudrais, en terminant, te rappeler que la thérapie est un moyen, et non une fin. Puisses-tu profiter des bienfaits qu'elle t'a apportés plutôt que de continuer à creuser pour découvrir encore plus de zones obscures en toi. Car tout ce qui existe dans cet univers est infini, la souffrance comme le bonheur. Tu pourrais t'acharner à rechercher d'autres causes de souffrance, comme tu pourrais n'avoir de cesse de découvrir les dimensions du bonheur. S'il était important de guérir de ton passé, il l'est tout autant d'aller toujours plus loin dans cette recherche d'épanouissement de tes relations interpersonnelles.

Annexe 1

Par ses livres, ses conférences, ses émissions de télévision et grâce à l'Association des intervenants en métamédecine qu'elle a créée, Claudia Rainville contribue à un plus grand éveil de conscience chez les personnes en quête d'un mieux-être.

De plus en plus sollicitée comme conférencière tant au Canada qu'en Europe, Claudia Rainville offre un volet formation pour ceux et celles qui désirent approfondir son approche en Métamédecine©.

Si vous désirez inviter Claudia Rainville pour une conférence dans votre région ou si vous désirez connaître le nom d'un intevenant en Métamédecine©, contacter:

Le Carrefour Thérapeutique de Métamédecine©
153, rue du Sommet
Stoneham (Québec)
G0A 4P0
Tél.: (418) 848-6030
Téléc.: (418) 848-5946

Bibliographie

BEATTIE Mélody, Au-delà de la codépendance, Éditions Sciences et Culture, 1995.

BEATTIE Mélody, Vaincre la codépendance, Éditions Sciences et Culture, 1992.

BENSAID Catherine, Aime-toi, la vie t'aimera, comprendre sa douleur pour entendre son désir, Éditions Robert Laffont, 1992.

BOWLBY John, La séparation, angoisse et colère, Presses universitaires de France, 1984

BRADSHAW John, Retrouver l'enfant en soi, Édition du Club Québec Loisir avec l'autorisation de Le Jour Éditeur, 1992.

COELHO Paulo, Sur le bord de la rivière Piedra je me suis assise et j'ai pleuré, Éditions Anne Carrière,1995.

CRÈVECŒUR Jean-Jacques, De l'amour du pouvoir à la Puissance de l'Amour, Le troisième iris Éditions,1993.

DALLAIRE Yvon, S'aimer longtemps ? L'homme et la femme peuvent-ils vivre ensemble ? Les Éditions Option Santé, 1996.

GRAY John, Les Hommes viennent de Mars, les Femmes viennent de Vénus, Les Éditions Logiques (pour l'adaptation française), 1994.

HARVEY André, Les Pros de la vie à deux, Éditions de Mortagne, 1995.

HAY Louise L., Les pensées du cœur, Éditions du Roseau, 1992.

HENDRIX Harville, Le défi du couple, Les Éditions Modus Vivendi, 1994.

PORTELANCE Colette, La Communication Authentique, Les Éditions du Cram, 1994.

PORTELANCE Colette, La liberté dans la relation affective, Les Éditions du Cram,1996.

ROMAN Sanaya, Choisir la joie, Ronan Demmiel Éditeur, 1992.

SALOMÉ Jacques, Jamais seuls ensemble, Les Éditions de l'Homme, 1995.

SALOMÉ Jacques, Parle-moi...j'ai des choses à te dire, Les Éditions de l'Homme, 1995.

SWAMI Muktananda, Où allez-vous ?, Editions Saraswati, 1994.

YOUNG J.E. et KLOSKO J.S., Je réinvente ma vie, Les Éditions de l'Homme, 1995.

De la même auteure :

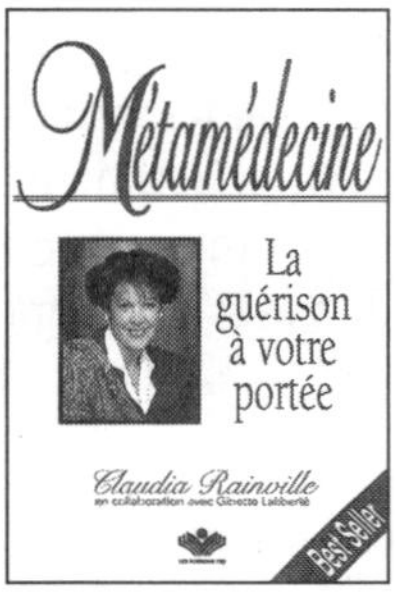

Métamédecine, la guérison à votre portée

Claudia Rainville a connu la maladie : Cancer, maux de dos chroniques, dépression nerveuse et multiples interventions chirurgicales. S'étant totalement autoguérie, elle sait par expérience que toute maladie a une cause qui peut être autant physique que psychologique. Sa formation scientifique lui a laissé la rigueur, la méthode, l'analyse, le discernement que requiert son rôle de praticienne expérimentée en relation d'aide.

Métamédecine, la guérison à votre portée est le fruit de douze années de recherches, confirmées par l'histoire de milliers de cas de personnes reçues en consultation.

Véritable outil d'éveil de conscience, il conduit le lecteur à la source, à la cause profonde de ses souffrances. Il l'aide à se libérer de ses peurs, de ses culpabilités, de ses colères, de sa honte ou d'un mal de vivre qui donnent lieu à une majorité de ses malaises et de ses maladies.

Si tu t'interroges sur la cause de tes maux de tête, migraines, maux de dos ou du cancer qui te ronge, ce livre t'apportera les réponses ainsi que les clés pour amorcer un véritable processus d'autoguérison.

Il y a des livres dont on ne peut se séparer car ils sont des outils indispensables dans notre vie. Celui-ci en est un.

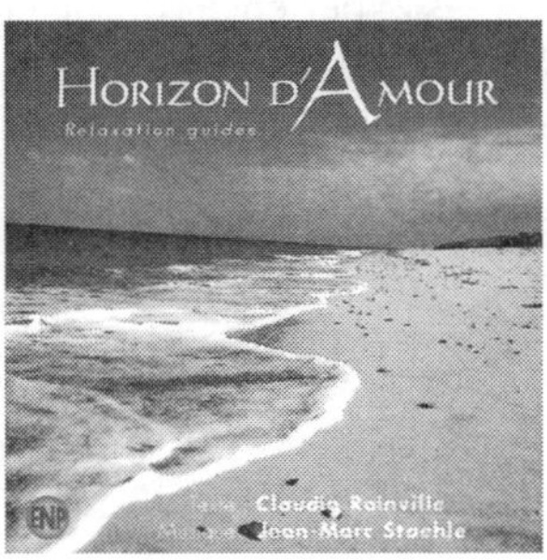

CD Horizon d'Amour

Laissez-vous bercer par la voix douce et chaleureuse de Claudia Rainville et par la musique raffinée et lumineuse de Jean-Marc Staehle. Pénétrez dans un univers de sénérité. Voyager vers ces horizons lointains où, la paix retrouvée, votre cœur rayonne d'un amour infini.

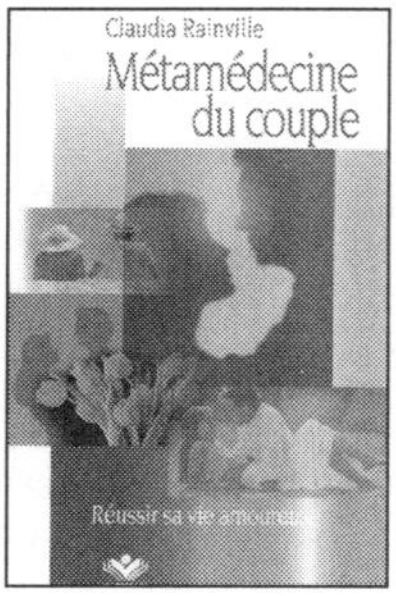

Métamédecine du couple, réussir sa vie amoureuse

Lorsque l'on constate le faible pourcentage des couples heureux, le nombre grandissant des unions qui éclatent ou lorsqu'on a soi même expérimenté plus d'une relation amoureuse décevante, on en arrive à se demander si la vie à deux est vraiment possible !

Métamédecine du couple, réussir sa vie amoureuse répond aux nombreuses questions que se posent bien des personnes, comme celle-ci : « Pourquoi quand je les aime, eux, ils ne m'aiment pas ? » « Pourquoi les femmes harcèlent les hommes et leur demandent sans cesse "Est-ce que tu m'aimes ?" ? » « Pourquoi les femmes veulent toujours changer les hommes ? » Ce livre vous montrera comment transformer votre relation de couple difficile en une belle camaraderie où l'amour pourra grandir et s'épanouir.

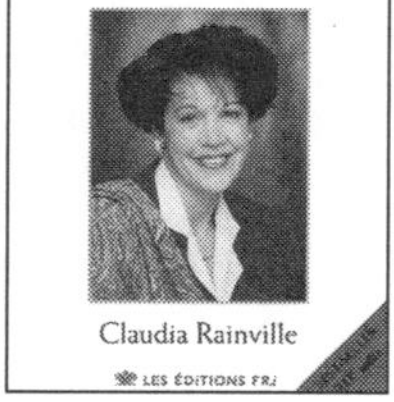

Vivre en harmonie avec soi et les autres

Claudia Rainville nous propose une démarche pour faire sa propre psychothérapie. Selon l'apaproche particulière qu'elle utilise avec succès dans ses thérapies de groupe, elle nous révèle de façon simple et accessible comment libérer la mémoire émotionnelle des blocages enregistrés depuis l'enfance. Avec une transparence qui nous touche au plus profond du cœur, ele nous raconte ses expériences de vie et nous amène à reconnaître en nous les mêmes failles, les mêmes blocages, les mêmes erreurs, les mêmes culpabilités...

Elle nous révèle la voie qu'elle a suivie pour transformer le film de sa vie et nous montre comment transformer la nôtre.

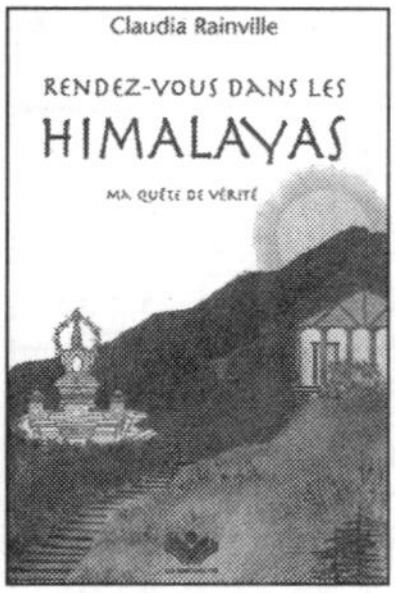

Rendez-vous dans les Himalayas

Ma quête de vérité

Lorsque, le 27 juin 1988, Claudia Rainville quittait l'aéroport de Mirabel pour se rendre aux Jardins de Findhorn en Écosse, elle ne pensait pas que cette aventure l'amènerait en Inde.

Pourtant, quelques semaines auparavant, un ami lui avait transmis une communication reçue par voie médiumnique. Ce message, lui étant destiné, annonçait son départ au-delà des mers, dans un premier endroit où lui serait révélé ce qu'elle devrait faire dans sa vie. Par la suite, elle serait guidée vers l'Inde pour y être initiée...

Les événements qui suivirent confirmèrent le message reçu. Toutefois on ne lui avait pas dit qu'à travers ce premier périple spirituel, elle allait expérimenter l'abandon total, qu'elle se retrouverait sans argent, au bout du monde et face à toutes sortes de situations angoissantes, mais qu'elle reviendrait affranchie de la peur.

Non, elle ne savait pas que, trois ans plus tard, un autre rendez-vous était déjà fixé pour elle, à Tushita, dans les montagnes de l'Himalaya. Et qu'à son retour, elle retransmettrait, avec ses mots, à sa manière, le nectar de la connaissance à ceux et celles qui ont soif de vérité.

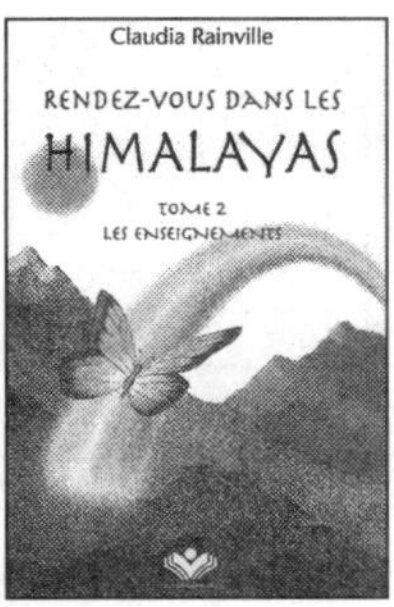

Rendez-vous dans les Himalayas

Les enseignements

« La Vérité n'est pas cachée, ce sont nos voiles qu'il faut retirer... » Ainsi pourrions-nous résumer le message de Claudia Rainville au terme de ce « rendez-vous » qu'elle nous propose avec les enseignements des grands Maîtres hindous, bouddhistes, soufis et chrétiens.

Grâce à son remarquable don de vulgarisation, l'auteure répond dans un langage simple et clair à des questions fondamentales telles que : Qu'est-ce que Dieu ? Qu'est-ce que l'âme ? Que penser de la réincarnation ? Du karma (loi de cause à effet) ? Quelle est notre véritable nature ? Par quels moyens pouvons-nous atteindre la maturité spirituelle ? Peut-on évoluer dans la joie, le bonheur et l'abondance, ou devons-nous souffrir pour renaître à notre réalité divine ?

Loin de nous écarter de l'enseignement religieux reçu, ce livre nous rapproche du message de Jésus le Christ, ce grand Porteur de Lumière qui incarna l'Amour et qui montra la voie conduisant à la vie éternelle promise à ceux qui découvrent en eux le Royaume des cieux.

LIVRES, CD ET CASSETTES DE CLAUDIA RAINVILLE

# Titre du livre	Prix	TPS	Frais postaux
1. **Vivre en harmonie avec soi et les autres**	21,95 $	1,54 $	3,50 $
2. **Rendez-vous dans les Himalayas** (Tome 1) Ma quête de la vérité	21,95 $	1,54 $	3,50 $
3. **Rendez-vous dans les Himalayas** (Tome 2) Les enseignements	21,95 $	1,54 $	3,50 $
4. **Métamédecine** La guérison à votre portée	29,95 $	2,10 $	3,50 $
5. **Métamédecine** Des relations affectives	24,95 $	1,75 $	3,50 $
6. **Métamédecine du couple**	24,95 $	1,75 $	3,50 $

Vous pouvez écouter les conférences de Claudia Rainville sur CASSETTE AUDIO

# Sujet	Prix	TPS	TVQ
7. **Guider son enfant vers le bonheur**	14,95 $	1,05 $	1,20 $
8. **Le défi d'être soi-même**	14,95 $	1,05 $	1,20 $
9. **Les peurs et les culpabilités**	14,95 $	1,05 $	1,20 $
10. **Comment attirer l'abondance**	14,95 $	1,05 $	1,20 $
11. **Les clés de l'autoguérison et détente dirigée**	14,95 $	1,05 $	1,20 $
12. **Comment lâcher prise**	14,95 $	1,05 $	1,20 $
13. **Comment se libérer de la dépendance affective**	14,95 $	1,05 $	1,20 $
Note : Frais postaux pour 1 à 5 cassettes : 3,50 $ (Canada)			

Relaxation guidée en CD

	Prix	TPS	TVQ
14. **Horizon d'amour (musique de Jean-Marc Stachle)**	19,95 $	1,40 $	1,60 $

BON DE COMMANDE

No de l'article	Qté	Titre	Prix	Total

MODE DE PAIEMENT

☐ Chèque ou mandat poste
fait à l'ordre de : Éditions FRJ Inc.

☐ Visa # ____________________

Expiration ____________________

Signature ____________________

Sous total	
Frais postaux	
TPS 7 %	
TVQ 7,5 % (sauf livres)	
Grand total	

Nom : ____________________

Adresse : ____________________

Ville : ____________________

Province : ____________________ Code postal : ____________________

Téléphone (résidence) ____________________ (bureau) ____________________

Vous pouvez effectuer vos commandes postales

En téléphonant au (418) 848-6030*

OU

En télécopiant votre commande au (418) 848-5946*

OU

En postant ce bon de commande dûment complété au
153, rue du Sommet, Stoneham (Québec) G0A 4P0

* Commande payée par carte de crédit seulement